AF337385
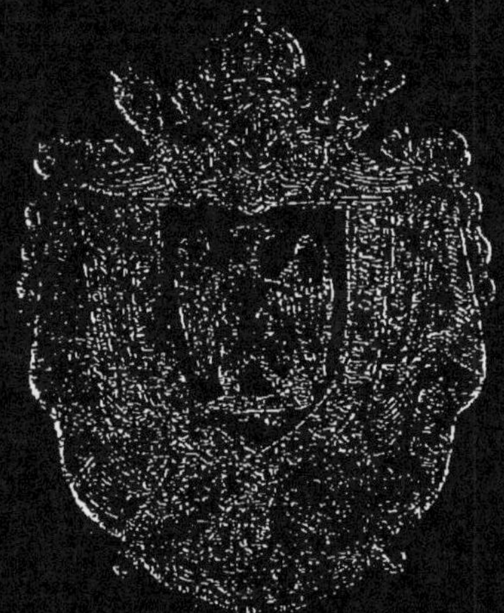

SÉMÉÏOLOGIE GÉNÉRALE.

TOME PREMIER.

DE L'IMPRIMERIE DE LEBÉGUE, RUE DES RATS,
Nº 14, près la rue Galande.

SÉMÉÏOLOGIE

GÉNÉRALE,

OU

TRAITÉ DES SIGNES

ET

DE LEUR VALEUR DANS LES MALADIES;

PAR F. J. DOUBLE.

On y a joint, sous forme d'Introduction, des Considérations, 1° sur la science de l'observation ; 2° sur l'art d'examiner et d'interroger les malades ; 3° sur la nature des signes et sur la théorie de leur formation.

TOME PREMIER.

Agamus bonum patrem-familiæ : faciamus ampliora
quæ accepimus : major ista hæreditas à me ad
posteros transeat.

SENECA, Ep. LXIV.

PARIS,

CROULLEBOIS, Libraire de la Société de Médecine et de la Direction-générale des Mines, rue des Mathurins, n° 17.

1811.

A MONSIEUR

J. A. CHAPTAL,

Comte de Chanteloup, Membre et Trésorier du Sénat, Grand-Officier de la Légion-d'Honneur, de l'Institut de France, Professeur honoraire a la Faculté de Médecine de Montpellier, etc.

MONSIEUR LE COMTE,

Celui qui a lié sa gloire à tout ce qu'il y a de grand dans les sciences et dans les arts; dont le nom se montre avec éclat au milieu du petit nombre des savans qui, vers la fin du dernier siècle, donnèrent une impulsion nouvelle à toutes les connaissances physiques ; qui, après avoir élevé aux sciences des monumens plus durables que le bronze, a été appelé à l'honneur de les protéger dans une de ces places éminentes qui empruntent une double splendeur et des hautes fonctions qu'on y remplit, et de la majesté du Monarque dont on partage les travaux : celui-là, sans doute, doit servir de MÉCÈNE à tous ceux qui se présentent sur quelqu'un des points de la vaste carrière des arts.

Mais d'autres motifs, MONSIEUR LE

Comte, ont pu m'obtenir la faveur que vous daignez m'accorder aujourd'hui. Formé à l'Ecole dont il vous fut donné d'opérer la régénération, à cette époque malheureuse de notre histoire où toutes les institutions utiles n'existaient qu'en projets ou en souvenirs ; nourri de la vraie doctrine conservée dans cette nouvelle Cos, ce fut auprès de vous, sous vos auspices, et aux leçons des grands hommes que vous vous étiez associés, que je puisai les premières notions de la médecine, le goût de cette science et le désir d'avoir quelque part à ses progrès.

Bientôt je m'alliai à une famille dont

le chef, jeune encore, vous comptait
depuis long-temps parmi ses amis les
plus illustres, lorsqu'il succomba à l'excès de ses travaux, victime d'une célé-
brité trop rapidement acquise. Vous
n'avez jamais cessé, MONSIEUR LE
COMTE, de vous intéresser à tout ce
qui lui fut cher ; et, après avoir été votre
élève dans la ville qu'un médecin philosophe a nommée la ville médicale (1),
j'eus l'inappréciable avantage de vous
retrouver comme protecteur dans la
capitale du monde.

------

(1) M. CABANIS.

C'est à ces titres, Monsieur le Comte, que, daignant encourager mes débuts dans la carrière médicale, vous applaudîtes à mes premiers essais. Mes Fragmens de Séméiotique fixèrent votre attention, obtinrent vos suffrages; vous les jugeâtes dignes d'être réunis en corps d'ouvrage.

Puisse la génération présente ne pas trouver mon travail indigne de votre protection ! Puisse-t-elle aussi, en le transmettant aux générations futures, leur transmettre sur-tout le souvenir de ma reconnaissance, cette dette éternelle de mon cœur, dont il m'est

si doux de vous offrir un solennel
témoignage!

Je suis, avec respect,

MONSIEUR LE COMTE,

Votre très-humble et très-
obéissant Serviteur,

DOUBLE, D. M. M.

DISCOURS

PRÉLIMINAIRE.

SUR LE DOMAINE, LES AVANTAGES
ET LES PROGRÈS DE LA SÉMÉÏOTIQUE.

La Séméïotique est la science des signes et
de leur valeur dans les maladies. Elle embrasse
dans son vaste domaine tous les actes, tous les
mouvemens de la nature malade ; ceux qui ont
déjà été, ceux qui sont actuellement et ceux
qui doivent être. Elle suppose dans le médecin
qui se livre à son importante étude les connaissances les plus approfondies sur le merveilleux
assemblage des nombreux élémens qui entrent
dans la structure de nos organes et sur les
ressorts admirables dont se composent le mécanisme et le jeu de nos fonctions. Elle dévoile
aux yeux qui pénètrent dans son sanctuaire les
effets variables à l'aide desquels les dérangemens de l'économie se manifestent à nos sens ;

la nature, les causes, le siége de ces altérations et les signes propres à les faire reconnaître partout où elles existent, ainsi qu'à nous instruire des dangers divers auxquels elles sont liées. Enfin elle découvre, aux regards inquiets du praticien qui la cultive, la science salutaire des indications; cette source féconde des méthodes curatives qui sert de base à la thérapeutique et sans laquelle la médecine ne saurait exister : car pour établir d'une manière convenable le traitement des maladies il faut d'abord déterminer ce que l'on peut espérer et ce que l'on doit craindre des mouvemens de la nature; on tâche ensuite de préciser les indications à remplir; et ce n'est qu'après cela qu'on cherche quels sont les remèdes dont il conviendra de faire usage.

La Séméiotique est donc le complément de toute la médecine. Elle attire à elle, elle réunit les diverses parties des sciences médicales dont elle suppose et dont elle nécessite la connaissance. Elle conserve avec chacune de ces branches une liaison si étroite et des connexions si fortes, qu'elle ne saurait se passer de leurs lumières : les différentes branches des sciences médicales sont comme l'introduction à la Séméiotique, et celle-ci est à son tour l'application de ces mêmes connaissances au lit des malades.

La science des signes dans les maladies, l'art de fixer les rapports véritables qui existent, en nosologie, entre le présent et l'avenir ne borne pas là ses avantages; il en compte d'autres non moins importans. C'est cet art qui caractérise vraiment le grand médecin, et qui le distingue de la foule de ces prétendus guérisseurs dont on retrouve des traces jusque dans les classes les plus ignorantes de la société.

De pareils hommes peuvent bien à l'aide du hasard, aux coups aveugles duquel ils se livrent sans cesse; et par le secours des efforts puis-sans de la nature qu'ils ne savent ni provoquer ni comprendre : de pareils hommes peuvent bien, dis-je, compter quelques succès; et se rapprocher, sous ce rapport, du véritable mé-decin. Mais que de fautes graves ils s'exposent à commettre à tout moment ! Dans quelles erreurs meurtrières ne tomberont-ils point à chaque pas? Surpris, étonnés, confondus sans cesse par des changemens inattendus; ils se trouveront tous les jours déroutés de nouveau; et la plus étrange effronterie pourra seule les sauver de la honte et de la confusion qui les poursuivraient si leur cœur était capable de s'ouvrir encore à quelque sentiment louable.

Il en est bien autrement de l'homme probe, du médecin éclairé. Profondément instruit, par l'expérience des grands hommes qui l'ont précédé et par la sienne propre, des divers mouvemens de la nature dans les maladies ; connaissant avec tous leurs détails et suivant toutes leurs combinaisons, les effets, les résultats de ces mouvemens, il en calcule les dangers, il en sait prévoir l'issue, et même en régler, jusqu'à un certain point, les nombreux écarts. Tantôt il les modère, tantôt il ajoute à leur activité ; d'autres fois il en change le cours, ou bien il en interrompt la durée ; en se conformant toujours aux vues et aux besoins de la nature.

Voilà où conduisent les connaissances approfondies de la Séméïotique convenablement appliquée. Elle contribue pour beaucoup à la guérison des malades et aux triomphes du médecin ; elle sauve, dans tous les cas, l'honneur de la médecine et la réputation du praticien ; enfin elle assure souvent le repos et garantit la tranquillité des familles.

Transportons-nous un instant dans le triste

séjour de la douleur et de la mort! Contem-
plons, d'un côté, le malade ou le mourant dont
les souffrances et les dangers réclament, par des
gémissemens encore plus que par des cris, les
prompts secours de la médecine! Portons, de
l'autre côté, nos regards vers le ministre de la
santé, occupé à méditer sur tous les maux qui
l'environnent, cherchant à en pénétrer la nature, à en démêler les complications, à en
découvrir les causes, à en déterminer le traitement! C'est toujours par les secours efficaces,
par la vive lumière de la Séméiotique, qu'il
arrive aux résultats les plus favorables possibles.
Soit qu'il décide que la maladie peut et doit
être livrée aux seuls efforts de la nature, ou
qu'il pense que la nature opprimée appelle
impérieusement les secours de l'art ; soit qu'au
milieu des dangers alarmans dont il est le témoin, il juge qu'une crise salutaire va se déclarer, ou qu'il reconnaisse que les forces de l'individu malade sont au-dessous de la gravité de
la maladie, et que, par conséquent, la mort est
inévitable, la Séméiotique est toujours son
guide.

Trop souvent sans doute il se présente dans
la pratique des cas qui sont au-dessus des ressources de l'art et de la nature. Le genre et la

gravité de la maladie ; la mauvaise constitution du malade dont les forces se trouvent insuffisantes pour résister à l'intensité du mal, détruisent toutes les espérances, renversent toutes les combinaisons, paralysent tous les efforts. Alors le médecin dont la sagesse consiste dans son savoir autant que dans sa prudence, bien loin de se confondre en promesses vaines et dont le temps ferait assez justice, instruit par l'ensemble des signes qu'il apprécie, prévient les parens et les assistans des dangers qui les menacent. Calculant et comparant entre elles la nature et la période avancée de la maladie, la faiblesse du malade et l'inertie des mouvemens de la nature, il cherche à prévoir l'époque à laquelle la fatale catastrophe arrivera, et jusques à la manière dont elle doit se faire.

Lorsque le praticien a ainsi constaté ses connaissances ; quand il a signalé tout ce qui doit avoir lieu ; et qu'à ces honorables soins il a joint les soins plus louables encore qui consistent à prodiguer au mourant les consolations et les encouragemens que son état comporte, alors sans doute il ne saurait manquer d'avoir sa conscience libre ; il a fait tout ce qu'il devait, tout ce qu'il pouvait : presque toujours l'admiration et la reconnaissance se mêlent aux larmes et aux regrets des assistans ; et même, dans ces circonstances malheureuses, le médecin peut éprouver une sorte de satisfaction.

Si la Séméïotique n'avait d'autre objet que de nous apprendre à prévoir les événemens qui doivent avoir lieu dans les maladies ; si elle se bornait ainsi au stérile avantage de servir l'amour-propre du médecin, de protéger les intérêts de la médecine et d'assurer la tranquillité des familles, elle attirerait sans doute moins nos regards, elle ne devrait pas fixer autant notre attention ; mais c'est toujours elle qui dirige la thérapeutique, soit générale, soit spéciale des maladies. Elle est comme le pilote qui signale les écueils dont se trouve remplie la mer sur laquelle nous naviguons, et qui nous enseigne à les éviter. C'est par elle que nous nous décidons, dans tel ou tel cas, à donner la préférence tantôt à la médecine expectante, et tantôt à la médecine agissante. C'est elle qui nous montre que la nature est utilement occupée du travail salutaire de la crise, et que nous devons rester spectateurs oisifs de ses utiles mouvemens, ou du moins nous borner à en seconder l'action. C'est en elle que nous trouvons les indices certains de cet état où les forces vitales opprimées par la maladie réclament impérieusement les secours les plus actifs et les plus prompts que l'art ait à sa disposition. C'est encore elle qui nous apprend que la maladie sera de longue durée, et qu'il faut par conséquent diriger le régime et le traitement de manière à ménager les forces du malade. C'est enfin elle qui nous met à même de juger par comparaison de la gravité de la maladie et de la disposition des facultés vitales, et qui nous porte par conséquent à choisir et à mesurer avec avantage l'activité, les doses et jusques à la durée d'action des remèdes indiqués.

Il a existé de tous les temps, et il existe encore de nos jours, une secte dont le principal but est de dénigrer la médecine d'observation, d'attaquer la doctrine d'Hippocrate et d'élever des doutes sur les connaissances séméiotiques. Cette secte, naturellement protégée par la paresse ou même par l'ignorance, compte à peine aujourd'hui quelques partisans. Le temps a fait triompher la vérité; et ce triomphe a été consacré par tous les véritables médecins dans les fastes de la science.

Que les hommes qui s'obstinent encore à nier l'utilité et les avantages de la Séméiotique se donnent la peine de l'étudier ; et bientôt ils se convaincront qu'il est aisé de nier, même de bonne foi, les choses qu'on ne connaît pas. Tous les phénomènes sont liés dans la nature ; ce que nous voyons aujourd'hui est la conséquence de ce qui était hier, et ce qui arrivera sera la suite de ce qui est actuellement. Le présent est gros de l'avenir, disait Léibnitz : cette sentence est sur-tout applicable à l'histoire des diverses affections de l'économie. Les maladies ont une marche fixe., une physionomie constante que les médecins découvrent fort bien au milieu des modifications infinies dépendantes du sexe, de l'âge, des tempéramens, des saisons, etc., qui viennent les masquer ; de la même manière que les minéralogistes reconnaissent l'espèce minéralogique, malgré les nombreux accidens qui en cachent les caractères. L'apoplexie et ses diverses variétés ; la pleurésie et ses différentes espèces ; la phthisie et ses nombreuses modifications ; les fièvres essentielles ; les fièvres intermittentes étaient du temps d'Hippocrate ce qu'elles sont encore aujourd'hui. Quelle que soit la dénomination qu'on leur a donnée, on les reconnaît partout où on en a consigné la symptomatologie. La marche de ces maladies, leurs terminaisons et jusqu'aux jours

de ces terminaisons, tout a été indiqué; et chacune de ces circonstances se présente encore de
la même manière à l'observation, lorsque, par
une médecine imprudente, par des méthodes
trop actives, on n'a pas inutilement troublé les
lois et les mouvemens de l'économie.

On se plaît à accuser la nature d'irrégularité
et de désordre; mais si nous y faisions plus d'attention, nous trouverions dans tous ses mouvemens un ordre que nous ne soupçonnons pas,
parce qu'il nous échappe; et des rapports-gé-
néraux que nous n'apercevons point, parce
que nous ne savons pas les saisir. Le jour succède à la nuit; les saisons ont leurs retours
périodiques et certains; tous les astres sont
assujétis à des mouvemens fixes; la mer a ses
limites et ses lois; l'air obéit à des courans
réglés; la verdure n'a jamais manqué de remplacer les frimas. Il en est de même dans l'économie : la veille succède au sommeil, et le
repos suppose le mouvement; les âges ont leurs
époques fixes; la circulation a ses lois; la plupart de nos fonctions obéissent à des mouvemens réglés et que l'on peut prévoir, leur
cessation, leur interruption ou leur dérangement sont nécessairement accompagnés d'accidens déterminés; tout paraît suivre un ordre

arrêté dans la nature, et les maladies n'en sont
pas exemptes. Ajoutons que plus on étudiera
les lésions diverses auxquelles nous sommes
sujets, et plus on découvrira de ces rapports
réciproques entre leurs caractères; plus on
verra qu'il existe vraiment un ordre suivi dans
cet ensemble de désordres.

Un fait une fois observé, et qui se reproduit
ensuite toutes les fois que l'on voit se manifester
les causes qui l'ont déterminé, acquiert à chaque
fois un nouveau degré de certitude. Quoique
nouvellement découvert, il est probable qu'il
est aussi ancien que les causes qui lui donnent
naissance, ou que l'ensemble des phénomènes
auxquels il se trouve lié ; et comme il dépend
des lois générales de la nature, il est également
probable qu'il arrivera toujours et qu'il est
toujours arrivé; il ne lui manquait donc que
d'avoir été observé pour constituer une vérité.

C'est dans ces considérations sagement mûries, que la Séméiotique trouve la source de
ses vérités et la preuve de ses avantages.

Il se présente encore ici une objection sur laquelle nous nous reprocherions d'avoir gardé le
silence. On pourrait bien penser, d'après un examen superficiel, qu'un Traité général de Séméïo-

tique est un ouvrage au moins superflu; sous le spécieux prétexte que la valeur des signes en médecine doit être déterminée séparément pour chaque espèce de lésion, ou même pour chaque cas de maladie. J'ai entendu plusieurs fois faire et répéter cette objection; et ce n'était probablement pas sans quelque intention qu'on la reproduisait ainsi en ma présence.

Cette opinion-là se détruit d'elle-même lorsqu'on a commencé à approfondir la science sublime de la fixation des rapports qui existent dans les maladies entre le présent et l'avenir. Il suffit en effet de s'être livré pendant quelque temps à l'étude de la Séméïotique, pour sentir qu'une pareille objection est illusoire. On n'a d'abord qu'à méditer les nombreuses sentences du pronostic, consignées en foule dans les Coaques, dans les Prorrhétiques et dans les Aphorismes d'Hippocrate; et l'on verra que le père de la médecine a posé ces sentences sans aucune distinction de maladies, mais seulement d'après l'ensemble d'une série de symptômes dont la reproduction, dans des circonstances données, a toujours la même valeur. On verra aussi, si l'on cherche à vérifier ces sentences par les observations individuelles de maladies dans lesquelles elles ont pris naissance, par les cas particuliers consignés dans les Épidémies ; on verra, dis-je, que ces mêmes sentences trouvent leur juste application dans plusieurs de ces observations et dans des observations de nature toute différente.

En examinant ensuite la question un peu plus sérieusement, et lorsqu'après avoir attentivement médité les sentences séméïologiques dans les bons ouvrages où elles sont consignées, on s'est attaché pendant long-temps à en faire ou à en trouver l'application au lit des malades, l'objection qui nous occupe se trouve bien plus victorieusement réfutée. Il arrive tous les jours en médecine clinique, que l'on décide définitivement de l'état d'un malade ; c'est-à-dire, que l'on juge son état mortel, ou bien que l'on reconnaît sa position peu alarmante, avant que de s'être occupé du genre de maladie qu'il éprouve. Tous les jours on prévoit une crise prochaine, on prédit le délire, les convulsions, etc., indépendamment de toute considération relative à telle ou telle maladie, avant même d'avoir suffisamment examiné le malade pour déterminer l'espèce de lésion dont il est atteint. Tous les jours enfin on voit de la manière la plus évidente la perte très-prochaine d'un malade dont on serait embarrassé de spécifier la maladie, sur la nature de laquelle on n'a que des conjectures plus ou moins incertaines.

Le médecin, profondément versé dans la Séméiotique, aura donc reconnu qu'il existe un très-grand nombre de signes qui ont une valeur générale indépendante de telle ou telle maladie, et qui conservent la même signification toutes les fois qu'ils ont lieu dans des circonstances semblables.

Il saura ensuite qu'il y a d'autres signes qui appartiennent à un plus ou moins grand nombre de cas de maladies diverses, et que ces signes offrent, dans tous ces cas déterminés, des résultats identiques.

Il saura enfin que chaque maladie, chaque lésion isolée a un petit nombre de signes dont la valeur est toute relative à la nature de la lésion dans laquelle on les observe : ceux-ci appartiennent au pronostic de chaque maladie en particulier.

Les deux premières sources de signes sont les plus fécondes : elles constituent essentiellement la Séméiologie générale ; branche importante des sciences médicales, et que le médecin ne peut pas se dispenser d'étudier et de connaître, sous peine de s'exposer à commettre des erreurs graves, et de se priver de secours puissans et d'avantages incalculables dans la pratique.

Sans doute la Séméïotique a aussi son côté faible. Il est des points sur lesquels elle n'offre que des incertitudes ou même des erreurs; il en est d'autres où elle manque entièrement de données. Qui est-ce qui saura prévoir ces destructions rapides, ces morts subites que rien, du moins en apparence, ne pourrait indiquer, et qui arrivent au moment de la santé la plus florissante? Où puiser des renseignemens suffisans pour découvrir d'avance, même dans les maladies les plus ordinaires, un grand nombre d'accidens heureux ou malheureux qui, aussi prompts que l'éclair, se manifestent au moment où on s'y attend le moins, se dissipent souvent avant qu'on ne les ait aperçus, et dénaturent la maladie sans qu'on ait pu les reconnaître?

Dans toutes les sciences, il se présente ainsi des objets entièrement inconnus, et qui, bien loin de détruire ou de diminuer le mérite des choses que l'on connaît, ne font qu'en rehausser les avantages; en tout les exceptions confirment la règle ou l'éclairent. Ce qu'on ne sait pas d'ailleurs aujourd'hui, on peut l'apprendre : et c'est sur-tout dans la science du pronostic qu'on doit espérer des augmentations de connaissances ; sur-tout si un nombre suffisant d'hommes éclairés se livre aux recherches nécessaires pour atteindre ce but.

Je ne ferai pas de plus grands efforts pour prouver l'utilité, les avantages et la certitude de la Séméiotique. Ce que j'ai dit suffira pour convaincre les hommes qui ne seront pas prévenus, et sur-tout pour inspirer aux jeunes médecins vraiment embrasés de l'amour de la médecine, *verè cordati*, le désir de se livrer avec ardeur à ce genre d'étude. Quant aux autres, pour peu qu'ils aient d'instruction, il est impossible qu'ils soient réellement de bonne foi ; et, sans perdre inutilement plus de temps en raisonnemens, je profiterai à leur égard de la leçon consignée dans la fable du Boccalini, citée par Voltaire, Discours préliminaire de la Tragédie d'Alzire : « Un voyageur était im-
« portuné dans son chemin du bruit des cigales :
« il s'arrêta pour les tuer ; il n'en vint pas à
« bout et ne fit que s'écarter de sa route. Il
« n'avait qu'à continuer paisiblement son voyage ;
« les cigales seraient mortes d'elles-mêmes au
« bout de huit jours. »

Je ne terminerai pas ces considérations préliminaires sur les avantages et sur l'utilité de la Séméiotique sans faire remarquer que, dans quelques circonstances, on a abusé d'une manière étrange de ses applications ; parce qu'il est sans doute dans la nature, ou plutôt dans la faiblesse de l'esprit humain, d'abuser de tout. Le charlatanisme s'en est emparé plus d'une fois; et de là les erreurs grossières, les puérilités vaines et les contes absurdes qui ont été tour-à-tour débités sur l'uromantie, sur l'onirocritie, sur la chiromancie, sur l'astrologie judiciaire, etc., toutes *piperies* auxquelles le public s'est trop souvent laissé prendre. L'homme de tous les siècles et de tous les pays est naturellement porté à s'occuper, avec un empressement souvent peu raisonné, des choses qui par elles-mêmes tendent à sa propre conservation; et c'est sur ces choses-là qu'il est plus facile de le tromper, parce que ce sont celles qui le touchent de plus près.

« J'ai vu, dit M. de Châteaubriant, les sau-
« vages du Nouveau-Monde indifférens à mes
« manières étrangères, mais seulement attentifs,
« comme les Turcs, à mes armes et à ma reli-
« gion; c'est-à-dire aux deux choses qui pro-

« tégent l'homme dans ses rapports de l'ame et
« du corps. » (Itinéraire de Paris à Jérusalem,
t. 1 , p. 77.)

Dans le nombre des différentes branches des
sciences que la médecine embrasse, la Séméïotique est, sans contredit, celle qui, depuis Hippocrate , a fait le moins de progrès , tandis
que c'est celle dont le père de la médecine a le
plus étendu les connaissances. Et c'est une chose
bien digne de remarque, qu'en tout ce qui a
rapport à l'observation de la nature, dans les
sciences comme dans les arts, les anciens ont
été bien plus loin que nous.

Moins occupés d'expériences , de systêmes et d'hypothèses ; moins embarrassés sur-
tout par la quantité et la variété des faits,
ils avaient, par cela même, plus d'intérêt,
plus de facilité à bien observer ; et la nature ,
libre d'une foule d'entraves dont nous ne man-
quons jamais de la surcharger, étant alors plus
souvent et plus sévèrement interrogée , répon-
dait aussi avec plus de liberté et se laissait
plus facilement comprendre.

D'un autre côté, la Séméïotique est incontestablement de toutes les branches de la mé-

decine celle qui offre le plus de difficultés.
Son étude, entièrement dépourvue d'agrémens
et d'attraits, est, au contraire, hérissée d'obstacles et de dégoûts. C'est au milieu des symptômes effrayans que présentent les maladies les
plus funestes ; c'est en bravant les dangers attachés à la contagion, et parmi toutes les horreurs
de la mort, qu'il faut en pousser les recherches, en puiser les élémens. Et à côté de ces
circonstances plus ou moins repoussantes,
quelle lenteur dans la marche et quelle obscurité dans le succès ! que de peines, que de soins,
pour arriver à découvrir un nouveau signe ou
à en confirmer la valeur et la vérité ! Après cela,
quelle récompense attachée à une pareille découverte ; sur-tout si l'on manque de ce degré
d'élévation d'ame qui fait consister le suprême
contentement et le plus haut degré de gloire
dans la conscience même du bien qu'on a fait !

Les recherches d'anatomie, les expériences
de physiologie, la simple collection de faits
pathologiques, les essais de thérapeutique, les
travaux d'autopsie cadavérique présentent, il est
vrai, les mêmes obstacles, et offrent de semblables dangers. Mais ici les succès sont bien
plus faciles, bien plus prompts et bien plus
brillans : presque à chaque instant on reçoit

la récompense de son travail ; chaque effort est suivi d'un résultat plus ou moins satisfaisant. On peut, d'après un seul premier aperçu, tirer honneur d'une découverte en anatomie, d'une expérience physiologique, d'un cas de maladie que l'on a recueilli, d'un essai de médicament que l'on a fait, d'une ouverture de cadavre que l'on a pratiquée. Il n'en est pas de même en Séméïotique ; il faut beaucoup de temps et beaucoup de travail pour découvrir, pour déterminer et même pour constater la valeur d'un signe.

Faut-il s'étonner, d'après cela, que la science du pronostic ait été autant négligée de tous les temps, et qu'elle soit presque entièrement abandonnée de nos jours ? Faut-il s'étonner que ce qui a été fait de mieux jusqu'à présent se trouve encore dans les ouvrages d'Hippocrate, que l'on doit incontestablement considérer comme le fondateur de cette science ?

Hippocrate avait pris tellement à cœur cette partie de la médecine, qu'on en retrouve des fragmens dans presque tous ses ouvrages ; quoiqu'il ait plus spécialement consigné les résultats de sa doctrine à ce sujet dans les Aphorismes, dans les Prorrhétiques, dans les Prénotions,

dans les Coaques : et si l'on médite attentivement les livres des Maladies, sur-tout ceux des
Épidémies ; si on les rapproche attentivement
des diverses sentences qui constituent le pronostic ; si on les compare avec soin, on trouvera, dans l'ensemble des faits particuliers de
l'observation du père de la médecine, la confirmation de presque toutes les sentences séméïotiques qu'il nous a transmises.

Mais c'est sur-tout dans l'admirable livre des
Prénotions, qu'a été renfermée la doctrine
séméïotique d'Hippocrate ; les autres traités
relatifs au pronostic ne sont, le plus souvent,
que la copie ou l'imitation de celui-ci. Cet ouvrage, dépouillé de quelques sentences absurdes
et qui s'y seront glissées par la négligence, par
la cupidité, ou même par l'ignorance des copistes, fidèlement traduit, non pas d'après les
discussions interminables des mots, des varian-
tes, et les dissertations grammaticales des Hellénistes et des philologues, mais d'après les
principes de la bonne médecine pratique, d'après
l'observation des faits, devra être considéré
à jamais comme un vrai modèle à suivre, en
même temps qu'il fera probablement le désespoir de tous ceux qui voudront l'imiter.

Ne nous lassons pas de le dire et de le répéter ; les beaux traités du père de la médecine doivent être lus et relus sans cesse :

Nocturnâ versate manu, versâte diurnâ.

Sans doute ils ne sauraient former l'unique lecture du médecin, ni suffire à toute son instruction, parce que la nature ne s'était pas montrée en entier à Hippocrate, et qu'il n'avait pu deviner les importantes découvertes de ses successeurs ; mais il faut les consulter souvent, en méditer, à diverses reprises, un ou plusieurs passages, dans lesquels on retrouve toujours le germe de quelque vérité nouvelle ; et, après avoir lu les livres modernes, aller fréquemment se retremper en quelque sorte dans cette source antique :

Comme on boit d'un vin vieux qui rajeunit les sens.

VOLTAIRE.

Après Hippocrate viennent naturellement ses commentateurs, dont le nombre est infini, même en ne prenant que ceux qui se sont occupés d'un ou de plusieurs livres du pronostic. En les considérant sous ce seul rapport, je les rangerai en trois classes, pour les faire connaître plus facilement.

La première doit embrasser ceux qui se sont

bornés à copier ou à paraphraser les sentences du père de la médecine : dans ce nombre et à la tête se place naturellement Celse , et, après lui , tous les traducteurs et les paraphrastes qui sont restés plus ou moins étrangers à toute discussion relative , soit à la partie philologique , soit à la partie médicale des divers traités séméiologiques du divin vieillard.

Dans la seconde , je rangerai les commentateurs qui se sont spécialement attachés aux recherches grammaticales , aux discussions philologiques relatives au sujet que je traite. Foës occupe le premier rang parmi ceux-ci, et après lui viennent tous les traducteurs érudits qui ont cherché à expliquer , à justifier les passages inexacts ou obscurs du texte d'Hippocrate.

Dans la troisième classe se présentent naturellement les commentateurs qui ont cherché à éclairer les œuvres du père de la médecine, en s'attachant seulement à la doctrine médicale. Cette classe serait fort peu nombreuse, on se trouverait même embarrassé d'en citer un seul , si on n'admettait que les hommes qui se sont exclusivement occupés de la doctrine ; parce que tous les commentateurs ont abordé à-la-fois et la partie philologique et la partie clinique du pronostic : mais il faut cependant convenir que la partie clinique, chez ceux que je rangerai dans cette classe, l'emporte sur la philologie; ce sera aussi cette classe sur laquelle j'insisterai le plus.

Je me contenterai cependant, même parmi ceux-ci, de mentionner les principaux, et spécialement les suivans qui me sont plus connus.

1º *Galien* n'a pas laissé que d'ajouter beaucoup au pronostic d'Hippocrate; il est, en quelque sorte, le créateur de la Séméïotique du pouls. Il a souvent, il est vrai, noyé et comme perdu les résultats de son observation clinique dans des distinctions minutieuses, dans des spéculations puériles, et sur-tout dans les idées théoriques de sa doctrine toute humorale; mais en méditant ses ouvrages, de manière à faire abstraction de ce qui les dépare, on peut en extraire un grand nombre de sentences utiles, d'idées lumineuses, de points de vue cliniques. On verra, dans le cours de mon ouvrage, que j'ai plusieurs fois mis à profit ce que le médecin de Pergame nous a laissé de bon.

2º *Vallésius*. Les commentaires de Vallésius sur le pronostic se composent, pour la plupart, de paraphrases dont le principal but est d'expliquer, d'étendre et de propager le galénisme. Au milieu des discussions prolixes, et des nombreuses vues hypothétiques qui constituent le fond de ces commentaires, on découvre assez souvent de ces beaux résultats d'observation clinique, de ces pronostics sages, de ces sentences importantes dont on reconnaît la vérité aussitôt qu'on les a lus ; et l'on se trouve ainsi amplement récompensé du courage que l'on a eu, et dédommagé du temps que l'on a employé à dévorer les longueurs fatigantes de cet auteur.

3° *Mercurialis* doit être considéré comme un des commentateurs les plus érudits d'Hippocrate ; mais il n'a presque rien ajouté à la science du pronostic. Il s'est bien plus attaché à accorder entre eux les divers passages du père de la médecine, qu'à les vérifier ou à les étendre par sa propre observation ; il les rapproche, à chaque instant, des idées d'Homère, d'Aristote, de Plutarque, de Théophraste, de Galien, d'Etienne, de Cardan, d'Arétée, de Cœlius Aurélien, etc. ; et tout cela n'apprend rien en fait de médecine clinique.

4° *Duret* a commenté très-longuement le livre des Coaques, en cherchant avec une sorte d'opiniâtreté à défendre Hippocrate contre Galien. Dans la traduction que Duret a donnée du texte du père de la médecine, il s'est plutôt astreint, il est vrai, au sens médical qu'au texte littéral ; il aurait rendu, sous ce rapport, de plus grands services à la science s'il avait moins apporté à ce travail les vues théoriques de son temps, et s'il s'était entouré davantage des faits de l'observation clinique. On ne consultera pas sans fruit ce diffus commentaire, dans lequel Duret a traité fort longuement plusieurs articles du pronostic. Cependant les sentences neuves, les données instructives sont bien loin de s'y trouver en proportion avec la longueur de l'ouvrage.

5° *Christophorus a Vega* a commenté très-longuement le livre des Pronostics d'Hippocrate ; mais il l'a commenté par Galien, qu'il s'est efforcé d'accorder avec Hippocrate, et presque jamais par la méthode la plus sûre ; c'est-à-dire par l'observation des faits.

6° *Hollier*. Paraphraste ennuyeux ; philologue fatigant. Nul résultat d'observation ; aucune vue clinique neuve.

Les commentaires de Jacotius qui se trouvent joints à ceux de Hollier, offrent bien plus d'intérêt ; ils se rapprochent beaucoup du sens et de la doctrine de Duret, aux leçons duquel on assure que Jacotius avait assisté à Montpellier.

7° *Heurnius*. Ce que je viens de dire de Jacotius s'applique également à Heurnius don les commentaires sont seulement bien plus imbus, s'il est possible, des idées du galénisme.

8° *Gorter*, en commentant les Aphorismes d'Hippocrate, a eu, par cela même, à traiter souvent du pronostic. Rarement il a ajouté quelque chose à l'observation d'Hippocrate ; il s'est bien plus attaché à étendre et à expliquer le sens du père de la médecine par la doctrine Boerhaavienne. Gorter a quelquefois redressé les sentences du vieillard de Cos qui avaient été mal traduites ou mal interprétées ; et, sous ce rapport, il a rendu de véritables services à la science.

9° *Rieger*. De tous les commentateurs des Aphorismes, Rieger est, sans contredit, le meilleur, celui qui se rapproche le plus des connaissances modernes. Une grande érudition toujours habilement employée à mettre en parallèle les divers passages des différens traités d'Hippocrate entre eux et ces mêmes passages avec ceux des médecins anciens et modernes ; des explications, le plus souvent très-lucides déduites de ces divers rapprochemens, constituent le principal mérite de cet ouvrage. On doit regretter que Rieger, qui n'était probablement point praticien, n'ait pas pu apporter plus de notions pratiques à son utile et important travail; et qu'étant également peu versé dans le grec, il ait quelquefois employé trop de temps à des discussions d'hellénisme dont les solutions ne sont pas toujours satisfaisantes.

10° Il faut ranger encore parmi les commentateurs d'Hippocrate *Henri Cope* et *Aubry*. L'un et l'autre, après avoir recueilli les principales sentences du père de la médecine, les ont rapprochées avec avantage des quarante-deux observations consignées dans les premier et troisième livres des Epidémies. Tous deux ont ainsi commenté Hippocrate par lui-même, et constaté par l'observation des faits la vérité des Pronostics du vieillard de Cos.

Ils se sont également attachés à présenter l'explication du texte du père de la médecine, d'après la nature consultée au lit du malade; et si l'on trouve quelque différence dans le sens adopté ou dans le nombre et la discussion des sentences séméiologiques rapportées, ces différences sont de peu d'importance. Les docteurs Cope et Aubry ont travaillé sur un plan entièrement analogue; ils ont atteint le même but, et rendu à la science les mêmes services. L'ouvrage de Cope a paru à Dublin en 1736, et celui d'Aubry à Paris en 1776.

Indépendamment des commentateurs des livres du Pronostic d'Hippocrate, il est encore un grand nombre de médecins, tant anciens que modernes, qui ont écrit sur la Séméiotique; les uns, dans des ouvrages *ex professo* sur cette matière; les autres, dans des traités plus ou moins longs consignés dans leurs Œuvres complètes. Je vais faire connaître ceux que j'ai consultés.

Aëtius, dans son livre *de Cognitione et Curatione febrium, tetrabili II, sermo I,* a traité assez au long de la Séméïotique. Il a exposé la valeur de plusieurs signes bien moins en observateur qu'en compilateur indocte d'Hippocrate, et sur-tout de Galien.

Paul d'Egine, lib. II, cap. 3, a suivi les mêmes erremens, et jusques au plan d'Aétius. Il serait difficile d'assigner, dans la partie séméïologique de ces deux auteurs, quelque chose qui leur appartînt en propre.

Rhazes. On trouve dans les livres *de Prognosticis et Signis, de Crisibus, de Urinis* de cet auteur, des données fort importantes sur le pronostic ; mais il les a copiées en entier des médecins grecs, et particulièrement d'Hippocrate, dans lequel Rhazes a eu cependant le bon esprit de ne prendre guère que les sentences les plus certaines.

Avicenne. Je serais assez porté à considérer Avicenne comme ayant donné le premier Traité de Séméïotique générale qui existe. Il a parlé assez au long des différens signes que l'on peut déduire de la plupart des parties extérieures du corps, des fonctions et des sécrétions : il y a réuni les signes des crises et des jours critiques. Dans le cours de tous ses ouvrages, il n'a jamais négligé de noter les signes pronostics de chaque maladie en particulier ; ce qui prouve qu'il avait une idée de la distinction de la Séméïotique, en générale et spéciale. On lira surtout avec fruit ce que cet auteur a consigné de Séméïologie dans ses OEuvres complètes, *lib. IV*, sect. 2, *tractat.* 4, p. 438 à 451. *Venetiis, apud Juntas*, 1582.

Fernel. On puisera d'excellentes notions de Séméïotique dans les différens livres sur la Pathologie de Férnel, et spécialement dans son livre 2ᵉ *de Symptomatibus atque Signis*, en y comprenant sur-tout l'Appendix *de prognosticis Signis* de J. Magirus.

Lommius. Au milieu de l'irruption générale qu'avait faite alors le galénisme, et dans un moment où, en Séméiotique sur-tout, on ne savait que commenter Hippocrate et Galien, un médecin belge se livra à la seule observation des faits ; et, après avoir vérifié, confirmé les sentences séméiologiques de ses prédécesseurs, il les consigna dans son Recueil d'observations médicales (*Opusculum verè aureum*), avec les signes qu'il avait lui-même découverts. Cet ouvrage est un de ceux que les médecins devraient avoir toujours sous les yeux. La doctrine séméiotique de l'auteur se trouve répandue dans tout l'ouvrage ; mais elle est plus particulièrement renfermée dans le troisième livre, p. 281 et suiv. de l'édition d'Amsterdam, 1745. Lommius appartient vraiment, sous ce rapport, à la bonne école d'Hippocrate.

Mercatus a composé un Traité de Séméiotique dans lequel il s'est longuement occupé de la différence et de la classification des signes ; mais il a trop apporté à ce travail les minutieuses divisions de la philosophie de son siècle. Il a successivement exposé les signes qui proviennent des changemens des qualités du corps ; ceux qui résultent des lésions des fonctions animales ; ceux qui appartiennent aux altérations des fonctions naturelles ; ceux des différens temps de la maladie, de la crudité, de la coction, des crises, des rechutes et des jours critiques. L'auteur, qui a d'ailleurs su profiter des beaux faits consignés dans Hippocrate, a renchéri en quelque sorte sur la prolixité de Galien, dont il a exclusivement adopté la méthode ; en sorte qu'il faut dévorer la moitié d'un gros volume in-folio pour recueillir à peine quelques données qui appartiennent en propre à Mercatus.

Prosper Alpin. Le premier Traité *ex professo* sur la Séméiotique, l'un des ouvrages les plus complets que nous ayons jusqu'à présent, est, sans contredit, le Traité *de præsagiendâ Vitâ et Morte* de Prosper Alpin. L'auteur a apporté plus d'érudition que de critique à réunir tout ce qu'Hippocrate et Galien nous ont laissé sur la science du pronostic ; et c'est sur-tout sous ce rapport que son travail est recommandable. Mais, en homme plus érudit qu'observateur, il a surchargé son livre d'une érudition souvent inutile, de théories superflues et d'explications vaines. Ce travail a vieilli depuis long-temps ; et il n'est bon aujourd'hui que par les nombreuses citations qu'il renferme et par un très-petit nombre de faits nouveaux de Séméiotique qu'il contient.

J. Hucher, de Prognosi medicâ libri duo.
Lugduni, 1602. L'auteur s'est attaché à faire
sentir l'importance de la Séméiotique et la
vérité des divers pronostics. Il les a étudiés
d'abord dans les sources qui les fournissent,
et puis il en a fait l'application aux maladies
aiguës. Ce travail, quoique dénué de toute
érudition et même de citations, n'est cependant
pas sans intérêt. On y prend une idée de ce
que la plupart des signes offrent de certain et
d'incertain. Il a le mérite d'avoir paru en même
temps que l'ouvrage de Prosper Alpin.

Varandæus a laissé un Traité de Séméiotique, rédigé sur le même plan que celui de
Mercatus et d'Avicenne ; mais il est bien moins
diffus. On voit que l'auteur était praticien : il a
profité des travaux de Duret, et il a apporté
dans la rédaction de son ouvrage une précision
et une méthode qui étaient assez rares alors.

Sennert est en tout comparable à Varandæus. Ils écrivaient, il est vrai, à la même
époque, l'un à Montpellier, l'autre à Wittem-
berg. On ne consultera pas sans fruit leurs
Traités sur la Séméiotique.

Antoine Constantin, Opus medicæ progno-
seos. Lugd. 1615. Extrait fort analytique des

travaux de Galien , d'Hollier, de Duret et sur-
tout de Jacotius. L'auteur a eu le bon esprit de
faire entièrement abstraction de toute théorie,
pour ne rapporter que les faits et la doctrine.

*Gaspard Caldera de Heredia , Tribunal
medicum, etc.* In-fol. Elzevir, 1658. *De
Prognosi fallaciâ in communi et particulari.*
D'après le plan qu'a adopté l'auteur, son ouvrage est un des plus intéressans que je con-
naisse. Il a traité très-longuement de la certitude et de l'incertitude de la Séméiotique. Il a
examiné d'abord en général la plupart des pronostics qui nous ont été transmis par Hippocrate ; il a déterminé d'après sa propre expérience ce qu'ils ont de certain et d'incertain en
général ; et, faisant ensuite l'application de ces
données à la plupart des maladies , il a indiqué ce que ces pronostics ont de constant, ce
qu'ils ont de vague , et ce qu'ils ont de faux,
dans les cas les plus importans de la pathologie.

Fienus se rapproche beaucoup de Prosper
Alpin ; mais il a sur lui l'avantage d'avoir rédigé
son ouvrage en médecin praticien ; en sorte
qu'on y trouve beaucoup de pronostics nouveaux et un plus grand nombre encore de
sentences expliquées et modifiées d'après ses

propres observations pratiques. Son travail, à-peu-près complet, est malheureusement déparé par les idées même exagérées du galénisme, mêlées aux idées théoriques de la doctrine des esprits, qui commençait à prendre alors une sorte d'empire.

Baglivi, dans la partie pratique de ses ouvrages, a presque toujours suivi Hippocrate, et l'on admire dans certains endroits quelques sentences de Séméïotique neuves, et dignes, par leur précision autant que par leur vérité, d'appartenir à l'Ecole de Cos.

M. *Leroy*, de Montpellier. Son travail sur le pronostic dans les maladies aiguës, quoique fort incomplet et peu méthodique, a le grand avantage de ne présenter que des sentences dont tout le monde a reconnu la vérité, et que M. Leroy avait lui-même vérifiées au lit des malades. Il n'a d'ailleurs pas peu ajouté de son propre fonds aux connaissances séméïotiques, et son livre est un de ceux que l'on peut le plus sûrement prendre pour guide.

Vater a publié un choix des pronostics les plus constans recueillis sur-tout dans Hippocrate, Galien et Prosper Alpin.

Frédéric Hoffmann. Je n'hésiterai pas à

le ranger parmi les auteurs recommandables qui ont écrit sur la Séméïotique, d'abord à cause des notions solides qu'il a consignées sur ce sujet dans le tome troisième de sa Médecine rationnelle, mais sur-tout à raison de sa belle collection d'observations, dont le rapprochement et la comparaison m'ont fourni un grand nombre de pronostics neufs, que j'ai vu plusieurs fois se vérifier dans la pratique.

A. El. Büchner, *Fundamenta semeïoti-cæ, etc.* C'est un Traité complet de Séméïotique que l'on retrouve par fragmens dans une série de dissertations que l'auteur a fait soutenir par ses élèves. On y remarque plus d'érudition que de critique, et plus de théorie que de bonne pratique.

Dethardingius a publié, sous le même titre, une série de sentences aphoristiques qui, au défaut de n'offrir qu'un ensemble incomplet sur presque toutes les parties de la Séméïotique, joint le défaut, plus grand encore, de contenir quelques assertions gratuites que la nature a souvent démenties, ou qu'elle n'a jamais confirmées.

Rega et *Juncker* ont réuni à leur Traité de Pathologie générale un Traité de Séméïotique fort détaillé; si l'on en excepte quelques explications et quelques idées théoriques appartenant à la doctrine de Boërhaave, on peut assurer que ces deux ouvrages ne renferment rien de neuf; ni l'un ni l'autre n'ont sur-tout point ajouté à la partie positive du pronostic.

Dans le grand nombre des ouvrages connus sur la Séméïotique, il faut distinguer le précieux *Interpres clinicus* de *Klein*. C'est un Recueil très-soigné de ce que les meilleurs auteurs ont publié sur le même sujet; et l'on peut assurer que la plus saine critique et la pratique la plus judicieuse ont présidé à cette belle collection. Malheureusement elle est incomplète; et l'auteur a confondu ensemble les signes diagnostics et les signes pronostics. On peut même assurer que les premiers constituent la plus grande partie de l'ouvrage.

Zimmermann, dans son Traité sublime de l'Expérience, a abordé, avec la supériorité du génie médical qui le caractérise, plusieurs points importans de la Séméïotique, et presque tous ont trouvé dans sa propre observation des explications instructives et des extensions utiles. Cet ouvrage, si important d'ailleurs par son sujet principal, ne l'est pas moins par les accessoires dont il est enrichi.

d

Il faut en dire autant du Traité des Fièvres de *Piquer;* ouvrage essentiellement pratique, et sur lequel se fonde sur-tout la réputation médicale de l'auteur, qui s'est montré savant profond et critique judicieux dans son Commentaire des OEuvres d'Hippocrate, tout comme il a été grand érudit et très-méthodique dans son ouvrage ayant pour titre : *Praxis Medica, etc.*

Gruner, jugé à-la-fois dans son *Semiotice Physiologicam et Pathologicam generalem complexa,* Halæ Magdeburgicæ, 1775, et dans son même ouvrage publié en allemand à Jéna en 1794, doit être considéré comme l'auteur le plus complet et le plus érudit de Séméïotique que nous ayons. Son travail est une savante compilation utile à l'homme dont l'expérience est consommée, et qui sait sûrement distinguer le bon du mauvais, le certain de l'incertain, et le vrai du faux. L'auteur a puisé partout, et souvent sans choix : il a quelquefois copié les savantes dissertations de Büchner; aussi en a-t-il presque tous les défauts.

Pezold, de Prognosi in febribus acutis, a composé un excellent Recueil de sentences séméïotiques. Le choix en est extrêmement judicieux. Tout ce que l'ouvrage contient est très-bon ; mais chaque article est resté beaucoup trop incomplet. A ses judicieuses recherches, l'auteur a quelquefois joint les résultats de sa propre pratique, et cette partie ne dépare pas l'autre.

Hebenstreit, dans sa Palæologie, Hale, 1779, à fait des recherches très-étendues sur plusieurs des grandes questions de la Séméiotique : une érudition grecque et latine fort profonde est le principal caractère de ce travail.

Weber, de Causis et Signis Morborum. L'auteur a servilement copié l'excellent Traité de Klein ; il a suivi la même marche et le même ordre. Il a ajouté quelques citations et de nouveaux articles sur des points dont Klein n'a pas parlé ; mais tout se borne au mérite de la compilation.

Rougnon. Cet auteur, sous le titre de *Considerationes pathologico-semeïoticæ*, a traité un assez grand nombre de points appartenans à la Séméiotique : ce sont les cahiers que l'auteur lisait en chaire à ses élèves ; ils ne contiennent rien de neuf, et n'offrent pas d'autre mérite que celui attaché ordinairement à ce genre de travaux.

M. *Broussonnet.* Ce que cet estimable professeur a publié sur la Séméïotique a été rédigé d'après ses premières leçons cliniques, ou plutôt a servi de matière à ces premières leçons. Ce travail est insuffisant sans doute ; mais il contient quelques faits importans. Si M. Broussonnet, depuis long-temps professeur de clinique à l'hôpital Saint-Eloi de Montpellier, publie un jour, comme on doit le désirer, une seconde édition de son travail, on y trouvera plus de correction, plus d'exactitude et surtout un ensemble plus complet de doctrine séméïologique.

Avant M. Broussonnet, *Fouquet* avait fait, pendant longues années, des leçons de Séméïotique, et plusieurs des nombreux élèves que sa haute réputation attirait à Montpellier de toutes les parties de l'Europe s'étaient emparés de ces leçons, dont les cahiers, imparfaitement rédigés, étaient avidement copiés par tout le monde. Cet homme vénérable, que j'ai appelé le Nestor de la Séméïotique, avait choisi cette belle partie de la médecine clinique comme l'objet de ses méditations les plus chères. Tous ceux qui l'ont suivi ont admiré les leçons savantes qu'il donnait sur cette matière, et les applications, plus étonnantes encore, qu'il faisait, au lit du malade, des pronostics qu'il avait établis. Mon travail se ressentira, j'espère, de l'heureuse influence qu'a eue sur mon éducation médicale le génie vraiment hippocratique de cet homme étonnant. Je me plais à déclarer ici que, indépendamment de ses leçons publiques auxquelles j'ai assisté avec l'empressement, je dirai presque avec l'enthousiasme qu'y apportaient tous ses disciples, j'ai eu l'avantage de trouver souvent dans sa société et ses conversations particulières des éclaircissemens, des conseils, des instructions que j'ai utilement mis à profit dans bien des circonstances.

Sprengel, *Handbuch der Semiotik*, etc. Compilation indigeste, remplie d'idées futiles. Ce travail partage tous les défauts des deux premiers volumes des instituts de médecine de l'auteur, et il en fera sûrement partie. Il n'a aucun des mérites, aucune des beautés de l'histoire de la botanique ni de l'histoire de la médecine, publiées par Sprengel; ces deux ouvrages ont fait, font encore, et feront toujours l'admiration des savans.

M. Landré Beauvais. Le dernier ouvrage publié, du moins à ma connaissance, sur la Séméiotique, est celui de M. Landré Beauvais; c'est aussi le premier grand traité que nous ayons eu en français sur cette matière. On y trouve beaucoup de clarté et de précision, un choix judicieux de sentences séméiologiques, et quelques résultats nouveaux, fournis par la propre pratique de l'auteur. Mais, comme je l'ai dit ailleurs, M. Landré Beauvais n'a pas clairement distingué les signes des symptômes ; il a trop souvent confondu ou mêlé les signes diagnostics aux signes pronostics ; et en copiant Hippocrate il s'est mis peu en peine d'en donner le véritable sens, celui qui est indiqué par l'observation des faits. On désirerait aussi dans ce travail un ordre plus propre au sujet, et plus de détails dans quelques-uns des signes dont l'auteur a traité. Enfin, il est un assez grand nombre de sources de signes qu'il a entièrement passées sous silence, ou qu'il n'a fait que mentionner, lorsqu'il aurait pu, en raison de leur importance, leur consacrer des articles séparés.

Dans le tableau des différens travaux publiés sur la Séméiotique, je ne parlerai pas des traités particuliers sur le pouls, sur la respiration, sur les crachats, sur les urines, etc., non plus que d'un grand nombre de dissertations inaugurales sur divers points de Séméiotique sorties des écoles d'Allemagne, de France, d'Italie. Il serait beaucoup trop long

d'en donner même les titres ; on trouvera ces
différens ouvrages cités dans le cours de ma
Séméiologie, et l'on verra qu'en leur emprun-
tant ce qu'ils offrent de bon, je me suis empressé de leur rendre la justice qui leur est
due.

Après les nombreux écrits qui ont été publiés sur la Séméïotique, il semblerait d'abord
qu'il ne devrait plus rien rester à dire sur
cette matière ; mais c'est précisément dans la
connaissance approfondie de ces divers travaux, dans leur insuffisance et leurs imper-
fections, que j'ai puisé l'idée et le plan de
mon ouvrage. J'ai vu qu'aucun des auteurs qui
avaient écrit avant moi n'était parvenu à donner un traité complet de Séméïotique ; qu'aucun n'avait apporté ni assez de soins, ni assez
d'exactitude à extraire d'Hippocrate tout ce
qu'il contient de bon et de vrai, et à laisser
de côté tout ce qui est faux ou douteux ; qu'ils
n'avaient pas fait d'efforts suffisans pour expliquer et traduire les pronostics de Cos par
l'observation des faits plutôt que par l'hellénisme ; enfin qu'ils n'avaient pas connu un
grand nombre de préceptes séméïotiques épars
dans Sydenham, dans Baglivi, dans Hoffmann,
dans Stoll, etc.

Chacun dans la partie qu'il a embrassée adopte comme sujet de ses méditations spéciales telle ou telle branche de la science qu'il cultive. La Séméïotique a sur-tout fixé mon attention; elle embrasse toute la médecine-pratique, qui a été et qui sera toujours l'objet de mes prédilections. Occupé sans cesse depuis près de quinze ans du travail dont je publie aujourd'hui le premier volume, je me suis attaché à prendre dans Hippocrate toutes les sentences séméïotiques qu'il contient de vraies, et à les présenter dans le sens que l'observation indique. J'ai recueilli ensuite dans les auteurs de médecine clinique les plus estimés les pronostics qu'ils ont déduits de leur pratique spéciale. Enfin j'y ai joint ceux que m'a fait connaître ma pratique particulière.

J'ai soumis toutes ces données à l'observation la plus exacte. J'ai noté les pronostics que j'ai vu se vérifier au lit du malade; et comme ma propre observation ne suffisait pas pour tout voir, qu'elle ne suffisait sur-tout pas pour m'autoriser à transformer mes observations en préceptes, voici une autre épreuve à laquelle j'ai soumis le résultat de mes recherches et de mon expérience médicale en Séméïotique.

J'ai attentivement médité les faits de maladies consignés dans les livres des Epidémies et des affections d'Hippocrate; j'ai étudié avec le même soin les collections d'observations de Forestus, de Schenck, d'Hoffmann, de Stahl, des médecins de Breslaw; et je n'ai admis dans ma Séméiologie que les sentences que j'ai pu vérifier et confirmer plusieurs fois par ces deux grandes sources d'investigation. Ainsi je n'ai rien admis d'après l'autorité des noms, mais seulement d'après l'autorité des faits; et si telle ou telle sentence est consignée dans mon ouvrage, ce n'est pas parce qu'elle appartient à Hippocrate, par exemple, mais parce qu'elle est vraie (1).

La méditation des bonnes collections de faits

---

(1) Les Hellénistes, ou même ceux qui voudront se donner comme tels, témoigneront peut-être quelque mécontentement de ce que je n'ai pas cité les auteurs grecs dans la langue originale. On sentira combien, sans être un *grand Grec*, ce travail m'eût été facile; mais peu de personnes auraient pu lire ou vérifier ces citations, qui seraient devenues une surcharge inutile pour mon ouvrage; et, comme les Œuvres d'Hippocrate en latin sont sous les yeux et à la portée de tous les médecins instruits, c'est en latin que j'ai cru devoir rapporter ces citations.

me paraît être pour le praticien l'étude la plus
solide ; et je dois avouer que j'ai puisé, dans
cette étude, des pronostics d'une haute importance, et qu'on ne trouvera que dans mon
ouvrage.

Ces additions, ces nouveaux pronostics sont
sur-tout remarquables par cette extrême simplicité, par ce ton de vérité qui laisserait
croire qu'on les a connus de tous les temps ;
mais il sera aisé de se convaincre qu'ils n'ont
été consignés nulle part. Sans doute plusieurs
praticiens les auront entrevus avant moi ; j'ai
déjà reçu d'un grand nombre de mes confrères
estimables de la capitale et des départemens
cette honorable approbation, que les pronostics que j'avais recueillis et exprimés, ils en
avaient souvent trouvé la confirmation et la
preuve dans leur pratique. En général, l'esprit de l'homme est naturellement plein d'une
foule d'idées confuses du vrai que souvent il
n'a fait que pressentir ; et rien ne lui est plus
agréable que lorsqu'on lui offre quelqu'une
de ces idées bien éclaircie et mise dans un beau
jour. Qu'est-ce qu'une pensée neuve, brillante,
extraordinaire, dit Boileau ? Ce n'est point,
comme se le persuadent les ignorans, une
pensée que personne n'a jamais eue, ni dû

avoir; c'est au contraire une pensée qui a dû venir à tout le monde, et que quelqu'un s'avise d'exprimer le premier.

La partie synthétique de mon travail se trouve donc moins dans mes observations particulières, dans ma propre pratique, que dans les observations et dans la pratique d'Hippocrate, de Forestus, de Schenck, d'Hoffmann, de Stahl, etc. Pouvais-je donner des appuis plus solides aux vérités que j'ai émises? On pense bien que je ne ferai point connaître en détail les faits particuliers qui servent de base aux diverses sentences séméiologiques de mon ouvrage; il aurait fallu multiplier les volumes à l'infini et sans qu'il en eût résulté aucun avantage. J'ai souvent été conduit à en citer un assez grand nombre en particulier : quant aux autres, je me contenterai de les avoir signalés en général. A l'exemple de l'immortel Sydenham, j'ai voulu éviter cet ennui aux lecteurs; je déclare d'ailleurs qu'on ne trouvera aucune assertion dans mon ouvrage que l'on ne puisse confirmer au lit des malades.

Nunc adhuc restat de quo monendus est lector , mihi in animo non esse sequentes paginas infinito particularium observationum numero distendere quibus methodo ibidem traditœ fidem astruam : frustrà enim et cum tœdio lectoris repeterentur ista singulatim quœ in summas contraxi. Sydenham in præfat. ad calcem.

On pensera peut-être que ces considérations étaient suffisantes pour m'autoriser à publier mon Traité de Séméiotique, et sur-tout pour prouver la nécessité de donner à la médecine un traité complet sur cette matière. Je pourrais encore justifier cette entreprise par l'accueil que les médecins de tous les pays ont fait aux articles de Séméiologie que j'insérais séparément depuis dix ans dans le Journal général de Médecine; articles dont on a traduit une grande partie dans plusieurs Journaux d'Allemagne et d'Italie. Je le pourrais enfin par les sollicitations réitérées d'un grand nombre de confrères qui ont paru désirer ardemment la publication de cet ouvrage.

Un homme, dans le goût, le jugement et les lumières duquel j'ai la plus grande confiance, et qui a pris un intérêt tout particulier à mon ouvrage, avait désiré qu'il fût rédigé sous forme aphoristique.

Ce genre, par sa précision et son laconisme, a le grand mérite de peindre la pensée d'une

manière plus forte, et d'en rendre le sens et
l'instruction plus faciles à saisir et à retenir en
en resserrant l'expression. Mais d'abord cette
manière d'écrire est pleine de difficultés : on
serait embarrassé de citer, en fait de style aphoristique, dans les langues anciennes, un auteur
qui pût être comparé à Hippocrate ; et en
français, personne n'a pu approcher encore
de Larochefoucault et de Labruyère.

Cette méthode exclut d'ailleurs de grands
avantages ; on n'y retrouve plus la science des
transitions qui, suivant Boileau, est une source
de beautés pour certains écrivains, et un grand
écueil pour d'autres. Elle rejette tout ce qui
est arrangement, ordre, plan général ; les objets
y sont comme jetés au hasard et sans conserver entre eux aucune liaison. Les pensées,
les idées distinctes les unes des autres ne s'y
prêtent plus d'appui réciproque et ne se font
plus valoir mutuellement. L'ouvrage ne présente point cet ensemble riche à la fois de l'u-
nité du sujet, de l'étendue et de la profondeur
des détails. Enfin, on n'y saurait trouver ces
discussions savantes, ces éclaircissemens lumi-
neux, ces distinctions utiles qui expliquent la
pensée, qui la présentent sous son véritable
jour, qui en précisent la valeur, en dirigent

l'application et en démontrent la justesse et la vérité.

Celui qui après avoir approfondi la science du pronostic, tant dans son ensemble que dans ses détails, entreprend d'écrire sur cette matière, découvre bientôt deux méthodes à suivre. Dans l'une, il a pour sujet de distribution les sources générales des signes; dans l'autre, les divisions naissent des résultats mêmes de ces signes. Ainsi la première parcourt successivement les signes fournis par l'habitude extérieure du corps, par les fonctions, par les sécrétions; la seconde embrasse tour-à-tour les signes des évacuations critiques, du délire, des convulsions, etc. Chacune de ces deux méthodes a des avantages et des inconvéniens. Il semble d'abord que la seconde soit plus conforme à l'objet essentiel de la Séméïotique, puisqu'elle a pour guide les résultats même des signes : mais comme ces résultats naissent de signes divers, souvent même opposés; et que d'un autre côté un seul et même signe, par les circonstances auxquelles il se trouve lié, offre des résultats différens, il arrive que cette méthode est très-difficile à suivre, qu'elle expose à des répétitions fatigantes, et qu'elle offre beaucoup d'obscurité et de confusion.

L'autre méthode, au contraire, est toute simple et toute naturelle ; elle est également applicable à l'enseignement et à la pratique ; les faits s'y rangent comme d'eux-mêmes, dans un ordre très-favorable, et se présentent ensuite avec une facilité égale à l'homme qui veut les étudier, soit en général, soit en particulier : cette méthode a été adoptée par les meilleurs auteurs de Séméiologie.

En la prenant pour guide, le volume que je publie aujourd'hui contiendra tous les signes déduits de l'examen des différentes parties de l'habitude extérieure du corps : le second, qui va être mis sous presse, renfermera les signes des fonctions et des facultés : le troisième et dernier, qui suivra de près, se composera des signes fournis par les sécrétions et les excrétions.

Plusieurs raisons m'ont engagé à faire paraître mon ouvrage volume par volume. J'ai pensé que les médecins ne seraient pas fâchés de les recevoir ainsi successivement. Par ce moyen, ils auront lu le premier volume quand le second leur parviendra ; et il en sera de même du second par rapport au troisième : et, comme ces divers volumes forment en quelque sorte chacun un Traité distinct, on peut, sans inconvénient, les lire l'un après l'autre, et profiter à mesure de toute l'instruction qu'ils doivent offrir. Enfin, en publiant ainsi de suite le premier volume, j'ai l'avantage de répondre à l'empressement trop honorable sans doute, aux désirs flatteurs de quelques confrères, et de pouvoir utiliser leurs bons conseils et leurs sages avis pour les volumes suivans ; car personne ne sait mieux que moi combien une critique éclairée et juste devient utile dans les sciences, comme dans les lettres et les arts.

SÉMÉIOLOGIE GÉNÉRALE,

OU

TRAITÉ DES SIGNES

ET

DE LEUR VALEUR DANS LES MALADIES.

~~~~~~~~~~~~~~~~~~~~~~

DE L'OBSERVATION EN MÉDECINE.

Quelle que soit l'opinion de certains philosophes sur les avantages ou les inconvéniens de l'étude des sciences et de l'avancement des connaissances humaines, il n'en est pas moins vrai que dans l'état actuel de la civilisation elles se trouvent intimement liées au bonheur social ; et si leur utilité absolue a pu paraître problématique, leur nécessité relative ne saurait du moins être contestée.

Parmi ces connaissances, il en est sans doute de plus ou moins nécessaires ; il y en a qui sont
~~~~~~~~~~~~~~~~~~~~~~

plus ou moins utiles. Sous quelque rapport que l'on veuille les envisager pour décider de leur plus grande importance, de quelque manière que l'on s'y prenne pour prononcer sur leur prééminence respective, il n'est pas douteux que l'étude de l'homme n'obtienne la préférence. Peut-il exister de science qui intéresse plus directement l'homme que celle de l'homme même? En est-il qui puisse contribuer davantage à sa félicité? Connais-toi toi-même, c'est là le précepte des Sages. Or la médecine est par excellence la science de l'homme ; elle le considère non-seulement en lui-même, mais encore dans ses divers rapports avec les objets qui l'environnent, en tant que ces objets peuvent exercer quelque influence sur l'état de santé ou de maladie.

Mais telle est la nature ou plutôt la faiblesse de l'esprit humain, que pour embrasser l'ensemble de ces connaissances, il a dû se créer une marche générale qui coordonnât dans l'ordre le plus favorable les divers moyens capables d'en faciliter l'étude. Ces moyens dont la réunion et le choix constituent la méthode sont ou sensibles ou rationnels ; ils appartiennent à l'étude expérimentale ou historique, ou bien à l'étude philosophique ou rationnelle de la science.

La médecine étant incontestablement une science de faits, il est clair que c'est aux moyens propres à recueillir et à constater ces faits qu'elle a dû son origine : sans la considération immédiate et la connaissance préliminaire des faits qui composent les élémens de la science médicale, la médecine aurait-elle pu naître et parvenir à quelque degré de certitude ?

Mais il ne suffit pas de considérer l'observation comme le berceau de la médecine, l'histoire de la science nous apprend encore qu'elle a été la principale cause, l'agent le plus puissant de ses progrès et de son perfectionnement. En effet, la méthode la plus sûre et la plus facile d'étudier les sciences expérimentales, celle que l'on doit raisonnablement préférer, consiste à suivre l'ordre de leur propre marche dans leur développement ; voilà pourquoi, ceci soit dit en passant, l'histoire de chaque science, quand elle est bien faite, devient aussi utile et aussi profitable à la science elle-même. Or si, comme on n'en peut douter, les moyens dans lesquels une science a pris son origine doivent également servir à ses progrès, la médecine a sur-tout le droit d'attendre cet avantage de l'observation, dont l'utilité a été sentie de tous les temps par les bons praticiens.

Enfin, et c'est ici le dernier point de vue général sous lequel je présenterai les avantages de l'observation en médecine, non-seulement elle fut dès le principe la source de nos connaissances et le premier pas fait dans l'étude des maladies, non-seulement elle constitua de tous les temps l'instrument principal, le moyen unique en quelque sorte d'étendre et de perfectionner les idées médicales, mais elle est encore, et elle sera toujours dans la pratique la route principale, et sur-tout la plus sûre à suivre, lors même que la science serait parvenue au plus haut degré de perfection imaginable ou possible.

Ce n'est en effet que par une observation soutenue que l'on peut apercevoir, saisir et apprécier les symptômes sous lesquels les maladies se manifestent à nos sens ; ce n'est que par l'observation qu'on en suit la marche variée, les complications diverses, les périodes successives ; ce n'est que par l'observation qu'on découvre les mouvemens spontanés de la nature, l'action des médicamens, et la terminaison favorable ou funeste qui sera la suite et du travail de la nature et de l'effet des moyens thérapeutiques employés; ce n'est enfin que par l'observation fréquemment répétée que l'on parvient à la solution des problèmes difficiles de la séméïotique, c'est-à-dire à déterminer quelle est, dans l'ensemble des symptômes qui se présentent, la masse des signes heureux ou malheureux sur lesquels le médecin peut asseoir son pronostic. Toute la vie du médecin n'est donc qu'une suite non interrompue d'observations ; de là le caractère grave et quelquefois austère qu'on a si injustement reproché aux praticiens : l'aptitude à l'observation suppose une réflexion continue, une méditation de tous les instans ; et l'habitude de l'observation rend nécessairement l'homme sérieux et réfléchi : l'habitude d'observer est l'une des principales sources de l'esprit d'observation, et à son tour l'esprit d'observation se perfectionne par l'habitude même d'observer. La nécessité, l'importance et les avantages de l'observation en général découlent naturellement des considérations auxquelles je viens de me livrer sur l'observation, que j'ai dû successivement présenter sous ces trois grands points de vue :

1° Comme ayant servi de base fondamentale, d'élémens primitifs et de source première à la médecine ;

2° Comme constituant l'agent principal ou même l'unique moyen de son perfectionnement;

3° Comme étant la seule route que le médecin puisse suivre dans la pratique, et l'instrument universel de ses succès au lit des malades.

C'est sur-tout en séméiotique que l'observation est indispensable ; et c'est pour cela que nous ne saurions trop insister ici sur ses avantages et sur les moyens d'en tirer le plus d'instruction possible. Disons-le avec Baglivi : *Noster in hoc opere scopus pertinet ut dilucidè cognoscatur quantum momenti in medicinâ afferat observatio* (1).

Après ces considérations générales sur l'observation prise abstractivement, portons nos regards sur ce moyen d'investigation examiné tant dans son exécution que dans ses résultats. L'observation réduite en acte se compose et de celui qui observe et de la chose observée : ces deux points de vue sous lesquels il convient de considérer l'observation sont également utiles à connaître ; je vais les approfondir dans tous leurs détails. Je traiterai d'abord de l'observation considérée dans celui qui observe ou de l'observateur : je parlerai ensuite de l'observation considérée dans ses résultats ou des observations proprement dites.

§ I.

DE L'OBSERVATEUR.

L'observation, considérée dans la confiance qu'elle mérite autant que dans les avantages qu'elle promet, emprunte beaucoup des qualités connues de celui qui observe ; et sous ce point de vue il est indispensable de s'occuper des

_____

(1) *Prax. med.*, lib. 2, pag. 164.

qualités de l'observateur. Dans cette première partie j'aurai à traiter, 1° des connaissances nécessaires à l'observateur ; 2° de ses qualités diverses et de celles qui constituent l'esprit d'observation ; 3° du degré de confiance que commande l'observateur par les circonstances favorables ou contraires dans lesquelles il s'est trouvé, par sa bonne foi reconnue, et sur-tout par la nature des intentions qu'il aura manifestées en publiant ses observations.

1° Le médecin observateur doit se présenter à l'étude pratique des maladies, doué de l'ensemble des connaissances qui constituent une bonne éducation première. Il aura puisé dans les colléges, avec des notions approfondies de sa langue, c'est-à-dire de celle de la nation qu'il habite, des notions également profondes dans les langues mortes, le latin et le grec sur-tout. C'est dans ces deux langues que se trouvent écrits les originaux des meilleurs auteurs en médecine : les traductions qu'on en a essayées ont plus ou moins affaibli le mérite des idées mères de ces auteurs ; il suffit de les avoir abordés avec quelque attention pour sentir jusqu'à quel point il est ridicule de chercher à les traduire ; en voulant les faire passer d'une langue dans une autre, on n'est guère parvenu qu'à les défigurer ; et puis on n'a qu'à comparer l'impression que laisse sur l'esprit la lecture d'un ouvrage ancien, grec ou latin, à l'impression que donne la lecture de la traduction de ce même ouvrage, et l'on verra combien est différente l'instruction que l'on retire de l'une et de l'autre de ces lectures.

A l'époque où parurent les principaux écrits dont les auteurs sont encore regardés comme les princes de la médecine, les langues grecque et latine étaient presque les seules existantes; les langues vivantes n'ont été que depuis peu portées à un certain degré de perfection. L'italien ne fut formé que dans les treizième et quatorzième siècles par le Dante et Pétrarque. L'anglais ne constitua guère une langue proprement dite que du temps de la reine Elizabeth, dans les écrits et par les travaux de Spencer et de Shakespear. L'allemand demeura long-temps une espèce de jargon tudesque dont les nationaux dédaignaient même de se servir en écrivant. Le français, mélange informe de divers idiômes, resta sauvage et dur jusqu'à François Ier: peu à peu ses sons se polirent, il est vrai; mais la langue française dont Bossuet, Racine et Boileau fixèrent ensuite le génie, ne commença à devenir une langue harmonieuse, précise et forte, que sous le règne de Louis XIII.

Jusqu'à ces diverses époques, les langues grecque et latine furent donc les seules usitées, et elles le furent encore long-temps après; les savans semblaient avoir travaillé d'un commun

accord à se créer une langue comme universelle,
une langue dans laquelle ils pussent se transmettre mutuellement leurs idées, leurs découvertes, et cette langue était le latin.

Ce n'est que vers le commencement du dix-
huitième siècle qu'un orgueil mal entendu fit
naître dans l'esprit de chaque nation le coupable désir de voir sa langue devenir universelle,
et les Français en donnèrent peut-être les premiers le pernicieux exemple. Dès-lors les savans
de tous les pays écrivirent chacun dans leur langue nationale. L'usage de la langue latine se
trouva bientôt moins répandu; cette langue fut
par cela même beaucoup moins cultivée; et aujourd'hui, soit par la difficulté que bien des gens
auraient à écrire le latin, soit par la crainte de
n'être lus que par peu de personnes, les savans
n'écrivent guère que dans leur langue nationale. De là la nécessité d'ajouter, dans l'instruction première, à l'étude des langues mortes,
l'étude des principales langues vivantes; savoir, l'allemand, l'anglais, l'italien, l'espagnol, etc.; il faut ainsi consacrer à l'étude des
mots un temps qui serait si utilement employé
à apprendre des choses: encore sous ce rapport
les Français conservent-ils un grand avantage sur
les autres peuples; parce qu'au milieu des efforts
qu'a faits chaque nation pour rendre sa langue
générale, ce sont eux qui ont le mieux et le plus

généralement atteint leur but. L'empire presque universel de la langue française avait depuis longues années préparé les vastes conquêtes que nous devons d'ailleurs à notre gloire militaire.

Le médecin observateur, après avoir puisé dans les colléges cette instruction première que je viens d'indiquer, aura acquis ensuite, dans les facultés des sciences et dans les écoles spéciales, les connaissances préliminaires connues sous le nom de sciences accessoires à la médecine, qui sont les mathématiques, la physique, la chimie, l'histoire naturelle en général, et particulièrement l'anatomie comparée, la botanique, l'histoire naturelle des substances médicamenteuses et la pharmacie. Son temps d'étude sera réparti de manière qu'il puisse posséder à fond les élémens de chacune de ces branches des connaissances humaines; et cela ne sera pas difficile, pourvu que les jeunes gens se guérissent de la maladie de vouloir se faire recevoir docteurs à un âge prématuré, et avant qu'ils aient pu raisonnablement acquérir le savoir nécessaire pour se livrer utilement à la pratique de leur art.

Muni d'une bonne instruction première, doué des connaissances accessoires que j'ai signalées, le médecin qui se présente à l'étude pratique des maladies, à l'observation médicale, doit enfin avoir acquis, tant dans les facultés de médecine que dans les ouvrages des auteurs les

plus estimés, des notions solides, 1° en anatomie
et en physiologie; 2° en hygiène et en physique
médicale; 3° en nosologie et en pathologie; 4°
en matière médicale et en thérapeutique; 5° en
séméiotique et en clinique externe et interne.

Je dis en clinique externe et interne; car quelle
que soit la partie à laquelle on se destine, la médecine ou la chirurgie, et il est indispensable
d'adopter l'une ou l'autre, quant à l'exercice;
quelle qu'elle soit, dis-je, il faut, dans le cours
des études médicales, les embrasser toutes deux,
en donnant cependant une grande prééminence
à celle à laquelle on veut se vouer exclusivement.

Qu'il ne nous suffise pas sur-tout d'avoir
abordé avec plus ou moins d'indifférence ces diverses branches des connaissances médicales; il
faut les avoir sérieusement approfondies et longuement méditées pour se les approprier; il faut
en avoir fortement pénétré sa mémoire et *la teindre en laine*, comme le disait Montaigne; enfin
avoir su bien distinguer dans l'ensemble de ces
notions ce qu'il y a de connu et ce qui reste à
apprendre, ce qu'il y a de certain et ce qui est
douteux, ce qui est constant et ce qui paraît variable, ce qui est vrai et ce qui est faux ou seulement vraisemblable. N'oublions point qu'il ne
s'agit pas seulement ici, comme dans les autres
sciences, de succès plus ou moins brillans obtenus; la responsabilité n'est pas individuelle, elle

porte sur tous les malades qui remettent entre nos mains leur vie et leur santé : or les principes les moins sévères de l'honneur et de la probité exigent, qu'en nous présentant à l'exercice clinique de notre art, chacun de nous puisse dire avec fondement : « J'ai constamment fait tout ce que j'ai pu pour me présenter au lit des malades muni de toutes les connaissances qui doivent leur rendre mes conseils salutaires. »

Un dernier exercice, et que je regarde comme le complément de l'instruction clinique, préparera heureusement le médecin à l'observation. Cet exercice consiste, d'un côté, à suivre isolément les grands hôpitaux, à visiter seul les malades, à les interroger, à noter la marche de la maladie, à s'exercer ainsi au diagnostic et au pronostic, à tracer en soi-même les diverses méthodes de traitement que l'on jugerait à propos d'opposer à la maladie, à comparer ces essais avec ce que fait le médecin de l'hôpital chargé de la visite, et avec la terminaison de la maladie, quelle qu'elle soit d'ailleurs ; enfin à s'éclairer ultérieurement sur la nature de la maladie par l'ouverture des cadavres.

D'un autre côté, cet exercice consiste encore à choisir les meilleures collections d'observations, à lire attentivement les cas particuliers de maladies qui y sont consignés, après avoir soigneusement caché le titre qu'elles portent, à en suivre la marche jour par jour, à en déterminer à mesure les caractères, la nature, les dangers et le traitement, et à vérifier ensuite son jugement, par le jugement de l'auteur et par l'issue de la maladie.

Quand on aura ainsi médité pendant long-temps les observations des auteurs qui les ont dénommées, ou caractérisées, on arrivera aux ouvrages plus difficiles, et par cela même plus instructifs, dans lesquels on n'a fait que suivre et copier la nature, où l'on s'est borné à recueillir les cas de maladies, tels qu'ils se sont offerts à l'observation, et sans leur assigner aucune dénomination : c'est ainsi qu'en botanique, par exemple, après avoir pendant long-temps étudié les plantes étiquetées dans les jardins d'instruction publique, on les étudie ensuite après en avoir retourné l'étiquette, et qu'on va enfin les observer à la campagne, où elles ne se font reconnaître que par leurs propres caractères. J'ai suivi avec beaucoup de soin cette méthode d'instruction, dans le cours et à la fin de mon éducation médicale ; et je déclare que j'en ai retiré les plus grands avantages.

Dans la première classe des collections d'observations, celles qui portent les noms des maladies qui s'y trouvent décrites, je range Forestus (1),

***

(1) *P. Foresti observationum et curationum medicinalium ac chirurgicarum opera omnia quatuor tomis digesta*, etc. Rhotomagi, 1653.

Schenck (1), Baillou (2), Sydenham (3), Hoffmann (4), Stahl (5), la collection des médecins
de Breslaw (6), Stoll (7), Pinel (8), quelques
journaux de médecine ; etc.

---

(1) *J. Schenckii observationum medicar. rariorum
libri* VII, etc. Francofurti , 1665.

(2) *Gulielmi Ballonii opera omnia.* Genevæ, 1762 :
consulter spécialement *Epidemiorum et ephemeridum
libri duo, Consiliorum medicinalium libri tres.*

(3) *Thomæ Sydenham opera medica in tomos duos
divisa.* Genevæ, 1749 : consulter sur-tout le premier
volume, le second étant composé de Traités étrangers à Sydenham, mais du reste fort bons à lire, du
moins pour la plupart.

(4) *Frid. Hoffmanni opera omnia in sex tomos
distributa :* s'attacher principalement aux *Morborum
enarrationes* que l'auteur a placées à la fin de la plupart des maladies dont il a traité, tom. 1, 2 et 3 ; et ses
Consultationum et responsorum med. centur. 3, tom. 4.

(5) *Stahlii collegium practicum.* Lipsiæ, 1728. Et le
collegium casuale. Dresdæ, 1741.

(6) *Historia morborum qui annis* 1699, 1700, 1701
et 1702 *Vratislaviæ grassati sunt;* a colleg.-acad. Leo-
pold. nat. cur. Vratislavien. in lucem *edita : præfatus
est Albert. Haller.* Lausanæ et Genevæ, 1746.

(7) *Maxim. Stoll ratio medendi,* part. 7, mais particulièrement les trois premières parties données par
Stoll lui-même. Viennæ-Austriæ, 1777 et seq.

(8) La Médecine clinique rendue plus exacte et plus
précise par l'application de l'analyse, par Ph. Pinel ;
seconde édition. Paris, an XII — 1804.

Dans la deuxième classe, celle des observateurs qui ont recueilli les faits de maladies, sans leur donner aucun nom, je place, au premier rang, Hippocrate, dont les livres Ier et IIIe des épidémies peuvent être considérés sous ce rapport, comme la meilleure école clinique. Après Hippocrate, j'indiquerai quelques endroits de l'ouvrage *de Morgagni : Epist. de sed. et caus. morb.* Du reste, cette classe d'observateurs est très-rare ; on en voit peu qui aient recueilli des cas de maladies sans les avoir dénommées ; et l'on rendrait un grand service à l'instruction médicale, en publiant une collection de faits isolés et nus, empruntés de nos plus grands maîtres, et rapportés sans aucune dénomination, sans aucune détermination fixe de la maladie.

A l'aide de ce grand moyen d'instruction, dont je ne saurais trop recommander l'usage, et vanter le succès, on s'approprie de la manière la plus utile et la plus profitable à la science, l'expérience d'Hippocrate, de Baillou, de Sydenham, de Stahl, etc. ; et certes cette expérience vaut bien mieux que celle qu'on acquerrait lentement, au milieu des fautes sans nombre que l'on ne pourrait s'empêcher de commettre, dans le début d'une pratique qui ne serait point conduite et dirigée par ce genre d'instruction et d'expérience. C'est par cette sorte d'étude qu'un jeune médecin peut être déjà un praticien très-expérimenté ; et c'est à l'aide d'un semblable travail qu'on ne craint pas de dire que la lecture est une conversation médiate avec la nature, tandis que l'observation est une conversation immédiate avec elle. En étudiant ainsi les observations déjà recueillies par les bons observateurs, on se familiarise avec l'esprit et la méthode d'observation ; on s'approprie la logique et la méthode des meilleurs observateurs ; on acquiert enfin leur tact et leur jugement : c'est ainsi qu'en chimie on répète fréquemment des expériences déjà faites pour apprendre à en faire soi-même de nouvelles. Le génie de l'observation ne se développe jamais mieux que par l'étude des grands maîtres qui nous ont précédés.

Cette sorte d'expérience que l'on acquiert en se rendant propre l'expérience des autres, a été connue et appréciée par plusieurs hommes fort estimables : Zimmermann en a sur-tout bien saisi l'utilité. Voici comment il s'exprime à ce sujet :

« L'expérience des autres est quelquefois plus avantageuse que la nôtre, même dans les cas que nous avons eu lieu d'observer souvent. Avoir dans la tête la description d'une maladie d'après les grands maîtres, c'est être en état de la reconnaître dans tous les cas possibles avec plus de discernement que d'après sa propre expérience, à moins que l'on ne soit un de ces

observateurs du premier ordre à qui un symptôme essentiel, et souvent le moins sensible, ne
peut échapper. Il n'arrive que trop souvent qu'on
ne voit pas si bien avec ses propres yeux que
par les yeux d'autrui; il est d'ailleurs plus aisé
de constater une vérité, une découverte, que de
la trouver. L'expérience, dit Bacon, deviendrait
en quelque manière inutile, si nous avions des
traités sur les plus petites choses. »

« Ce que je viens de dire paraît un paradoxe,
ajoute Zimmermann ; cependant après avoir
observé des maladies avec le plus grand soin,
j'ai souvent trouvé que nos grands auteurs en
médecine avaient tout dit, ou du moins qu'ils
avaient dit beaucoup plus que je n'avais vu : il
est vrai qu'il n'y a que très-peu d'auteurs qui
soutiennent cette comparaison; mais ceux qui
la soutiennent rendent en effet notre expérience
moins nécessaire (1). »

J'aimerais mieux, dit Rhazes, en parlant sur
le même sujet, qu'un médecin n'eût point vu

____

(1) Traité de l'Expérience en général et en particulier dans l'art de guérir, par G. Zimmermann,
trad. de l'allemand par M. Lefebvre de Villebrune,
in-12. Paris, 1774, tom. I, pag. 142.

On ne saurait trop recommander la lecture de cet
ouvrage, non-seulement aux médecins, mais encore
aux gens du monde.

de malades, que d'ignorer ce qu'ont dit et écrit les Anciens.

Hippocrate avait déjà manifesté la même opinion dans le passage suivant du troisième livre des Epidémies :

Magnam verò artis partem esse arbitror etiam de his quæ scripta sunt recte posse considerationem facere ac judicare. Qui enim hoc novit et his nititur non videtur mihi in arte multum falli posse.

C'est certainement un grand avantage que l'observateur ait une connaissance anticipée de l'objet qui doit passer sous ses yeux, c'est-à-dire, qu'il ait puisé, dans les histoires générales des maladies des notions sur les phénomènes que doivent lui présenter les observations particulières qui lui sont soumises : le meilleur pilote est celui qui connaît le mieux la mer sur laquelle il navigue.

2° La réunion des connaissances que je viens d'indiquer ne constitue pas les seules qualités de l'observateur, il en est d'autres qui tiennent à l'individu, à son caractère ; d'autres qui dépendent de l'exercice de ses fonctions, et qui lui sont indispensables pour garantir la solidité de ses observations : je vais m'occuper de ces diverses considérations.

Une des premières qualités de l'observateur

est d'être tout entier au fait qu'il observe; il doit
lui prêter la plus grande attention, afin de pouvoir en embrasser, dans le plus court espace possible, toutes les parties, et de le saisir à la fois
sous le plus grand nombre de faces. Lorsque le
sujet de l'observation est trop compliqué pour
se prêter à cette sorte d'examen, c'est encore par
les efforts redoublés d'une attention soutenue
que nous parvenons à le décomposer dans ses
parties vraiment élémentaires, à isoler ces parties sans les détruire, et à les éclairer ainsi du
flambeau de l'analyse. L'attention de l'observateur soutenue, éclairée, dirigée de la sorte,
lui présente les objets sans confusion, débar-
rassés de toute apparence trompeuse; elle les
lui montre sous leur véritable jour, et le met
dans le cas de les voir tels qu'ils sont réellement
dans la nature.

A toute cette attention, l'observateur joindra
une pénétration suffisante, afin d'apercevoir les
phénomènes à mesure qu'ils se présentent; souvent ils se succèdent si rapidement dans la nature, qu'ils pourraient aisément nous échapper;
c'est là un des sens de l'*occasio præceps* d'Hippocrate. La pénétration sert encore à séparer
exactement les phénomènes accidentels de ceux
qui tiennent essentiellement à la maladie, à
juger les vrais rapports que les objets conservent entr'eux, à connaître leurs relations, leur

importance, leur influence réciproque ; et cette pénétration qui suppose, il est vrai, des dispositions naturelles d'un genre particulier, est cependant en très-grande partie l'heureux fruit de l'observation. J'ai déjà dit que l'habitude d'observer est l'une des principales sources de l'esprit d'observation.

Si l'attention donne de la pénétration à l'observateur, elle garantit aussi l'exactitude et la vérité dans les résultats de ses travaux ; autre qualité bien précieuse sans doute, puisque l'entière vérité des observations promet les plus heureuses conséquences pour dévoiler les secrets de la nature, tandis que les observations inexactes ou fausses sont infailliblement la source des erreurs les plus graves. On ne saurait trop inspirer au médecin observateur le goût du vrai, et lui donner assez de mépris pour tout ce qui s'en écarte. Ayons sans cesse sous les yeux les torts infinis que peut faire à l'humanité entière une observation inexacte ou fausse, sur-tout en médecine pratique ; n'oublions pas qu'elle peut devenir la cause de la mort d'un ou de plusieurs individus, et nous rendre coupables d'assassinat ; alors nous serons pénétrés, autant que l'exige l'importance du sujet, de la nécessité d'observer soigneusement les faits que la nature nous présente, et d'environner nos observations de toute l'exactitude dont nous sommes capables.

Mais il ne suffit pas de ce zèle ardent, de ce violent amour du vrai pour assurer l'exactitude des observations médicales ; je pense qu'il n'y a qu'une bonne méthode d'observer, une méthode rigoureusement tracée et suivie qui puisse devenir à cet égard un garant certain ; et cette méthode, j'en assignerai les règles dans le chapitre qui aura pour objet l'art d'examiner et d'interroger les malades.

La sévère exactitude, si nécessaire dans tous les faits de médecine pratique, commande à l'observateur une singulière méfiance, autant de lui-même que des objets qui l'environnent : le chemin de l'erreur nous est ouvert de tous les côtés et sous tous les rapports ; au contraire, tout nous cache le sentier tortueux et difficile de la vérité. Trop souvent nous sommes portés à voir les faits moins tels qu'ils sont dans la nature, que comme nous nous les sommes figurés d'avance ; et c'est là une des principales sources de nos erreurs, contre laquelle on ne saurait trop se tenir en garde. Sans doute, il convient, pour bien voir, de se présenter à l'observation de telle ou telle maladie, avec des notions générales approfondies sur cette maladie ; on voit bien mieux les choses dont on est averti d'avance, que celles qui nous surprennent à chaque instant par leurs phénomènes insolites. Voilà pourquoi les histoires générales des maladies, quand

elles sont bien faites, ont d'aussi grands avantages pour l'instruction. Mais après avoir étudié
d'avance ce que l'on va voir, après s'y être ainsi
préparé par cette sorte de connaissance anticipée des objets, il faut cependant apporter à l'observation un esprit dégagé de tout préjugé, disposé à ne voir que ce que la nature va présenter
à nos sens, et prêt à le voir juste, de la même
manière qu'elle nous le présente. On doit encore
être prévenu des modifications principales que
les circonstances accessoires et étrangères à la
maladie peuvent apporter à quelques-uns des
mouvemens sous lesquels elle se manifeste à
nos yeux ; il faut savoir, par exemple, que des
évacuations alvines considérables et fréquemment répétées donnent quelquefois aux différens traits de la figure l'ensemble des caractères
de la face hippocratique, sans que pour cela
le malade se trouve dans le danger imminent
qu'indique en général ce caractère fâcheux de
la physiognomonie pathologique ; il ne faut
point ignorer que plusieurs alimens, le lièvre
par exemple, mangés en assez grande quantité,
plusieurs médicamens, le tamarin, communiquent aux évacuations alvines la couleur noire
qu'elles manifestent dans le *melœna*, que la
crème de tartre imprime à la langue la sécheresse et les rugosités qu'elle offre dans les maladies putrides, etc.

Enfin l'observateur ne saurait trop se méfier des nombreuses illusions des sens ; ainsi, à l'exemple de Bianchi (1) et de Piquer (2), je chercherai à prémunir les médecins inexpérimentés contre une erreur que la précipitation pourrait aisément leur faire commettre, et qui consiste à prendre pour une tumeur squirreuse ou autre les vertèbres de l'épine du dos, lesquelles se présentent assez facilement au tact dans l'exploration de la région abdominale chez les sujets maigres : cette erreur a été commise par un médecin dont parle Bianchi, et j'ai été moi-même témoin d'une méprise semblable. Remarquons toutefois que, même dans ces sortes d'erreurs, ce sont bien moins nos sensations qui nous trompent que les jugemens que nous en portons.

La patience et la prudence, deux qualités qui s'allient si heureusement l'une à l'autre, font essentiellement partie du caractère de l'observateur : sachons attendre, épier et suivre avec calme les divers mouvemens de la nature qu'une trop grande précipitation irrite et contrarie

______

(1) *Historia hépat., pars 3, de obstruct. hepat.* pag. 325.

(2) Traité des Fièvres, pag. 377, traduit de l'espagnol sur la troisème et dernière édition, Amsterdam, 1776.

presque toujours dans sa marche ; n'attachons pas une sorte de gloire à brusquer ses mouvemens ; mettons, au contraire, tous nos moyens en usage pour en tirer à temps et à propos un avantage convenable. Gardons-nous de ces entreprises hasardeuses, de ces essais téméraires, de ces expériences folles et de cette médecine turbulente que la nature surmonte quelquefois, et dont l'art tire alors beaucoup trop d'honneur, mais qui la font succomber le plus souvent, ou qui du moins lui deviennent toujours nuisibles.

Il faut enfin que le médecin observateur sache joindre aux diverses qualités que je viens de signaler cette grande et noble sincérité qui donne le louable courage d'avouer ses fautes ou même de proclamer ses revers : les fautes et les revers sont en général plus instructifs que les succès même.

3° En considérant encore les observations dans les hommes qui les ont recueillies, il reste à rechercher le degré de confiance que méritent les observateurs, d'après les circonstances favorables ou contraires, dans lesquelles ils se sont trouvés, d'après leur bonne foi reconnue, et surtout d'après la nature des intentions qu'ils auront manifestées en publiant leurs observations.

On ne saurait prendre trop de précautions pour garantir, à l'égard de soi-même et des autres, la véracité des observations que l'on prend et que l'on cite comme des modèles, que l'on choisit et que l'on emploie comme des matériaux dans l'édifice général de la médecine pratique.

L'homme qui rapporte un très-grand nombre d'observations, doit faire connaître, tant à ses contemporains qu'à la postérité, les circonstances dans lesquelles il s'est trouvé pour les recueillir, les causes qui ont concouru à faire passer sous ses yeux un nombre suffisant de malades pour choisir un nombre considérable de cas curieux ou instructifs; les loisirs qu'il a eus pour se livrer à ce genre de travaux; enfin la durée du temps qu'il a consacré à cette noble et louable entreprise. Autant la tromperie en ce genre est préjudiciable aux intérêts de la science, autant il est permis de prendre de sages précautions pour se mettre à l'abri de cette *piperie*, comme disait Montaigne.

Pour montrer dans toute leur évidence les avantages de cette méthode de vérification, faisons-en une application particulière, et choisissons parmi les nombreux exemples que nous pourrions en donner, celui qui sera le moins susceptible de contestation.

Qui est-ce qui n'a pas été étonné de la quantité d'observations consignées dans l'anatomie pathologique de Lieutaud, même abstraction faite des cas empruntés, soit de la propre pratique de M. Portal, soit des divers auteurs qui ont été mis à contribution. Où donc Lieutaud aura-t-il pu recueillir ce grand nombre d'observations? Est-ce lorsqu'il était médecin de l'hôpital d'Aix, assez petite ville dans laquelle les hôpitaux sont trop peu fréquentés et les ouvertures de cadavres trop rares et trop difficiles pour avoir fourni la matière d'une aussi ample collection? Est-ce pendant qu'il était médecin de la cour, soit à Versailles, soit à Paris, où il exerçait fort peu la médecine? On sait d'ailleurs assez généralement qu'en venant à Paris, Lieutaud porta cet ouvrage à-peu-près tout fait, et alors quel degré de confiance peut-il inspirer? Au surplus, la postérité l'a jugé sous ce rapport à-peu-près comme il le mérite, et cet ouvrage n'est plus guère pour les médecins, et ne se trouve aujourd'hui dans les bibliothèques que comme un monument historique dans la partie bibliographique et littéraire de la science.

La bonne foi reconnue des auteurs est encore aux yeux des gens éclairés une garantie suffisante de la véracité des faits rapportés : il existe en général pour chaque auteur une moralité comme avouée, une réputation établie que les annales de la science conservent toujours intacte, et d'après laquelle on est convenu d'accorder plus ou moins de confiance à l'autorité des faits cités par ces auteurs. On se trompe rarement lorsqu'on consulte soigneusement cette sorte de réputation transmise ou conservée par tradition, à laquelle on peut ajouter encore un certain nombre d'épreuves qui réussissent assez ordinairement.

Ainsi, par exemple, il faudra toujours compter assez peu sur les auteurs empressés à recueillir, à attester et à défendre des faits qui s'éloignent entièrement de l'ordre des choses possibles, ou même qui contrarient jusqu'à un certain point la marche de la nature; et cependant combien on trouve de faits semblables dans les ouvrages de médecine : à plus forte raison combien faudra-t-il être en garde contre les assertions des hommes qui avancent des choses évidemment fausses? Quelle confiance pourrait-on avoir, par exemple, et quel fondement pourrait-on faire sur les observations en général d'un médecin qui assurerait avoir opéré par voie d'expérience la section de l'appendice du cœcum sur le chien, qui n'a point d'appendice cœcale; ou qui prétendrait avoir pratiqué l'extirpation de la vésicule du fiel sur le rat (*mus vulgaris*), chez lequel ce viscère n'existe pas?

On jugera encore avec assez de certitude de la véracité d'un observateur, si l'on recherche scrupuleusement les intentions cachées ou manifestes qu'il aura eues en publiant ses observations. Méfions-nous de ces esprits systématiques, de ces hommes dont l'imagination se perd sans cesse dans la région des hypothèses, et qui ont constamment et à propos un certain nombre de faits que personne n'avait vus jusque-là, et qui ne se présentent jamais qu'à eux, pour appuyer le système qu'ils cherchent à propager. Méfions-nous de ces amateurs passionnés du merveilleux, dont l'extrême crédulité est le moindre défaut, et sous les yeux desquels il passe tous les jours des choses plus ou moins extraordinaires. Méfions-nous de ces flatteurs adroits dont le principal mérite consiste à inventer des observations pour accréditer la doctrine de l'homme qu'ils encensent, ou pour défendre l'opinion à laquelle ils sacrifient. Méfions-nous aussi de cette ardeur inexpérimentée qui, brûlant de la coupable ambition de se faire connaître avant le temps, va sans cesse publiant des faits plus ou moins extraordinaires. Méfions-nous du zèle peu éclairé empressé à répandre avec autant d'emphase que de prétentions des faits communs, qui n'ont de nouveau que le nom sous lequel ils paraissent, et qui n'apprennent rien à ceux qui savent déjà quelque chose. Méfions-nous enfin de ces hommes qui ont sans cesse l'oreille au guet pour écouter ce qu'on dit de nouveau, et qui se hâtent d'imaginer quelque chose de plus extraordinaire encore pour avoir une occasion de faire parler d'eux. Les bonnes observations, celles qui sont le fruit exclusif de l'amour de la science et de la vérité, d'un zèle sagement éclairé, excluent d'une manière absolue toutes ces considérations, toutes ces circonstances ; elles se trouvent empreintes du cachet de la sincérité, et se laissent aisément reconnaître par cette apparence de simplicité, de candeur et de naïveté qui échappe rarement à l'esprit exercé, à l'homme habitué à méditer ces sortes de faits.

§ II.

DES OBSERVATIONS EN ELLES-MÊMES.

Pour apprécier d'une manière conforme à la vérité les avantages des bonnes observations, il ne suffit pas de les considérer par rapport aux observateurs, et de s'être assuré du degré de confiance que ceux-ci méritent par leurs lumières, leur véracité, leur zèle, leur application, etc., il faut encore étudier les observations en elles-mêmes, c'est-à-dire, dans les circonstances qui leur appartiennent.

La bonté d'une observation, quand il s'agit de l'histoire particulière d'un fait, consiste dans les rapports intimes que l'observateur a su conserver entre la manière dont il a rapporté ou retracé ce fait, et le fait lui-même tel qu'il existe dans la nature. On ne saurait trop insister sur cette condition des bonnes observations; elle assure et garantit à elle seule la véracité des faits particuliers, qualité si précieuse pour les progrès de la science, et si importante pour la certitude de l'art.

Il faut que l'observateur se borne à copier la nature, mais il faut qu'il la copie en entier et d'une manière très-exacte. Il comprendra dans son tableau tous les objets accessoires qui peuvent en faire ressortir les détails et développer la nature des causes qui ont donné lieu aux phénomènes qui se présentent. Il les retracera, autant que possible, précisément dans l'ordre suivant lequel ils se sont manifestés; c'est souvent dans la marche même de la nature que nous découvrons la cause ou l'explication de ses phénomènes. Il chargera son tableau, sans cependant le rendre confus, de tous les accidens qui peuvent aggraver ou diminuer les dangers attachés à la maladie qu'il décrit, afin de mettre le lecteur et de se mettre lui-même dans le cas d'en prévoir les suites et d'en apprécier les conséquences. Il distribuera ses matériaux suivant le plan le plus conforme à la nature des objets qu'il aura à décrire; c'est par une ordonnance bien entendue des objets, c'est par leur arrangement méthodique que l'observateur parvient à réunir, dans le cadre approprié à son objet, tout ce qui doit nécessairement y entrer, sans cependant y répandre l'obscurité, qui naît presque toujours de la confusion et du désordre. L'intérêt des observations, et même jusqu'à un certain point leur crédibilité, naissent de cette sage disposition des matériaux, qui fait que les objets se placent chacun à leur rang, qu'ils se joignent entr'eux, qu'ils se fondent les uns dans les autres, qu'ils s'éclairent mutuellement, et que la lumière qu'ils répandent ainsi les uns sur les autres rend facilement appréciable la valeur des observations, en même temps qu'elle laisse apercevoir au premier coup d'œil la nature entière de l'objet représenté.

On peut, en général, présumer qu'un fait est vrai, lorsqu'indépendamment des garanties fournies par le caractère et les lumières de l'observateur, ce fait se trouve rapporté avec ce ton de candeur que l'habitude de lire des observations laisse si aisément reconnaître; lorsque l'observation est présentée nue, c'est-à-dire, sans être liée à telle ou telle hypothèse, à tel ou tel système qu'elle doit appuyer ou détruire; lorsque l'observation rapportée ne contrarie en rien les lois ordinaires de la nature, qu'elle ne s'écarte point des choses connues en ce genre, et qu'au contraire elle trouve, dans les faits

analogues ou semblables déjà publiés, une nouvelle confirmation et un plus solide appui.

Ce n'est pas qu'on doive toujours regarder
comme faux les faits extraordinaires, les cas
rares qui nous sont communiqués; la nature
n'a pas pris, avec nous, l'engagement de ne
produire que des choses que nous eussions
déjà vues; elle n'a sur-tout pas voulu s'astrein-
dre à mesurer l'immensité de ses mouvemens
aux bornes étroites de notre conception. L'observateur ne doit pas détourner ses regards de
dessus les faits de cette espèce; ce sont toujours
des faits qui appartiennent à la nature, et qui sont
dans l'ordre de ses conceptions; seulement les
causes de ces phénomènes sont moins connues
et leurs retours moins fréquens. Il faut donc
accueillir ces observations extraordinaires, sur-
tout quand elles sont présentées par des observateurs connus et dignes de foi; mais il faut les
accueillir avec réserve, les consigner dans les
fastes de la science, et les déposer, en quelque
sorte, dans les archives de la médecine, jusqu'à
ce que, confirmées et développées par des faits
analogues ou identiques assez nombreux, on
puisse les introduire dans le domaine des connaissances positives, et les lier sans effort à des
principes déjà généralement reçus. Jusque-là
il faut les mettre de côté, sans cependant les

rejeter d'une manière absolue : les faits de ce genre appartiennent, comme les autres, à la science, mais sans en faire partie essentielle : *rara non sunt artis*.

C'est dans l'étude des phénomènes les plus fréquens, dans la méditation de l'ordre de leurs rapports et de leur succession régulière, que l'on trouve les bases des lois générales de la nature. Les cas rares, les observations singulières ne doivent sans doute pas être négligés; mais il s'en faut que ce soient là les faits après lesquels l'observateur doit le plus courir : ceux qu'il nous importe davantage de connaître sont ceux qui servent de base ou de règle aux lois générales de la nature. L'étude des monstres ou des monstruosités de l'espèce humaine nous donne une idée des ressources fécondes de la nature et des écarts auxquels elle peut se livrer; mais elle ne saurait nous rien apprendre sur les secrets merveilleux de la génération. C'est dans la considération des phénomènes les plus fréquens que nous trouvons les lois des rapports que ces phénomènes conservent entr'eux, et l'ordre même de ces rapports sur lequels reposent tous les mouvemens de la nature.

La multiplicité et la variété des observations analogues ou identiques sont aussi de grands moyens d'en garantir l'authenticité. Mais ce n'est pas seulement de la multiplicité elle-même que

naît la certitude des observations, elle naît bien
mieux encore de la répétition des faits sous les
yeux de divers observateurs, dans des circonstances variées et à des époques différentes. Un
seul observateur, par cela même qu'il a vu un
fait sous tel ou tel point de vue, est plus ou
moins disposé à le voir encore de la même
manière; tandis que plusieurs observateurs ne
voient jamais le même fait d'une manière identique, à moins que la nature ne le leur ait réellement offert de la même manière : de là les
avantages incalculables de rapprocher d'une observation rare ou curieuse les divers faits analogues déjà recueillis et consignés dans les fastes
de la médecine. Une observation isolée n'inspire qu'un intérêt médiocre, ne commande
qu'une attention légère, et ne produit qu'une
instruction superficielle. Au contraire, lorsque
ce fait est environné des cas analogues antérieurement connus; lorsqu'il est lié à la doctrine
générale déduite de ces diverses observations;
lorsqu'on peut rapprocher l'analogie ou l'iden-
tité des méthodes thérapeutiques employées dans
ces divers cas; quand on a saisi la conformité de
la marche de la nature et la similitude de ses
mouvemens et de leur terminaison dans ces différentes circonstances, on a vraiment éclairé un
point de la médecine pratique, ou du moins
on en a confirmé quelque précepte, on a réel-

lement ajouté quelque chose à la science, et surtout on a fixé l'attention du lecteur, on a produit sur son esprit une impression durable.

Pour donner aux observations toute l'authenticité nécessaire, il est bon que le même fait ait été vu simultanément par plusieurs observateurs: on est bien plus propre à ne voir que la vérité lorsqu'on se trouve plusieurs réunis que lorsqu'on est seul. Les erreurs des sens qu'on risquerait de commettre étant isolé, se trouvent rectifiées ou même prévenues par les sensations des autres; notre attention se fortifie chez chacun de nous, par cela même que nous sommes plusieurs à la fixer sur un objet; les vues des autres éclairent celles qui nous sont propres; l'imagination et le jugement font de plus grands efforts et deviennent capables de plus grandes choses. Les soins que l'on met à rendre ses idées plus claires pour les communiquer aux autres, le rapprochement de ces idées différentes, les conseils mutuels, les avis réciproques, tout cela double les ressources de l'esprit, et la vérité émise dans tout son jour est presque toujours le résultat de ce concours de lumières.

Ici se présentent naturellement les avantages des consultations, pratique très-utile dans l'exercice de la médecine clinique, que l'on ne saurait trop recommander à tous les médecins, particulièrement à ceux qui débutent dans la carrière, et dont je ne me dispenserai pas de dire deux mots.

L'usage des consultations médicales remonte très-haut; et quand on ne pourrait pas en indiquer l'origine dans les annales les plus reculées de la science, il serait naturel d'en supposer l'existence dès les premières époques de la médecine. Il est, en effet, raisonnable de penser que dès qu'il y a eu plusieurs médecins, on a cherché à réunir leurs avis, leurs conseils et leurs lumières sur les maladies graves qui se présentaient. Ce concours de lumières, ce nouveau moyen d'éclaircissement et d'instruction ont dû être à la fois sollicités et par les médecins et par les malades. Hippocrate (*lib. de præcep.*) veut que, dans les circonstances difficiles, on ait recours aux sages conseils de confrères éclairés, et il a rédigé le précepte de cette conduite dans des termes qui ne laissent point douter qu'il n'eût connu tous les avantages attachés à cette méthode, qu'il n'eût senti tous les inconvéniens auxquels s'exposent les médecins qui refusent d'y avoir recours, et qu'il n'eût aperçu ou prévu les inconvenances auxquelles se livrent certains médecins ainsi réunis en consultation. Citons le passage en entier du père de la médecine : *Nec verò indecorè se ille geret medicus si, in rei præsentis angustiâ, circà ægrum versatur, imperitiæ etiam tenebris circumfusus, alios quo-*

que accersiri jubeat, quo communi consilio quæ in rem ægri sunt disquirantur, et illi ad præsidiorum facultates operas suas conferant. Ubi enim assiduè urget affectio, morbusque increscit, plurima in animi angustiâ ad rem præsentem opportuna elabuntur. Tunc igitur confidenti animo esse oportet, neque enim tale quid unquam definio cum id ad artem pertinere censeatur de eo minimè ambitiosè contendere, se ipsos ludibrio exponere; hoc namque jurejurando affirmare audeam medicum ratione utentem alterum numquam invidiosè calumniaturum (1).

Je ne considèrerai ici les consultations que comme faisant partie de la médecine d'observation, et je ferai sentir leurs avantages sous ce rapport qu'elles fixent simultanément sur un seul et même fait l'attention de plusieurs observateurs. Je distinguerai les consultations verbales, celles qui se donnent auprès du malade, sous les yeux du médecin ordinaire; et les consultations écrites ou celles qui se font à des distances plus ou moins éloignées et du médecin et du malade. Les premières, les consultations verbales, quand elles sont assez fréquemment répétées pour le même cas, offrent tous les avan-

---

(1) *Hippocrat. opera* : Foes. sect. 1 , p. 27.

tages des observations ordinaires, et elles ont de plus, ainsi que je l'ai déjà dit, le mérite de fixer sur un seul et même fait l'attention de plusieurs observateurs, et presque toujours d'observateurs distingués par leurs lumières et leur expérience. Il n'en est pas tout-à-fait de même des consultations écrites; celles-ci ont des avantages et des inconvéniens particuliers. Ces consultations se font loin du malade, d'après un mémoire à consulter rédigé ou par le malade lui-même ou par le médecin ordinaire. Dans l'un et l'autre cas le rapport est rarement fidèle : le malade est trop près de lui pour saisir avec justesse et pour apprécier comme il faut ses sensations et ses douleurs; il manque d'ailleurs des connaissances nécessaires pour les rendre et les rapporter dans un ordre convenable. C'est tout au plus si le malade fournit au médecin des renseignemens satisfaisans, lorsqu'il est dirigé par les questions méthodiques et claires qu'on lui fait : à plus forte raison doit-il laisser du vague dans son rapport, lorsqu'il se trouve livré à lui-même et à toutes les illusions de sa douleur et de son imagination; outre qu'il juge mal ses sensations, il les confond presque toujours avec ses jugemens, et il rapporte bien plus ce qu'il pense, qu'il ne nous accuse ce qu'il sent.

Lorsque le rapport est rédigé par le médecin ordinaire, celui-ci a trop souvent une opinion conçue d'avance sur la nature de la maladie, et c'est toujours cette opinion qu'il nous représente; il exagère les symptômes ou bien il les atténue; il les déguise ou les peint avec peu d'exactitude; il offre, malgré lui, un mélange de vrai et de faux, qu'on distingue avec peine : alors la vérité qu'on croit apercevoir masque l'erreur qui se trouve à côté, et nous avons bien plus, dans ces rapports, la traduction des idées du médecin ordinaire, que le tableau fidèle de la maladie.

Les consultations écrites, par la manière dont on les fait, ne peuvent être que des observations tronquées : elles ne présentent, en effet, qu'une époque plus ou moins prolongée de la maladie qui est offerte à notre observation; elles manquent des détails relatifs aux dernières périodes de cette même maladie, périodes les plus importantes et dont l'histoire est toujours indispensable au complément de l'observation. Telle maladie se présente sous tel caractère dans les deux premières périodes de son existence, et ce caractère donné change entièrement dans la période suivante. Ensuite, quoi qu'il en soit de la fidélité, de la précision et de l'exactitude du mémoire à consulter, en supposant même qu'il ne nous laisse rien à désirer, et que le médecin consulté ait pu saisir, et ait en effet saisi le vrai caractère de la maladie, en supposant qu'il en ait indiqué l'issue avec toute la pénétration que

donne une expérience éclairée, en supposant
enfin qu'il en ait tracé les méthodes thérapeutiques de la manière la plus convenable à la nature des faits, qu'est-ce qui nous garantira la justesse de ses opinions, de ses jugemens et de ses
conseils? Nous manquerons toujours de l'unique preuve qu'on puisse admettre, du seul témoignage vraiment authentique, de l'histoire des
résultats obtenus. En effet, ces consultations,
telles qu'on nous les transmet en général dans les
annales de la science, n'offrent que bien rarement
le récit des événemens consécutifs, l'histoire de
l'issue définitive de la maladie; et cependant c'est
là le cachet d'une bonne observation; sans cela,
elle est incomplète et presque nulle pour l'instruction. On pourrait sans doute parer aisément
à ces inconvéniens. Pourquoi, par exemple, le
médecin consulté ne demanderait-il pas, à la fin
de toutes ses consultations, des détails sur la suite
de la maladie, sur son issue et ses terminaisons?
Pourquoi les médecins consultans ne se feraient-
ils pas une loi, un devoir de transmettre fidèlement les récits de ces détails aux médecins qui
auraient été consultés? Par ce moyen on ajoute-
rait singulièrement aux avantages que présentent
les consultations écrites, et dont voici les principaux.

Ce n'est pas sans en retirer une plus ou moins
grande instruction qu'on lit avec une attention

suffisante les consultations écrites, bien rédigées. On y voit avec intérêt les efforts que fait le médecin consultant, pour saisir au travers des mouvemens de la maladie, et pour démêler au milieu des symptômes énumérés, la lésion qu'il a à combattre ; pour en découvrir les causes, en fixer les méthodes curatives, en apprécier les dangers et en prévoir la terminaison. En suivant ainsi le médecin consultant dans ce genre de travail, on répète ses recherches, on découvre la route qu'il a tenue, on devine les motifs qui l'ont décidé, on pèse ses raisons; et l'on voit dans les divers problêmes qu'il a eu à résoudre, la sagacité qu'il y a apportée, les soins qu'il y a donnés et les succès qu'il a obtenus. Malheureusement ces succès ne sont que présumés, parce qu'on ne connaît presque jamais, ainsi que je l'ai déjà dit, les résultats définitifs de la consultation; et malgré qu'il semble au premier abord que l'on puisse assez probablement calculer les succès des moyens employés d'après la nature et les caractères de la maladie connue, on est cependant bien loin de pouvoir fixer ces résultats, même d'une manière approximative, et cela à cause des considérations suivantes :

1º Par l'effet des changemens, souvent assez brusques, qui surviennent dans les diverses circonstances d'une maladie.

2º Par l'influence de l'état des forces vitales du

malade, qu'on n'apprécie bien qu'en suivant soi-même la maladie dans toutes ses périodes et dans tous les instans de chacune de ces périodes.

3° Par les circonstances favorables ou contraires de l'état de l'ame, des divers agens environnans, dont l'influence peut quelquefois déterminer une guérison spontanée ou amener une terminaison funeste.

Les consultations considérées comme faisant partie de la médecine d'observation ont donc des avantages et des inconvéniens. J'ai signalé les uns et les autres d'une manière rapide, et peut-être aurai-je indiqué les moyens d'ajouter à tout ce que les premiers offrent d'intéressant, et de remédier à ce que les seconds ont de préjudiciable, sur-tout si l'on veut appliquer à l'art des consultations en particulier, ce que je dis de l'observation en général.

Hippocrate a fait sentir par l'exemple, encore plus que par le précepte, toute l'importance de l'observation en médecine ; et il a poussé la prévoyance jusqu'à indiquer les conditions et les circonstances que doivent réunir les observations pour être complètes et pour offrir tout le degré d'instruction dont elles sont susceptibles.

Il l'a fait dans le passage suivant du premier livre des Epidémies : *quænam in his quæ ad morbos spectant dignotio facienda sit facilè discernus ex communi omnium et ex unius cujus-*

que propriâ naturâ, ex morbo et œgroto, ex his quœ offeruntur et eo qui offert, etc. (1).

L'art de présenter aux autres les observations qu'on a recueillies n'est pas indifférent, afin d'en rendre l'instruction plus ou moins solide. Pour qu'une observation soit profitable, il faut qu'elle ait été rédigée de la manière la plus convenable; et pour cela elle doit réunir, dans le moins de termes possibles, tout ce qu'elle a d'important, tout ce qu'elle a d'utile. Il faut glisser rapidement sur les détails accessoires pour s'appesantir davantage sur ceux qui tiennent à la nature même de l'objet observé, sur ceux qui doivent nous retracer cet objet tel qu'il est dans la nature, et qui peuvent le faire reconnaître partout où il existe. Celui qui rédige une observation doit sur-tout s'attacher à faire passer sous les yeux du lecteur, dans le même ordre que la nature les a produits, les phénomènes qui se sont offerts : il doit employer à décrire avec exactitude la même méthode qu'il a suivie pour observer avec soin. Par ce moyen le lecteur se mettra tellement à la place de l'observateur, qu'il croira lire lui-même dans la nature.

Mais l'observateur ne doit pas raconter et dire absolument tout ce qu'il a vu : les phénomènes

____

(1) *Hipp. Foes.* p. 958 et suiv., lib. 1, Epid,

caractéristiques des objets décrits se perdraient
parmi une foule de phénomènes généraux, qui
ne feraient qu'embarrasser le récit de l'observation et empêcher qu'on ne pût en découvrir la
véritable nature. Les fastes de la médecine ne
contiennent que trop de faits dans lesquels les
observateurs se sont imposés le rigoureux devoir
de noter tout ce qu'ils ont vu, et dans lesquels le
caractère de la maladie se perd au milieu des
symptômes généraux ou accidentels qui en sur-
chargent le tableau. En lisant avec attention les
belles observations particulières du premier et du
troisième livre des Epidémies d'Hippocrate, on
sent bien que le père de la médecine ne nous a
transmis que les symptômes caractéristiques de la
maladie; l'on voit qu'il a laissé de côté ceux qui,
se présentant dans presque toutes les maladies ,
n'appartiennent par cela même à aucune.

Le choix des termes employés dans la rédaction des observations n'est pas non plus indifférent; ce n'est qu'avec beaucoup de peine qu'on
parvient à exprimer, avec quelqu'exactitude et
par des mots propres, les modifications infinies
de nos sensations, dont la valeur est encore si
différemment appréciée par chaque individu; les
langues sont toutes, pour leur étendue et leur précision, bien au-dessous des modifications variables
dont la nature nous offre tant d'exemples, et
que nos sens saisissent facilement sans trouver

des mots pour les exprimer. Ces réflexions sont
sur-tout vraies pour les modifications infinies relatives aux quantités, aux qualités, à l'intensité,
à la fréquence, à la gravité des symptômes. Une
des principales causes des erreurs attachées aux
observations, aussi bien que de l'imperfection
des descriptions nosologiques, naît sans doute
de l'impossibilité où nous sommes de rendre
d'une manière précise ces sensations variables,
et de la différence du sens qu'on attache aux
mots employés pour les exprimer. Je n'ai jamais
mieux senti toute l'étendue de ces inconvéniens
qu'en étudiant les pronostics d'Hippocrate ; à
chaque instant on se trouve embarrassé par la
signification diverse attachée à ces épithètes :
*malum, pessimum, sinistrum, letale, mors in
propinquo, difficilis judicatio, etc.* ; et ce n'est
qu'après avoir longuement médité et après avoir
rapproché, comparé ces divers passages, qu'on
parvient à en préciser la valeur.

Les observations doivent présenter, autant que
possible, le tableau des symptômes dont l'ensemble peut nous conduire à la connaissance de la
cause essentielle de la lésion qui nous occupe,
seule et unique base d'après laquelle nous
puissions établir une méthode thérapeutique raisonnée, une méthode vraiment curative. Il ne
suffit pas, en effet, de connaître dans une pleurésie, par exemple, l'existence de la douleur

pleurétique, de la toux, de l'oppression et de la difficulté de respirer, de l'expiration et de l'inspiration courtes et inégales, etc., qui constituent la pleurésie; mais il faut encore savoir si la pleurésie est inflammatoire, bilieuse, rhumatismale, etc., ce qui change entièrement les méthodes thérapeutiques à employer : ce que je dis ici de la pleurésie, est également vrai de la dyssenterie, des fièvres intermittentes et du plus grand nombre des maladies. Cette dernière considération est beaucoup trop négligée de nos jours; on ne s'attache qu'à trouver le nom d'une maladie d'après les symptômes principaux qu'elle manifeste, et l'on s'occupe peu des causes essentielles de la maladie, c'est-à-dire, de sa vraie nature; aussi la thérapeutique, tant générale que spéciale, est-elle loin du degré de perfection dont elle serait susceptible.

Une des grandes qualités des observations, c'est d'avoir été suffisamment mûries par la réflexion avant que d'être mises en circulation. Mille circonstances peuvent en imposer au premier coup d'œil, et nous porter à déduire précipitamment des conclusions dont nous apercevons ensuite trop tard les erreurs ou la fausseté. Tel phénomène qui semble d'abord extraordinaire et nouveau, s'encadre cependant très-bien dans la marche régulière et dans les lois ordinaires de la nature, lorsque nous cherchons à le rapprocher des faits analogues connus. Ce genre d'erreurs est sur-tout fréquent dans l'appréciation des effets des médicamens. Une et même plusieurs guérisons survenues pendant ou après l'administration de tel ou tel remède semblent, au premier aspect, constater l'efficacité du médicament; mais on s'y trompe trop souvent : aussi voyons-nous tous les jours des observateurs du premier mérite vanter, comme jouissant de grandes propriétés, des substances que les observations réitérées démontrent entièrement inefficaces, parce que les circonstances que la nature avait fait naître pour amener la guérison ne se sont pas représentées. Nous attribuons souvent aux remèdes des effets qui appartiennent exclusivement au travail de la nature, et nous ne saurions trop nous pénétrer de cette idée que la nature a sans cesse à ses ordres, et sous sa main une foule de mouvemens automatiques qu'elle emploie à notre insu à sa propre conservation. Concluons de ces dernières considérations qu'il faut retarder la publication des observations tant qu'on peut espérer d'y ajouter quelque chose pour les compléter ou les confirmer.

Pour qu'une observation offre un véritable intérêt, il faut qu'elle soit complète, et qu'elle embrasse avec les détails des circonstances accessoires qui s'y lient naturellement, l'histoire entière de son invasion, de sa marche et de sa terminaison, quelle qu'en ait été d'ailleurs l'issue. On ne retire jamais qu'une instruction médiocre et vague d'une observation à laquelle il manque l'histoire d'une de ses périodes, les détails relatifs aux phénomènes qui l'ont devancée et accompagnée ou suivie, la connaissance de sa terminaison, ou les renseignemens fournis par l'ouverture du cadavre lorsque la maladie s'est terminée par la mort.

On ne saurait trop insister sur la nécessité, sur les avantages des ouvertures des cadavres, si utiles aux observations particulières des maladies qui se sont terminées par la mort. Et comme ce genre d'éclaircissement, trop négligé par les uns, trop vanté par d'autres, et dont certains auteurs ont voulu faire à la médecine pratique de vicieuses applications, ne paraît pas avoir été apprécié à sa juste valeur, ni dirigé d'une manière convenable vers les progrès de la médecine clinique, sur-tout dans ces derniers temps, je crois devoir m'étendre un peu sur cette partie de l'observation médicale.

Rien n'est sans doute moins connu que le mode de formation des maladies, leur origine, leur source et les causes qui leur donnent immédiatement naissance : *Origines morborum et causæ longè abstrusiores sunt quàm ut humanæ mentis acies eo usque penetrare possit* (1).

___

(1) Baglivi *Praxeos medicæ*, lib. 11.

Cette partie, la génération des maladies, est environnée des plus épaisses ténèbres, et les causes de cette obscurité sont telles, qu'il est à peine permis d'espérer que l'on puisse jamais soulever un coin du voile qui dérobe ce genre de phénomènes à nos recherches et à notre observation. Les mouvemens qui opèrent les premiers degrés des altérations organiques ou vitales du corps humain s'exécutent dans le silence et se préparent à notre insu dans l'économie animale. Presque toujours ce travail existe depuis long-temps lorsque nous en sommes prévenus; il a déjà fait de grands progrès lorsque nous en sommes avertis; aussi je suis persuadé que, pour répandre quelque clarté sur ce travail de l'économie animale, il faudrait s'attacher, plus qu'on ne l'a fait jusqu'à présent, à étudier les premières périodes des maladies; il faudrait chercher à mieux connaître leur état d'imminence, et à déterminer d'une manière plus précise leurs prodromes, c'est-à-dire la série des symptômes qui doivent nous en laisser craindre l'invasion (1).

Dans le nombre des moyens que l'esprit humain a imaginés pour arriver à la connaissance de la génération des maladies, l'anatomie pathologique occupe sans doute une place distinguée;

______

(1) Voy. Considér. sur l'imminence des maladies, par J. F. Double. Montpellier, an VII, in-4.

c'est par elle que nous parvenons à compléter le diagnostic des maladies et à confirmer, après la mort, l'opinion que nous avions sur l'existence ou la non existence de telle ou telle lésion organique pendant la vie.

L'anatomie pathologique n'est donc pas seulement applicable aux maladies dont la cause ou les effets peuvent avoir donné lieu à une altération organique quelconque, ainsi que l'ont avancé quelques auteurs ; elle est également utile dans les maladies uniquement dépendantes d'une lésion vitale des organes, et cela d'abord pour démontrer que réellement la maladie était exempte de toute lésion organique ; mais ensuite pour découvrir les effets que produisent quelquefois, sur les organes, des maladies essentiellement vitales. L'observation apprend en effet que certaines fièvres, par exemple, donnent lieu à des dégénérations qui nous sont manifestées par l'anatomie pathologique : ainsi, dans la constitution épidémique décrite par Wagler et Rœderer, et qui régnait à Gœttingue en 1762, non-seulement on trouvait, dans la plus grande partie des cadavres, une mucosité abondante, épaisse et fort tenace, qui était appliquée sur les parois intérieures de l'estomac, des intestins, de l'œsophage et sur la surface de la langue ; mais on trouvait encore, au-dessous de cette sorte de croûte muqueuse, et dans la substance même de l'estomac et des intestins, une très-grande quantité de follicules excessivement développés et remplis de mucosités ; ces follicules existaient aussi en grand nombre dans toute l'étendue du foie, ce qui rendait comme granulée la propre substance de ce viscère.

Dans la maladie de Naples, décrite par Sarcone, il n'était pas rare de trouver, à l'ouverture des cadavres, une dégénération semblable dans les premières voies. Cotunni, d'après la remarque de Sarcone, a observé en outre que les glandes du mésentère étaient singulièrement développées.

Toutefois, il ne faut point le dissimuler, dans les maladies aiguës les plus graves, et plus généralement dans la classe nombreuse des fièvres, on ne trouve souvent rien, après la mort, qui puisse rendre raison ni de la terminaison funeste elle-même, ni de sa promptitude. Cela est particulièrement vrai du plus grand nombre des maladies épidémiques, ainsi que l'ont remarqué Sydenham, Sarcone et la plupart des auteurs qui nous en ont transmis des descriptions ; cela est également certain pour la classe nombreuse des fièvres essentielles, comme l'a observé Morgagni (1) : *Mihi verò*, dit-il, *sta-*

---

(1) *De Sed. et causis morbor.* Epist. 49, art. 5.

tutum est aliquot observationes quæ ex Val-
salvæ præsertim schediis supersunt ; hic des-
cribere , in quarum plerisque illud potiùs mi-
raberis , quod post graves , aut citiùs opinione
interimentes febres , vix quidquam, interdùm
ne vix quidem compertum sit quod earum
gravitati aut impetui responderet ; usque adeò
id sæpè latet per quod febres interficiunt !

Quoi qu'il en soit, les avantages que la médecine clinique peut retirer de l'anatomie pathologique ne se bornent point au diagnostic des
maladies ; la lumière qu'elle répand s'étend à la
science du pronostic, à celle de l'étiologie, à
celle des indications des maladies. En effet, la
connaissance de l'existence des diverses lésions
organiques que laisse présumer pendant la vie
un ensemble de symptômes donnés, confirmée
par l'habitude des autopsies cadavériques, jette
le plus grand jour sur l'appréciation de la durée probable de la maladie, sur les dangers ou
les espérances qu'elle laisse craindre , sur la nature des causes qui peuvent lui avoir donné
naissance et l'entretenir, et sur le degré d'efficacité de telles ou telles méthodes thérapeutiques.

L'utilité de l'anatomie pathologique se porte
enfin sur toutes les parties de la médecine : on
sait qu'elle constitue les principales bases de la
médecine légale ; elle n'est même pas étrangère
à l'anatomie proprement dite et à la physiologie ;

car l'inflammation, le gonflement, le développement insolite, l'altération de certaines
parties nous dévoilent souvent, mieux que
toutes sortes de recherches, leur structure et
leur composition, leur sensibilité et le mode
de vitalité qui leur est propre.

Mais c'est sur-tout à la connaissance des maladies dépendantes d'une lésion organique, que
se rapporte, d'une manière plus positive et plus
spéciale, l'utilité des autopsies cadavériques; et
c'est aussi de cette seule classe de maladies et
de cette seule application de l'anatomie pathologique que je vais m'occuper. Les avantages
de cette source d'instruction sont incontes-
tables, et son utilité ne saurait être révoquée
en doute; elle seule a pu nous fournir les premiers documens relatifs à la connaissance des
maladies organiques; ce n'est que dans les recherches qui sont de son ressort, que ces mêmes
connaissances ont acquis quelque degré de certitude; enfin c'est sur-tout dans les investigations relatives à l'anatomie pathologique que la
science puisera des notions plus étendues, des
découvertes plus précises sur les caractères et
la nature de cette classe importante de maladies.

Les hommes qui ont l'habitude du travail,
qui se délassent, par de bonnes lectures et de
solides méditations, des fatigues de l'exercice de
la médecine, qui éclairent leur pratique par la

lecture des meilleurs observateurs, et réciproquement leurs lectures par la pratique, ceux-là auront senti tous les avantages de l'anatomie pathologique. Ils auront vu que les faits les plus concluans, les observations les plus instructives, les cas les plus intéressans pour la science, sont ceux qui, ayant résisté aux secours de l'art et aux efforts de la nature, ont pu être complétés par les autopsies cadavériques, soit que l'on puise ces faits dans sa propre pratique, soit qu'on aille les prendre dans les collections des grands praticiens. L'anatomie pathologique est un des moyens d'instruction dont les médecins ont enrichi l'art depuis Hippocrate; cette source d'éclaircissemens a manqué au père de la médecine; et l'on s'aperçoit souvent, en lisant les observations particulières de maladies qu'il nous a transmises, des lacunes qu'elle laisse dans quelques-unes de ses observations. On voit au contraire tout ce que l'anatomie pathologique ajoute d'intérêt et d'instruction aux observations particulières des auteurs qui ont pu compléter, par ce moyen, les faits qu'ils ont recueillis. Indépendamment des traités *ex professo* de Bonnet et de Morgagni sur cette matière, traités qui doivent être recommandés comme des ouvrages élémentaires, on peut assurer que c'est sur-tout aux ouvertures de cadavres dont elles ont été suivies, que les observations de Wepfer, par exemple, sur l'apoplexie, doivent la réputation dont elles jouissent. Il faut en dire autant des meilleures observations de Baillou, de Rivière, de Forestus, de Schenck, de Stoll, de Corvisart, de Pinel, etc.

Mais au milieu des nombreux avantages qu'offre aux praticiens l'anatomie pathologique, au milieu des sources fécondes d'instruction qu'elle leur présente, et de la route, facile en apparence, qu'elle offre à de nouvelles découvertes, elle est aussi environnée de beaucoup d'écueils et d'un grand nombre de sentiers qui conduisent aisément à l'erreur; et il est d'autant plus important de signaler en ce moment ces écueils, que l'esprit du siècle semble peut-être trop naturellement porté à adopter sans réserve les faits fournis par l'anatomie pathologique, et les conclusions, quelquefois un peu précipitées, qu'on s'efforce d'en déduire. *Quò magis via in concludendo lubrica, quo error facilior, eò majori opus est circumspectione, eòque magis eâ, quœ nunquam justó frequentiùs accidere potest, opportunitate quávis utendum, quá attenta partium perlustratio, vel quœ pluriès docti sumus, doceat, atque confirmet; vel alia exhibendo alia doceat, aliaque sic concludendo jubeat elicere* (1).

____

(1) Iseuflamm : *de difficili in observ. anatom epicrisi : dissertatio inauguralis.* Erlangæ, 1771.

Que nos lecteurs reportent pour un instant leur pensée sur l'ensemble des ouvertures de cadavres qu'ils ont eu occasion de faire, qu'ils remettent sous leurs yeux les principaux faits qu'ils auront été à même d'observer, et qu'ils rappellent dans leur mémoire les conclusions qu'ils auront été dans le cas d'en tirer : c'est le moyen le plus sûr d'apprécier le degré de justesse de nos réflexions. Elles ont pour but de prouver que les recherches dépendantes des ouvertures de cadavres sont environnées d'un grand nombre de difficultés, et de difficultés telles que l'on doit toujours être en garde contre les conclusions qui semblent en être la conséquence naturelle.

Et d'abord la première et la plus grande de ces difficultés consiste à distinguer, dans les dérangemens que l'on observe à l'ouverture des cadavres, ceux de ces dérangemens qui constituaient la cause essentielle de la maladie, de ceux qui ont été la conséquence ou l'effet de la maladie elle-même, et de ceux, plus importans encore à distinguer, qui sont l'effet immédiat de la mort ou des circonstances physiques qui en ont été la suite.

Ainsi, par exemple, dans les ouvertures de cadavres faites à la suite des pleurésies et des péripneumonies, on trouve presque toujours des adhérences plus ou moins fortes du poumon aux parties contiguës ; et ces adhérences, qui ne sont jamais que l'effet, le résultat de l'inflammation plus ou moins forte du poumon ou de la plèvre, et d'une inflammation soit aiguë, soit chronique, sont tellement fréquentes, qu'il est bien rare de rencontrer des cadavres qui n'en offrent pas des traces, quel que soit d'ailleurs l'âge auquel les individus sont morts, et quelle que soit la nature de la maladie à laquelle ils ont succombé, lors même que tout semble indiquer qu'il n'a jamais existé aucune des inflammations qui produisent ordinairement ces sortes d'adhérences. Ainsi, on trouve de ces adhérences, même assez nombreuses et assez fortes, chez des individus morts à la suite de l'apoplexie ou de mort subite, sans qu'il eût existé d'autre maladie antécédente : tous les praticiens pourraient en citer des exemples, et sur-tout ils peuvent tous en voir dans Bonnet et dans Morgagni (1).

Il faut en dire autant des altérations que présente le poumon à la suite des inflammations de cet organe. Outre que ces altérations ne constituent jamais la cause de la maladie, et qu'elles n'en sont que le résultat, elles peuvent encore exister sans qu'il y ait eu aucun symptôme de

---

(1) Voy. entr'autres Morgagni, lieu cité, epist. 3, art. 26.

pneumonie (1) : *Thorace aperto pulmones inventi sunt à pleura quidem omninò soluti sed duri ut, si propria peripneumoniæ signa præcessissent, inflammatione laborasse videri possent ;* il cite plusieurs faits analogues. D'un autre côté le malade peut avoir présenté tous les caractères de la pneumonie, et l'ouverture du cadavre n'en laisser apercevoir aucune trace : tout le monde a vu des faits semblables, et la raison en est facile à concevoir ; ce genre d'altération des poumons n'est que la conséquence, la suite de l'inflammation de cet organe ; cette altération ne doit par conséquent avoir lieu qu'à une époque plus ou moins avancée de la maladie ; et lorsque le malade, par des circonstances diverses, succombe avant cette époque, la lésion, qui n'existait pas encore, ne peut point être visible. Souvent aussi les caractères de l'inflammation elle-même disparaissent, et cela par le seul effet de la mort, parce que l'inflammation étant un acte de la vitalité, l'effet cesse lorsque la cause n'a plus d'action : *sublatá causá tollitur effectus.*

Ce que nous venons de dire du poumon, on peut l'avancer également de tous les autres organes ; ainsi par rapport au cerveau, par exemple, tous les ouvrages d'anatomie pathologique

____

1) Voyez Morgagni, l. c., epist. 16, art. 2.

sont remplis de faits dans lesquels l'apoplexie a eu lieu d'une manière incontestable, et a été suivie de mort, sans qu'on ait rien trouvé dans aucune des parties du cerveau qui puisse rendre raison de cet accident funeste. Au contraire, chez des individus morts par suite de maladies entièrement étrangères à l'apoplexie, et qui n'avaient jamais eu le moindre symptôme apoplectique, on a trouvé, dans diverses parties du cerveau, des épanchemens soit séreux soit sanguinolens, dont la quantité était bien supérieure à de semblables épanchemens observés sur des individus morts par suite d'apoplexie, et dont on ne balançait pas d'attribuer la cause de la mort à ces mêmes épanchemens. Dans la plupart des malades que j'ai disséqués, et dans le plus grand nombre de ceux que j'ai ouverts ou fait ouvrir pour y rechercher les effets ou les causes des différentes maladies, j'ai vu que le sinus situé entre la base de la faux du cerveau et la partie moyenne de la tente du cervelet, sinus droit ou *torcular herophili*, se trouve rempli de gros caillots de sang; ce qui dépend uniquement de la position que l'on donne à la tête de presque tous les cadavres, position qui tend à porter le sang vers cette région.

Il en est de même des épanchemens séreux ou sanguinolens qui ont lieu dans diverses cavités : le plus souvent ces accumulations de

fluides se font après la mort, et par l'effet de
leur seule pesanteur spécifique qui tend toujours à les porter vers le lieu le plus bas; aussi
ces épanchemens, à moins qu'ils ne se trouvent
dans des quantités considérables, à moins que
leur existence ne coïncide avec les symptômes
de la maladie antécédente, ne méritent qu'une
considération secondaire, et ne sont que d'une
médiocre importance.

Très-souvent encore après la mort, et par la
seule pesanteur des liquides, on voit se former
à l'extérieur et sur diverses parties du corps,
principalement dans les parties déclives, des
suffusions, des sugillations, des échymoses, des
taches noires plus ou moins foncées, plus ou
moins étendues; c'est particulièrement dans les
points qui servent d'appui au corps pendant les
derniers momens de la vie, et dans les régions
sur lesquelles le cadavre a été porté, soutenu
après la mort, que ces accidens ont lieu plus
fréquemment, et qu'ils sont plus sensibles. Ce
que l'on voit se former sous ses yeux à l'extérieur par le propre poids des fluides, ne peut-il
pas avoir également lieu à l'intérieur de la même
manière et par les mêmes causes? Et n'est-ce
pas ainsi qu'il faut rendre raison, dans beaucoup de circonstances, des échymoses, des taches noires, de la mortification apparente et de
la couleur noire que prennent accidentellement

certains organes, les membranes sur-tout, soit du cerveau, soit de la poitrine, soit des intestins, et même le tissu propre des viscères, du foie et du poumon, par exemple?

Il ne convient pas d'attacher plus d'importance dans les autopsies cadavériques aux concrétions sanguines que l'on trouve dans les vaisseaux, particulièrement dans les cavités du cœur, et dans les grosses veines et artères qui partent de sa base. Ces concrétions, qui sont le plus ordinairement de consistance molle, et que l'on trouve rarement très-volumineuses, très-étendues et très-dures, sont aussi le plus souvent le résultat de la stagnation du sang après la mort : on doit être plus étonné lorsqu'on ne trouve point de concrétions semblables, ainsi que cela arrive dans les cadavres morts à la suite du scorbut, à la suite de fièvres adynamiques longues, à la suite de cachexies diverses.

Ces considérations suffisent pour prouver que, dans les altérations que l'on remarque à l'ouverture des cadavres, ces mêmes altérations peuvent avoir constitué la cause essentielle de la maladie, ou bien avoir été l'effet, le résultat de la maladie elle-même, ou bien enfin n'être produites qu'après la mort, par la décomposition spontanée à laquelle chaque partie se trouve livrée, par le seul effet de la cessation de la vie.

Donnons-en une preuve non équivoque : les épanchemens séreux ou sanguinolens dans la tête ont très-probablement lieu dans quelques circonstances d'une manière subite, et alors ils constituent la cause essentielle de l'apoplexie. Mais tout prouve aussi que ces épanchemens, par suite des phlegmasies chroniques des méninges ou du cerveau lui-même, peuvent avoir lieu lentement et arriver à un très-haut degré sans produire aucun accident funeste. Enfin nous avons prouvé que ces épanchemens se formaient aussi dans quelques circonstances après la mort, et par la seule loi de la gravitation à laquelle tous les fluides obéissent.

Une autre considération vient encore diminuer la confiance excessive qu'on serait d'abord tenté d'attacher aux conclusions déduites des autopsies cadavériques, c'est la difficulté d'être d'accord sur la nature et les degrés de telle ou telle altération examinée par plusieurs médecins, aussi bien que la difficulté d'exprimer ces mêmes altérations d'une manière convenable : on conçoit à peine que l'on puisse n'être point d'accord sur des objets qui sont exclusivement du ressort des yeux, que l'on voit en même temps et dans les mêmes positions ; et cependant rien n'est plus ordinaire. Quel est le médecin qui n'a point fait ces réflexions relativement au sujet qui nous occupe?

Quel est le médecin qui n'a pas été témoin de cette variété d'opinions sur l'existence de telles ou telles lésions à l'ouverture des cadavres ? Et ne s'élève-t-il pas même tous les jours des discussions très-fortes sur la nature, sur la composition, sur l'organisation enfin de telle ou telle partie anatomique ? Il est aisé de voir que ces inconvéniens seront inévitables, tant que l'on n'aura point des idées plus claires, plus fixes et mieux arrêtées sur les caractères de telle ou telle désorganisation : et si l'on y réfléchit, l'on verra qu'il est très-difficile de les distinguer l'une de l'autre. Quels sont les caractères, par exemple, qui feront distinguer les tumeurs cancéreuses des tumeurs d'autre nature qui leur sont si analogues ? Quels sont les signes qui traceront la ligne de démarcation entre le cancer et certains ulcères ? Peut-être n'y en a-t-il qu'un seul, la renaissance des accidens sur plusieurs points, et leur apparition sur de nouvelles parties, lorsqu'on les a détruites sur les premières. Il serait facile de multiplier les exemples qui prouvent combien les opinions doivent varier sur la fixation des altérations observées dans les ouvertures des cadavres, et combien il faut se tenir en garde contre les conclusions pratiques qui n'auraient pas d'autre base ; mais qu'il nous suffise d'avoir réveillé l'attention des praticiens sur ce point, d'avoir appelé le doute philosophique sur ce sujet. Afin de compléter les preuves de la nécessité de ce doute, remarquons l'influence de l'ascendant pour amener les autres à voir, dans les ouvertures des cadavres, les dérangemens que l'on veut y découvrir soi-même : j'ai été plusieurs fois témoin de ces sortes d'influences, je l'ai vu sur-tout dans un professeur doué de beaucoup d'esprit, et qui avait un art inconcevable pour persuader ses élèves de l'existence de lésions qui n'existaient réellement que dans leur imagination et dans la sienne.

Une troisième considération, tendant à affaiblir singulièrement les conclusions tirées des recherches d'anatomie pathologique, dérive de la sympathie qui existe entre les diverses parties du corps humain, sympathie qui rend communes à plusieurs organes les diverses lésions qui attaquent l'économie. Cela est sur-tout vrai pour les maladies organiques dont l'action sur l'économie, étant plus longue et plus durable, est aussi plus meurtrière et plus profonde ; ainsi par exemple, dans les squirres invétérés du pylore on trouve presque toujours des portions squirreuses plus ou moins étendues, plus ou moins fortes, sur l'épiploon, sur le mésentère ; j'en ai plusieurs exemples, un entre autres que j'ai publié, tome 23, pag. 373 du Journal général de Médecine. Dans les ouvertures qui ont lieu chez les femmes mortes d'ulcérations à la matrice, il est bien rare de ne pas trouver des dégénérations plus ou moins fortes dans la vessie ou dans le rectum. Dans les inflammations, soit aiguës, soit chroniques du bas-ventre, de même que les signes de ces inflammations sont souvent communs à tous les intestins, ainsi qu'aux intestins et au foie; de même, à l'ouverture des cadavres, on trouve simultanément des traces de la maladie sur tous ou sur plusieurs intestins, sur les intestins et sur le foie, etc. Enfin dans les lésions organiques de l'estomac et du foie, il n'est point rare de trouver, après la mort, des traces de ces lésions sur l'un et l'autre de ces organes.

Il s'en faut que le poumon soit exempt de ces sortes de lésions sympathiques : presque toujours dans les maladies chroniques quelconques, il devient le siége d'altérations diverses, par l'effet seul de la sympathie. Bonnet (1) en a expressément fait la remarque : *A chronicis enim*, dit-il, *ob varium consensum (pulmo) vix labem declinare potest.* Aussi qu'on y fasse attention, la substance du poumon se trouve presque toujours diversement altérée à la suite des maladies chroniques.

----

(1) *Sepulchret. anat. in præfat.*

Il est impossible, en quatrième lieu, que la cessation de la vie, dans les divers mouvemens intestins qu'elle entraîne, n'occasionne point dans l'économie des changemens tels que des lésions existantes pendant la maladie ne puissent et ne doivent disparaître, et qu'au contraire il ne survienne, à cette époque, des dérangemens qui n'avaient point lieu auparavant. Il est vrai que nous ne pouvons avoir, sur ce sujet, que des présomptions et des probabilités; mais tout se réunit pour justifier ces présomptions. Il s'opère, en effet, après la mort, et probablement aussi quelque temps avant, dans certains cas, un commencement de décomposition, dont le travail ayant lieu sur le tissu même de l'organisation, doit nécessairement imprimer à ce tissu des modifications, qui, plus ou moins visibles à l'ouverture des cadavres, sont facilement prises pour les causes de la maladie, sur-tout si ces modifications semblent présenter quelque analogie, quelques rapports avec l'ensemble des symptômes que l'on a notés avant la mort. Ces mêmes modifications, causées par le relâchement qui suit de très-près, ou même qui précède la mort, ne peuvent manquer de détruire des lésions organiques existantes pendant la vie. Que d'engorgemens, que d'infiltrations, que d'obstructions qui cessent à cette époque par la cessation de l'irritation et des spasmes qui leur avaient donné naissance! *Flamma enim vitalis*, dit Bonnet (1), *quamdiù micat, omnia expansa sustinet, in ordinem cogit, ac putredine et corruptione vindicat ; eâdem extinctâ aut ad interitum vergente, concidunt, subsident, dislocantur.* C'est en partie cette considération qui fait que l'on trouve, après la mort, des lésions très-intenses, et dont il n'avait existé aucun indice, aucun symptôme pendant la vie, et qui fait aussi qu'on ne trouve après la mort aucune trace de lésion dans des organes que l'on devait naturellement soupçonner atteints d'une désorganisation plus ou moins forte, d'après les symptômes de la maladie.

Mais il est encore une autre source de ce genre d'erreurs, c'est que des altérations organiques très-fortes n'amènent que de légers dérangemens dans l'économie, quand elles sont formées lentement et d'une manière insensible ; tandis que des altérations de la même nature, quoique bien moins fortes et ayant eu lieu subitement, sont suivies d'accidens graves ou même de la mort. On trouve souvent, dans les ouvertures des cadavres, des tumeurs, des épanchemens considérables, qui ont exercé sur le cerveau une compression très-forte, sans qu'elle ait été nuisible, par cela seulement qu'elle s'est formée lentement. Wepfer en a fait la remarque dans son

____

(1) *Sepulchret. anat. in præfat.*

intéressant traité sur l'apoplexie (1). *Plurimæ enim morborum causæ, quæ continentes vocantur ac immediate morbum producunt et fovent, plerumque sensim coacervantur, sæpè diù in corpore delitescunt, nullasque molestias exhibent et non rarò pauca sui indicia præbent..... Sæpè subitò in actum deducuntur morbosque gignunt.*

On pourrait rapporter ici un grand nombre d'exemples empruntés de l'anatomie pathologique, et qui donneraient à l'opinion que je viens d'émettre tout le développement dont elle est susceptible; mais les bornes de cet article ne comportent point des détails de cette nature.

Les complications des maladies entre elles, si fréquentes et si trompeuses dans les cas de lésions vitales, le sont presque autant dans les lésions organiques; et ces complications, souvent aussi visibles à l'ouverture des cadavres, qu'elles ont été peu sensibles pendant la vie, diminuent singulièrement la certitude des données que l'on attend de l'anatomie pathologique, et rendent ses conclusions peu claires et peu solides. Rien n'est si commun que de trouver, simultanément après la mort, des épanchemens de sang, de sérosité ou de pus dans une des cavités du corps,

____

(1) *J. Jacob. Wepferi histor. apoplecticor.* Amst. 1710, p. 286.

et des dégénérations inflammatoires, squirrheuses ou autres dans les viscères de ces mêmes
cavités ; des lésions organiques simultanées ,
quoique diverses, dans l'estomac et dans le foie,
dans le poumon et dans le cœur, dans le cerveau
et dans ses enveloppes, etc. : et il faut bien prendre garde de rapporter à chacune de ces affections ce qui lui appartient en propre, et de ne
pas confondre les effets, les résultats de ces diverses lésions entre elles : *Morbos ferè omnes ,*
dit Glisson, *(lib. de rachitide), tractu temporis
alios diversi generis sibi adsciscere ideòque
chronicos plerumque ante obitum esse complicatos : ne ergò putet medicus in defunctis corporibus quicquid prœternaturale reperitur ad
hunc affectum pertinere necessario : fortè etiam
magis ad alium morbum , huic ante mortem
supervenientem.....*

Le même auteur dit encore dans le même sens,
au chapitre de la gibbosité : *Anatomici, frequenter ad hanc cautionem non satis attenti ,
graviter in suis observationibus lapsi sunt, dùm
quæ ad alium morbum spectant, alteri cum
quo ante obitum complicatus erat adscripserunt : hunc ergò errorem quo prœcaveamus ,
non temerè ex unius aut alterius corporis inspectione pronuntiandum est , at multiplici sedulòque facto experimento distinguendum priùs*

est quæ perpetuò, quæ plerùmque, quæ fre-
quenter, quæ raro in dissectis ab eodem morbo
occumbentibus occurant : enim verò sciendum
est quicquid non perpetuò adest in corporibus
apertis, eodem morbo extinctis, ad primam id
intimamque ejus essentiam spectare non posse,
utique etiam neque illud quod in variis corpo-
ribus reperitur quibus morbus abest. Neque
enim morbus ipse existere potest separatus à
suâ essentiâ, neque essentia à morbo.

Enfin, une dernière considération qui tend à infirmer singulièrement les conclusions trop rigoureuses déduites de l'anatomie pathologique, est celle-ci, savoir : que des maladies essentiellement vitales se terminent souvent par des lésions organiques, lésions qui, loin de constituer l'essence de la maladie, n'en sont au contraire que la terminaison. Ainsi, par exemple, les inflammations, soit aiguës, soit chroniques de tous les viscères, de toutes les membranes muqueuses ou séreuses, se terminent par des indurations, par des squirrhes, par la suppuration, par des épanchemens, etc.; et la mort peut arriver à diverses époques de l'acte de cette transformation. Elle a souvent lieu lorsque cette transformation est à peine commencée, ce qui indique bien que ce n'est pas toujours la transformation elle-même qui constitue les principaux dangers de la maladie, et que sur-tout ce n'est point cette transformation que l'on doit considérer comme la cause immédiate de la mort.

En voilà assez sans doute pour donner une idée de la juste mesure qu'il convient de garder dans les jugemens que l'on porte sur la nature des maladies d'après les ouvertures des cadavres, pour prouver sur-tout la grande réserve que nous devons apporter à ce genre de jugemens, et le degré de confiance qu'il faut leur accorder dans l'établissement des principes généraux de la science. Il faut se méfier de la facilité avec laquelle on peut, par ce moyen, du moins en apparence, étendre les bornes du domaine de la médecine, et ne point oublier qu'en toutes choses la précipitation des jugemens, l'impatience que nous cause le doute méthodique, sont les sources les plus fécondes de l'erreur : *Error est impatientia dubitandi, et cœca festinatio decernendi absque debitâ et adultâ suspensione judicii* (1).

Pour arriver à imprimer aux recherches d'anatomie pathologique tout l'intérêt dont elles sont susceptibles, la première condition est sans doute de n'en déduire d'autres conclusions que celles qui naissent naturellement des faits

____

(1) Franc. Bacon de Verulam : *de augm. scient.*, lib. 1, p. 22.

eux-mêmes, et de se tenir à cet égard dans la sage réserve indiquée par la nature.

Il faut en outre que les résultats de l'autopsie cadavérique, pour avoir quelque but solide, pour présenter quelque considération importante, soient précédés de l'histoire complète des maladies antécédentes, ou du moins des détails qui appartiennent à la maladie qui a été suivie de la mort; car quelle instruction, quels éclaircissemens peut-on attendre d'un plus ou moins grand nombre d'ouvertures de cadavres faites dans les amphithéâtres et sur des individus dont on n'a connu ni l'état de santé ni l'état de maladie? Ici l'esprit erre au hasard sur des altérations dont il ignore à la fois l'origine et les causes. L'imagination est livrée à toute l'étendue de ses écarts; et la science ne gagne, à ces sortes de recherches, que de vaines spéculations, que des principes erronés.

Il faut en général se méfier beaucoup de toutes les altérations que l'on trouve à l'ouverture des cadavres, et qui ne conservent, avec l'état de la santé pendant la vie, ni avec les symptômes de la maladie qui a précédé la mort, aucun rapport, aucune analogie; et l'anatomie pathologique offre une foule de cas semblables.

Dans les observations d'anatomie pathologique, comme dans toutes sortes d'observations, on doit s'attacher à varier et à multiplier les faïts autant que possible; on doit sur-tout confirmer ses propres observations par les observations analogues d'autres observateurs dignes de foi ; car, l'expérience ne le prouve que trop, on se trompe souvent dans ses propres observations, de la même manière qu'on est trompé par les observations d'autrui ; et le moyen le plus sûr d'éviter l'erreur ou de la rectifier, consiste sans doute à éclairer les observations les unes par les autres.

L'anatomie pathologique manque de ces faits simples mais complets dans lesquels il faudrait peindre, pour ainsi dire, dans un petit nombre de traits, toute la vie de l'individu dans l'état de santé et de maladie ; donner l'histoire complète de la maladie qui a précédé la mort, et le tableau de la mort elle-même ; enfin, faire connaître, dans les plus grands détails, l'autopsie cadavérique. Des observations semblables sur chaque maladie, et particulièrement sur les maladies que nous connaissons le moins, des observations qui s'élèveraient à un nombre supérieur à tout ce que nous avons jusqu'à présent, et qui porteraient sur les diverses périodes, sur les divers temps de la maladie, en partant des premiers momens de sa formation, et remontant graduellement jusqu'à sa plus longue durée, comme jusqu'à sa fin présumable, jusqu'à son dernier terme, ne pourraient que répandre une grande

lumière sur la pathologie et la thérapeutique;
peut-être même cette marche est-elle la seule
qui puisse ajouter quelque chose aux notions
acquises sur le plus grand nombre des maladies
de l'espèce humaine.

La manière dont on envisage en général l'anatomie pathologique de nos jours, la manière
dont elle a été traitée dans quelques livres modernes, l'influence excessive qu'on semble vouloir lui accorder dans ce siècle, m'ont engagé à
entrer dans les détails auxquels je viens de me
livrer : je les ai crus sur-tout nécessaires pour
bien juger cette partie de l'observation médicale,
et pour la faire apprécier à sa juste valeur.

§ III.

DE L'UTILITÉ DES OBSERVATIONS ET DE L'USAGE QU'ON DOIT EN FAIRE.

Après avoir multiplié de la manière la plus
avantageuse les collections de faits, après avoir
rassemblé à grands frais un nombre suffisant
de cas particuliers, sur telle ou telle maladie,
il reste encore un travail bien plus important
sans doute : jusques-là, on n'a que ramassé
des matériaux; il faut ensuite mettre ces matériaux en œuvre, et employer les observations
que l'on possède à élever l'édifice général de
la médecine.

Il ne suffit pas en effet de recueillir des observations, d'accumuler des faits isolés (1); ce n'est
point là ce qui constitue réellement la science;
il faut que le raisonnement, en s'appliquant sur
ces mêmes faits, vienne les étudier, les méditer
sous toutes les faces, et en déduire les principes
généraux qui en résultent. Les faits ne sont que
les matériaux dont le génie doit faire jaillir la
science, et c'est-là précisément ce qui constitue
la partie philosophique ou rationnelle de l'étude.

Les causes des phénomènes, la série de leurs
liaisons, la nature de leurs rapports, qui n'échappent que trop à l'action souvent insuffisante de
nos sens, peuvent être découvertes par les sages
efforts d'une imagination modérée; c'est au raisonnement à nous conduire, toutes les fois que
nous nous écartons des objets sensibles. Cette
manière de philosopher, qui, pour être quelquefois susceptible d'erreurs, n'est pas toujours récu-
sable, a été conseillée et recommandée par Hippocrate : *quæ oculorum aciem effugiunt, hæc
intelligentiæ visu comprehenduntur* (2).

Il faut toujours dans les sciences commencer
par l'observation des faits; mais il faut soumettre

---

(1) *Observationes particulares in lucem dare non
ita magnam, me judice, adfert utilitatem. Sydenham
Opera. in præf.*

(2) *Lib. de Arte.*

ensuite ces faits au raisonnement, pour en déduire les principes généraux qui constituent la science (1). Sans cela la médecine ne serait qu'un aveugle empirisme : car n'est-ce pas une science purement empirique, que celle où l'on exclut toute métaphysique, tout raisonnement sur les faits? C'est pour avoir ainsi borné notre art à la connaissance de quelques observations éparses, de quelques faits isolés, que l'on a rendu problématique la place qu'il doit occuper parmi les sciences physiques, et qu'il n'a guère été pendant long-temps qu'un tâtonnement continuel, plus ou moins exercé, mais toujours conjectural, et qui se communiquait des maîtres aux élèves, comme par une sorte d'instinct.

En y réfléchissant, on conçoit à peine comment a pu exister pendant si long-temps la secte des empiriques; et comment des hommes, ayant quelque instruction, sont tombés dans les bévues choquantes de cette secte. Ils n'ont donc jamais su que la médecine était une science qu'il fallait étudier comme une autre,

---

(1) *Nec enim solâ experientiâ, sed etiam ratione nititur, duobus veluti cruribus medicina.*

BARTHOL. KRUGER, *meth. analyt.*, p. 3.

Amica quidem nobis sit ratio, amica tamen et experientia.

HEBENSTREIT, *palæologia*, p. 398. Halæ., 1799.

et que ce ne pouvait pas être une science innée
ou infuse. Ils se sont tous bornés à en voir et
à en suivre les procédés, sous des maîtres souvent
aussi aveugles qu'eux, et ils ont cherché à les
imiter à tort et à travers, sans jamais essayer de se
rendre aucun compte de leurs opérations. C'est
ainsi que s'est perpétué l'aveugle empirisme,
et avec lui toutes les erreurs et toutes les fautes
qui en sont la suite inévitable. De tels hommes
sont bien loin de se douter que l'art de la
médecine est très-étendu, *ars longa;* que l'exercice en est très-difficile, *judicium difficile;* et
que la vie de l'homme est insuffisante pour en
embrasser et en approfondir toutes les parties,
vita brevis.

Sans doute dans l'enfance de l'art on a dû
s'occuper exclusivement à ramasser un très-
grand nombre de faits, dont on a été obligé
de se surcharger la mémoire. Mais lorsque
la comparaison de ces faits a pu conduire à des
résultats généraux, on a dû élaguer tout ce
qui était inutile, pour parvenir, à l'aide du raisonnement, à quelques-uns de ces principes
constatés par les faits, et qui en sont une conséquence naturelle. Alors seulement la médecine a commencé à être vraiment une science;
et ce n'est que de ce moment que datent ses
progrès.

La vraie destination, l'utilité essentielle des

sciences, consiste dans l'abréviation des voies longues et compliquées de leur étude historique. C'est en généralisant ces faits et en en déduisant des vérités fondamentales, que l'on parvient à cette abréviation. Les formules générales sont le fonds de la véritable science, tout comme l'art de fixer ces formules est le talent qui caractérise les grands hommes. Il n'y a que ce moyen pour donner une heureuse impulsion à l'art de guérir; sans cela la médecine pourra vieillir, mais la science restera toujours dans l'enfance.

La méthode que je conseille ici, la marche que je recommande, et que je cherche à faire prévaloir, constitue la base générale de la séméiotique, dont les axiômes ne sont en effet que le résultat, ou le résumé d'un grand nombre d'observations particulières. Cette marche, cette méthode fut celle d'Hippocrate, ainsi que l'attestent entre autres ses aphorismes, cet ouvrage étonnant, et qui est encore si fort au-dessus des conceptions supérieures de l'esprit humain, même dans les siècles modernes : c'est aussi celle que le chancelier Bacon a indiquée pour le progrès des connaissances en général. *Via nostra et ratio ea est,* dit-il, *ut non opera ex operibus, sive experimenta ex experimentis, uti empirici ; sed ex operibus et experimentis causas et axiomata, atque ex causis et axiomatibus rursùs nova opera extrahamus ac experimenta, ut legitimi naturæ interpretes.* « Nous ne procédons pas, « comme les empiriques, en accumulant les « faits et les expériences ; mais, fidèles in- « terprètes de la nature, nous déduisons des « faits et des expériences la connaissance des « causes et des axiômes qui nous conduisent « encore à de nouveaux faits, à de nouvelles « expériences (1). »

Les observations particulières, isolées, sont à la science ce que les lettres et les mots sont au discours ; celui-ci ne se forme jamais que du concours et de la réunion des lettres et des mots, dont il faut avoir bien étudié et médité le mécanisme et la valeur, avant que d'en faire un bon et utile emploi : il en est de même des observations : après en avoir recueilli un nombre suffisant, il faut chercher, en les comparant les unes aux autres, à en faire jaillir quelque vérité nouvelle. *Postquam debitum tempus*, dit Baglivi, *in peragendis observationibus insumpserit historiographus et per annos quam plures morbi tractandi naturam diligenter examinaverit, et hæc omnia scriptis exactè mandaverit; tunc dispositionem aliquam tentare debet et empiricam merè stupidam ad gradum litteratum sensim*

____

(1) Bacon de Verulam. *nov. org. aphor.* 117.

promovere. Tales enim observationes veluti litteræ alphabeti, licet per se inutiles sint, variè tamen collectæ et inter se collatæ ac dispositæ verum naturæ idioma constituunt (1).

Les résultats généraux des observations ainsi multipliées, les notions universelles que nous acquérons par la voie de l'observation, constituent précisément ce qu'on appelle l'expérience, bien différente, comme on le voit, de l'observation qui en est la base et le principe. Ainsi l'expérience est l'effet naturel d'une longue habitude de l'observation, de la même manière que l'esprit d'observation est l'effet de l'habitude d'observer.

Il ne faut donc pas confondre l'observation avec l'expérience ; celle-ci est le résultat ou l'effet, celle-là le moyen ou la cause : l'observation conduit naturellement à l'expérience.

Il y a entre l'observation et l'expérience, qu'on n'a pas assez cherché à distinguer, autant de différence qu'il y en a entre les observations et les expériences, dont Zimmermann a si bien tracé la ligne de démarcation, et qui sont si bien caractérisées, chacune en ce qui les concerne dans cette phrase, on ne peut pas plus juste : « celui qui observe, écoute la nature, celui qui expérimente, l'interroge. »

---

(1) *Baglivi prax.*, lib. 11, cap. 3, § III.

L'observation, prise abstractivement, et ce mot dans ce sens n'a point de pluriel, s'entend de la science qui consiste à faire une judicieuse application des sens à l'étude des maladies considérées sous le rapport de leurs causes et de leurs effets, de leur nature et de leur traitement.

L'expérience, prise dans le même sens (1), exprime la somme des connaissances qu'on a acquises et qu'on acquiert tous les jours par une longue suite d'observations et d'expériences.

L'observation, dans sa signification propre, et alors ce mot a un pluriel, désigne l'histoire particulière d'un fait, d'un cas de maladie. L'expérience, prise dans cette même signification propre, et alors elle a aussi un pluriel, désigne un essai, une tentative qu'on fait pour éclaircir le doute ou dissiper l'ignorance.

C'est donc à fixer notre expérience sur quelque

---

(1) Si, comme on n'en saurait douter, l'expérience n'est que le résultat d'une longue observation, et si l'observation suppose tant et de si grandes qualités, tant de génie et une instruction si profonde, que faudra-t-il penser de tous ces hommes ordinaires qui ne parlent dans le monde que de leur expérience, qui vous assomment sans cesse de ce grand mot, avec lequel ils croient justifier leurs rêveries, repousser des vues sages, cacher leur ignorance et confondre le vrai savoir !

point en particulier, ou sur toute la médecine
en général, que doivent se réduire les collections de faits ; les observations ne sont réellement utiles à la médecine, que lorsque le raisonnement en a tiré un plus ou moins grand
nombre de ces conclusions générales dont la
science se compose.

Il faut cependant être très-réservé dans cette
dernière opération de l'entendement : on sait que
les idées complexes sont les plus susceptibles d'erreur. N'étant que des combinaisons comme arbi-
traires que les hommes font d'un amas déterminé
d'idées simples, on ne saurait en trouver de modèle
sensible dans la nature, pour en vérifier ou la vérité ou la fausseté. Nous ne pouvons donc, pour
en constater la justesse, que les comparer aux
idées analogues de ceux qui ont la réputation
d'en avoir fait la plus exacte application, ou bien
les juger par l'événement. Soyons fort circons-
pects toutes les fois qu'il s'agira de ces résultats
importans, de ces vérités fondamentales qui
nous sont présentées par le raisonnement. Sans
cette heureuse prudence, le flambeau de la raison, destiné à éclairer la science, ne pourrait
que la faire rentrer dans le chaos.

L'étude expérimentale et historique des faits,
la stérile collection d'histoires particulières de
maladies, ne sauraient constituer la science, cela
est prouvé jusqu'à l'évidence. Il ne suffit pas,

en effet, pour la médecine, de recueillir des observations, d'accumuler des cas de maladies. Il y a long-temps que l'on réunit ainsi des faits de tous les genres, et nous ne sommes pas éloignés peut-être de l'heureuse époque où l'on pourra dire, en toute sûreté, que ces faits appellent le génie qui doit les coordonner entre eux, saisir leurs rapports, tracer leurs différences, en faire jaillir des vérités générales, en déduire des théories lumineuses, enfin créer une doctrine médicale complète.

Peut-être le siècle où nous vivons est-il trop porté à l'étude exclusive des faits, et peut-être négligeons-nous trop la recherche des vérités générales qui doivent en être les conséquences. Il semble que les hommes, avertis par les écarts des philosophes rationnels, et intimidés par la chûte précipitée de leurs systêmes, aient conçu une prévention trop forte contre la méthode systématique. Par une méprise qui n'est que trop commune, on a confondu les abus de la raison avec la raison elle-même. L'esprit humain, qui semble ne pouvoir se reposer que dans les extrêmes, a passé tout d'un coup de la présomption à la défiance, de la témérité au découragement. Peu s'en faut aujourd'hui que la médecine, réduite à la seule inspection des phénomènes, au seul instinct des observations, ne rejette comme suspecte toute vérité générale ; peu s'en faut

que pour être mis au nombre des grands médecins, la première condition ne soit de renoncer
à la plus belle prérogative de l'être pensant, à la
faculté de généraliser les faits et les idées.

Mais se pourrait-il que cette faculté, par laquelle l'entendement humain combine ses notions particulières, et en forme des idées abstraites qui embrassent les propriétés générales des
corps; que ce rayon de lumière, qui assure la
supériorité de notre être sur tous les autres, et
même la supériorité d'un homme sur ses semblables, ne fût en effet qu'une lueur trompeuse
et qu'un guide infidèle? Serait-il vrai que toute
abstraction fût une erreur, et tout terme général
une illusion de l'esprit humain? Ce préjugé est
d'autant plus spécieux, qu'en écartant tout ce
que la raison de l'homme ajoute aux vérités de
la nature, on semblerait donner plus de solidité
à nos connaissances physiques. Non, il n'est point
d'erreur plus nuisible aux progrès de la science,
il n'en est pas de plus contraire à son véritable
esprit. La science ne mérite point ce nom, tant
qu'elle se réduit à l'observation particulière des
faits; l'observation, ainsi bornée, est la base et
non le terme de la médecine; et les connaissances
qui en résultent n'appartiennent vraiment à l'art
qu'autant qu'elles mènent à la découverte de
vérités communes à un grand nombre d'objets.
S'il en était autrement, toute la médecine consis-

terait en un amas confus de notions isolées, obs-
cures, accumulées sans choix, entassées sans discernement, recueillies sans ordre, publiées sans
utilité, et dont les bornes seraient les bornes des
facultés de chaque individu : il ne pourrait en
résulter aucune connaissance positive ; car toute
connaissance positive suppose nécessairement la
comparaison raisonnée de plusieurs objets.

Si Newton s'était contenté, comme tant de
grands hommes l'avaient fait avant lui, de voir
tous les mois les flots de la mer suivre inva-
riablement les mouvemens de la lune ; s'il
n'eût fait qu'observer la chûte des corps cédant
à leur pesanteur spécifique, nous ne connaî-
trions pas encore le beau système de la gravitation ; nous ignorerions les lois générales qui
en ont été les vastes conséquences dans l'ensemble des connaissances humaines. Si le vénérable vieillard de Cos avait réduit son génie
à la stérile contemplation des faits de médecine réunis dans les temples par ses prédécesseurs ; s'il s'était borné à nous transmettre les
observations isolées qui formaient jusqu'à lui le
domaine médical de la famille des Asclépiades ;
s'il n'avait fait qu'y ajouter les cas particuliers
qui s'offrirent ensuite à sa brillante pratique, le
nom du père de la médecine aurait à peine survécu à la destruction générale des siècles qui se
sont écoulés, et nous n'aurions pas l'un des plus

beaux monumens du génie de l'homme, les aphorismes d'Hippocrate, non plus que la masse des connaissances séméoïtiques qui nous ont été transmises dans ses divers écrits.

§ IV.

APERÇU HISTORIQUE SUR L'ÉTAT DE LA MÉDECINE D'OBSERVATION, DANS LES DIVERSES ÉPOQUES DE LA SCIENCE.

Afin de prouver d'une manière incontestable les avantages de la bonne observation, jetons un coup d'œil rapide sur les diverses époques des annales de la médecine. Nous verrons que dans les siècles les plus brillans de cette histoire, dans les temps les plus fortunés de la science, c'était l'esprit d'observation qui dominait : et non-seulement l'esprit d'observation fournit le principal caractère des plus belles époques de la médecine, mais c'est encore cet esprit et les sages principes qui en sont la juste conséquence, qui, après avoir été plusieurs fois étouffés par l'anarchie des systêmes et des hypothèses, se sont toujours relevés avec un nouvel éclat pour ramener la médecine à ses belles destinées, à son véritable but.

Dans les premiers temps de la médecine, dans l'enfance de l'art, et jusqu'à Hippocrate, toute la science se bornait à quelques notions empiriques

d'hygiène, de pathologie ou de thérapeutique ;
et ces connaissances, conservées par tradition,
ou consignées dans les temples, sur des tables
votives, offrent naturellement à l'esprit de l'historien les premières traces de l'observation.

Bientôt ces notions, ces connaissances, ces observations se trouvèrent mêlées aux subtiles explications de la philosophie dominante, aux idées
extravagantes dont le fanatisme religieux avait
environné la médecine, aux opinions erronées
du plus aveugle empirisme.

Hippocrate secoua le triple joug de ces préjugés ; il écarta de la médecine tout ce qui n'était
que routine ; il en éloigna tout ce qu'on y avait
mêlé de surnaturel ; enfin il sépara la philosophie de la médecine, et la médecine de la philosophie. Il s'empara des bonnes observations qui
avaient été recueillies par ses prédécesseurs ; il
s'attacha à vérifier, à confirmer ces observations
par les faits qu'il observait lui-même : et, de cette
double source de faits et d'observations, il déduisit les belles sentences, les savantes maximes
et les conclusions judicieuses que tous les siècles
éclairés ont constamment admirées dans le livre
incomparable de l'air, des eaux et des lieux,
dans les épidémies, dans les aphorismes, dans les
coaques, travaux qui lui ont valu le titre de père de
la médecine, qu'on ne lui a pas encore contesté.

Ce premier jet de la véritable lumière, ce rayon

éclatant de la vraie science ne tarda pas à être
obscurci, d'un côté, par les longs et fastidieux
commentaires dont on surchargea le texte d'Hippocrate, et de l'autre, par les raisonnemens scho-
lastiques, les disputes philosophiques, les subtilités académiques, et les divisions minutieuses
dont on embarrassa la doctrine du médecin de
Cos, en cherchant à l'éclaircir. C'est sur-tout à
la science assommante, au zèle infatigable, aux
travaux sans bornes de Galien, que la médecine
est redevable de cette pernicieuse influence; et
la doctrine toute humoriste du médecin de Pergame fit de tels progrès, elle s'empara si fortement de tous les esprits, qu'elle dominait encore
dans les écoles vers la fin du dix-huitième
siècle.

Abstraction faite de ces grandes considérations,
qui sont sans doute les principaux traits de la
vie médicale de Galien, le médecin de Pergame
mérite d'occuper une place distinguée parmi les
médecins observateurs. Ses travaux sur les crises,
et particulièrement sur le pouls, dont il a cependant outré les détails; ses essais sur la thérapeutique, dont il a malheureusement exagéré les
moyens; ses recherches sur les pronostics, dans
lesquels il s'est plusieurs fois livré aux écarts de
son imagination fertile, sont autant de parties,
dans ses volumineux écrits, que l'on consulte toujours avec fruit. Tout ce que Galien a de bon,

il le doit à la méditation des écrits d'Hippocrate ;
tout ce qu'il a de vicieux, il l'a emprunté à la
philosophie d'Aristote, qu'il embrassa et qu'il
suivit avec trop d'ardeur.

Par une suite de l'influence dominante de la
médecine de Galien, cette époque est une de celles
où Hippocrate eut un plus grand nombre de paraphrastes, de commentateurs ou de copistes. Ni
les uns ni les autres n'ajoutèrent rien à la médecine d'observation ; plusieurs altérèrent le texte
et la doctrine du père de la médecine ; les moins
coupables furent ceux qui se bornèrent en quelque sorte à copier les livres du vieillard de Cos.
Parmi ces derniers, il faut ranger Celse, dont on
a sans doute exagéré le mérite comme médecin,
mais qu'on ne saurait assez vanter comme écri-
vain, comme littérateur.

Au milieu de ce désordre extrême, dans le
cours de cette étonnante dépravation du goût et
des lumières, je distinguerai cependant les utiles
travaux d'Arétée. Sans doute, il sacrifia beaucoup
trop à la secte pneumatique, au sein de laquelle
il fut élevé, et parmi laquelle il vécut ; mais il
fut un des meilleurs observateurs de l'antiquité :
ses descriptions de maladies sont sur-tout remarquables par leur exactitude et leur précision ; on
voit, en les lisant, que l'auteur peint d'après nature, et non pas d'après des copies plus ou
moins infidèles, comme l'ont fait presque tous

ses prédécesseurs, la plupart de ses contemporains et un trop grand nombre de ceux qui l'ont
suivi. Son traitement offre toute la simplicité de
la médecine hippocratique : à l'exemple du père
de la médecine, il ne se décide à agir que d'a-
près des indications positives, quelquefois même
plus précisément déterminées qu'elles ne l'ont été
par Hippocrate.

Je ne passerai pas entièrement sous silence
les essais de Cœlius Aurelianus sur les maladies
chroniques sur-tout : il est le premier qui les ait
distinguées bien réellement des maladies aiguës,
le premier qui ait décrit plusieurs de ces maladies de long cours. Mais il faudrait bien se garder
de le prendre pour modèle : outre qu'on assure
qu'il a le plus souvent copié les écrits de Sora-
nus, l'obscurité de son style, le vague de ses
descriptions, l'incertitude de son diagnostic, et
la presque nullité de son pronostic et de sa thérapeutique, ôtent à ses ouvrages toute sorte de
mérite, sous le rapport de l'instruction clinique.

Depuis cette époque, jusqu'à la renaissance
des lettres, la médecine fut presque toujours livrée à la manie des systèmes, et l'esprit d'observation resta enfoui dans les bibliothèques, ou de-
vint l'apanage exclusif d'un petit nombre de
médecins assez sages pour en tirer dans leur pratique les avantages dont ils avaient besoin ; mais
trop peu courageux, trop peu entreprenans, ou

trop peu zélés pour en proclamer les triomphes, et en publier les succcès.

On ne peut cependant pas se dispenser de citer ici avec distinction les travaux de quelques médecins arabes, relativement à l'observation des maladies éruptives, et notamment ceux de Rhazez, dont la description de la petite vérole, entre autres, laisse peu à désirer, même dans ce moment, où ce genre de maladie a été si bien étudié, et si complétement connu.

Lors de la renaissance des lettres, sur laquelle les médecins exercèrent l'influence la plus heureuse et la plus active (1), la médecine ne fut pas encore ramenée tout d'un coup à sa véritable destination, à l'esprit d'observation. Il faut convenir qu'on en approcha cependant beaucoup, et surtout que l'on s'y prépara d'une manière très-efficace par les recherches d'anatomie, par les expériences de chimie, par les essais de physique et d'hygiène, par les travaux en botanique, et en histoire naturelle générale, auxquelles on se livra avec une ardeur qui tenait de l'enthousiasme. La découverte de quelques maladies nouvelles, ou du moins inconnues jusqu'alors, est

––––––––––––

(1) Voyez, de l'Influence exercée par la médecine sur la renaissance des lettres, par M. Prunelle, professeur à la faculté de médecine ; in-4°. Montpellier, 1810.

la preuve la plus concluante que l'on puisse fournir du goût et du penchant que les médecins avaient alors pour l'observation. C'est à l'époque de la renaissance des lettres, au commencement du seizième siècle, que Nicolas Massa observa et décrivit le premier les maladies vénériennes, si profondément étudiées, et si heureusement connues aujourd'hui.

Ce ne fut que sur la fin du seizième siècle que parut le bel ouvrage d'Ambroise Paré, véritable chef-d'œuvre de l'observation la plus sévère, quoique l'on y trouve quelques faits peu dignes du génie du premier des chirurgiens français, des faits qui sont comme le tribut que tous les grands hommes paient aux préjugés et à la crédulité des temps où ils ont vécu.

Ce ne fut aussi que vers la fin du seizième siècle que parurent les belles collections d'observations publiées à-peu-près en même temps par Schenck, par Forestus, par Plater et par Pizon. Quoique ces auteurs aient entaché leurs observations des subtilités hypothétiques et des idées systématiques du galénisme, on peut cependant, indépendamment du mérite particulier des collections de faits qu'ils nous ont transmises, les regarder comme ayant puissamment contribué à ramener le bon goût dans la médecine, au milieu d'une période assez longue de dépravation.

Quant au mérite relatif de ces collections, celle

de Forestus l'emporte de beaucoup sur les autres ;
c'est une mine très-riche à exploiter : exactitude
et précision dans le pronostic, sagesse et profondeur dans la thérapeutique, tout se réunit pour
justifier la confiance qu'on a accordée jusqu'à
présent à ces observations.

L'époque qui fixe nos regards fut sur-tout rendue célèbre par les travaux de Baillou, dont la
vie médicale appartient à la fin du seizième siècle, quoique ses ouvrages n'aient été publiés
qu'au commencement du dix-septième. C'est
dans la pratique éclairée de ce médecin célèbre,
c'est dans ses écrits, que l'on vit renaître la véritable doctrine d'Hippocrate. Baillou est le premier, après le père de la médecine, qui se soit
livré avec soin à l'étude des constitutions médicales ; et les épidémies du médecin français, considérées comme monumens d'observation clinique, sont presque en tout dignes des épidémies
du vénérable vieillard de Cos, qui lui avait, il
est vrai, servi de modèle et d'exemple. Les descriptions de maladies de Baillou, ses consultations, sont de vrais chefs-d'œuvre d'observation,
et ce n'est guère que dans l'administration des
médicamens, que le médecin de Paris s'est laissé
quelquefois entraîner par le galénisme qui régnait encore dans les écoles.

Baillou était à peine mort, que Montpellier
donna, à la bonne médecine pratique, à la mé-

decine d'observation , un homme qui devait remplacer Baillou dans l'histoire de la médecine hippocratique. Rivière a laissé, entre autres, une collection précieuse d'observations particulières, des descriptions générales de maladies également recommandables par leur vérité et leur précision, et un système de conduite médicale qu'on ne saurait trop proposer, comme un modèle à suivre, à tous ceux qui fournissent la même carrière.

A l'époque où Rivière vivait, les idées dominantes dans les écoles étaient un composé de galénisme et de vicieuses applications de la chimie à la théorie de l'économie vivante, saine ou malade. Rivière sut rejeter également l'une et l'autre hypothèses dans tout ce qui avait rapport à l'histoire des maladies; mais il fit, sur-tout de la chimie, une application peu raisonnée à la partie curative : aussi sa thérapeutique et sa matière médicale sont-elles beaucoup trop entachées de tout ce que la médecine chimique de ce temps, la médecine des Arabes et la médecine galénique offrent de vicieux, d'obscur et de ridicule.

C'est à peu près à la même époque qu'il faut rapporter les belles collections d'observations de Fabrice de Hilden et de Marc-Aurèle Séverin, monumens précieux de l'heureuse direction que prenait alors la médecine.

Un homme, dont le nom est également cher à toutes les sciences, aux lettres et à la philosophie, non moins recommandable par son génie que par le bon esprit dont il était animé, le chancelier Bacon faisait alors des efforts aussi surprenans qu'ils étaient inutiles pour favoriser cette heureuse direction. Les ouvrages de Bacon, que les médecins doivent revendiquer à plus d'un titre, se rapprochent d'autant plus de la médecine d'observation, que le philosophe anglais a tout fait pour ramener les médecins dans cette sage et bonne route, tout comme il leur a indiqué la manière dont ils devaient la parcourir, afin d'en tirer un plus grand profit et une instruction plus solide. Sa méthode est absolument celle d'Hippocrate, dont il avait sûrement connu et médité les écrits.

Ici la médecine d'observation offre encore à l'historien un très-long interrègne : à peine si, pendant près d'un siècle, on peut compter quelques médecins qui, s'écartant de la fausse route trop généralement suivie, donnèrent alors le précepte et l'exemple du goût de l'observation ; car on ne saurait mettre de ce nombre ces hommes érudits qui, ayant passé plus ou moins de temps dans leur cabinet ou dans les bibliothèques, à traduire, à commenter et à expliquer les différens traités d'Hippocrate, ont par-là même vanté, soutenu et défendu la doctrine du père de la médecine. Encore qu'ils aient produit des ouvrages, pour la plupart fort estimables; encore qu'ils aient contribué avec plus ou moins de succès à propager la médecine hippocratique, on ne saurait les compter parmi les véritables observateurs de la nature.

Dans ce nombre, et à la tête des médecins qui, pendant le commencement du dix-septième siècle, donnèrent cette mauvaise impulsion à la science, et qui détournèrent les médecins de la bonne route, je placerai Vanhelmont, dont le génie surpassait le jugement, et qui avait bien plus la folle prétention de devenir chef de secte, que la louable ambition d'ajouter quelque chose aux progrès de la science. L'inutile recherche des spécifiques, la manie des formules et des arcanes, et la polypharmacie, introduite par la chimie, étaient encore les seuls objets qui occupaient réellement les soins et les loisirs des médecins; et ce sont là précisément les caractères dominans de la médecine pratique de Vanhelmont. Nous lui devons cependant d'avoir fortement ébranlé l'empire du galénisme, et peut-être aussi d'avoir donné naissance aux différentes théories du vitalisme, enfantées et modifiées successivement par Stahl, par Delacaze, par Bordeu, par Barthez, tous médecins distingués, et dont les principaux travaux, quoique n'appartenant pas précisément à la médecine d'observation, ont cependant contribué pour beaucoup aux progrès de la science.

Sylvius Deleboë eut aussi une grande part à cette funeste influence sur la médecine; et quoiqu'il ait combattu, avec une sorte d'avantage, l'archée de Vanhelmont, sa doctrine s'écarte cependant entièrement de la vraie route médicale. Renouvelant, jusqu'à un certain point, la secte des chimistes, dont Paracelse fut le premier chef, il regarde, comme causes générales des maladies, de prétendues altérations dans les humeurs, des fermens acides, alkalins, volatils, des âcres de toutes les espèces, etc.; et il leur a opposé des préparations de médicamens qu'il dit être contraires à ces causes imaginaires de maladies, à ce fatras de vains mots, à ces rêveries ridicules que l'on ne retrouve plus depuis long-temps que dans la bouche ou dans les livres du charlatanisme et de l'ignorance.

Ce n'est que vers la fin du dix-septième siècle, que les ouvrages de Sydenham, si justement appelé l'Hippocrate anglais, ressuscitèrent de nouveau dans toute l'Europe le goût de l'observation. L'illustre médecin de Londres sentit de bonne heure que la médecine étant une science de faits, ce n'était que dans les faits eux-mêmes qu'on pouvait l'étudier et la connaître. Mais il poussa peut-être trop loin l'application de cette idée : laissant entièrement de côté toutes les

bonnes sources connues de la médecine d'obser‑
vation, dans lesquelles il aurait pu puiser des
renseignemens utiles, il ne voulut consulter que
ses propres observations, comme s'il eût pré‑
tendu faire à lui seul la découverte de toute la
médecine ; aussi Sydenham, dans le commen‑
cement de sa pratique, a-t-il commis des erreurs
graves, qu'il nous a révélées en partie, et qu'il a
corrigées ensuite à mesure qu'il avançait davan‑
tage dans la route qu'il s'était tracée.

Ses constitutions épidémiques, les descriptions
de maladies qu'il nous a transmises, aussi bien
que les données pratiques qu'il leur a jointes,
seront à jamais des modèles à suivre. De tous
les ouvrages de médecine, après le premier et le
troisième livres des épidémies d'Hippocrate, ce
sont ceux de Sydenham qui supportent le mieux
cette sorte de vérification clinique qui consiste
à découvrir et à confirmer auprès du lit des
malades les vérités énoncées, à retrouver et à
reconnaître dans la nature même les descriptions
consignées dans les livres (1).

Cette grande époque, dans laquelle la méde‑
cine secoua assez généralement le joug des sec‑
tes, des systèmes et des hypothèses, mais qui s'est
souillée cependant par les idées extravagantes et

______

(1) Le *Ratio medendi* de Stoll, part. 1, 2, 3,
jouit aussi à un très-haut point de ce rare mérite.

les prétentions ridicules de la transfusion, est
une des plus belles dans l'histoire de la médecine
d'observation ; elle appartient toute au médecin
anglais, à Sydenham, l'un de ces hommes rares
que la science a réunis dans le vaste domaine de
sa gloire, et qu'elle a choisis pour marquer les
triomphes d'un de ses plus beaux règnes.

C'est certainement à l'influence des écrits de
Sydenham, aussi bien qu'à sa méthode de philosopher, qu'il faut rapporter les travaux d'anatomie
pathologique de Bonnet, de Valsalva, de Morgagni ; les constitutions épidémiques et les observations précieuses de Ramazzini ; les travaux
analogues de Lancisi ; les belles observations de
Musgrave sur la goutte, observations que l'on a
jointes aux œuvres de Sydenham, ce qui est sans
doute le plus bel éloge qu'on en puisse faire ; la
nombreuse et précieuse collection de faits de
Riedlin ; les recherches de médecine pratique de
Morton, de Cocchi, de Solano, de Hérédia, etc.

Cette influence du médecin anglais sur la
science hippocratique est telle, que dans les époques qui vont suivre nous verrons toujours le
goût de l'observation placé à côté de l'esprit de
système ; et ce qui doit rehausser d'une manière
bien marquée le mérite de la bonne et solide
observation, c'est que les systêmes même des
plus grands génies se sont écroulés, et ont été
successivement remplacés par d'autres, tandis

que leurs observations nous restent, et sont encore proposées comme des sources fécondes dans lesquelles on peut puiser des leçons utiles et des moyens de comparaison entre les faits observés autrefois, et les faits que nous observons aujourd'hui.

C'est ainsi, par exemple, que la postérité a fait justice des idées solido-mécaniques d'Hoffmann, auquel je donnerais volontiers le titre de chef de la secte des mécaniciens et des solidistes, au commencement du dix-huitième siècle, tandis qu'elle a conservé avec avantage ses nombreuses observations. C'est ainsi encore que l'on a apprécié à sa juste valeur l'influence de l'animisme de Stahl qui est à la secte des vitalistes ce que Hoffmann est à la secte des solidistes ; et que les archives médicales se sont appropriées les vérités d'observation pratique éparses et enfouies dans l'obscurité du *Theoria medica vera*, et qu'elles ont conservé, presque dans leur entier, les précieux travaux de Stahl sur les mouvemens critiques et salutaires de la nature, sur les maladies chroniques, aussi bien que les faits d'observation consignés dans le *Collegium casuale* et le *Collegium practicum*, ou publiés par les nombreux disciples du médecin de Breslaw. Enfin, c'est ainsi que l'on a appris à juger Boerhaave, dont la réputation colossale en a long-temps imposé aux esprits superficiels, mais qui, mécanicien et

chimiste à la fois, tant dans sa pratique que dans
ses idées théoriques, n'a presque rien fait de durable pour la science, si ce n'est de répandre, par
ses leçons, le goût de la médecine, et de la faire
aimer et respecter par l'influence de son grand
nom. Il est vrai que Boerhaave employa tous ses
efforts pour donner à son système médical l'apparence de l'éclectisme, et qu'il voulut avoir
l'air d'appartenir à l'école d'Hippocrate, plutôt
qu'à toute autre ; mais il ne sut pas secouer entièrement le joug des systêmes qui dominaient
alors, quoiqu'il en eût peut-être le désir et la volonté : il fut, comme malgré lui, mécanicien,
galéniste et chimiste tout à la fois, par cela seul
sans doute qu'il ne voulait appartenir à aucune
de ces sectes, déjà fortement ébranlées à cette
époque.

Par suite de cette même influence, la médecine d'observation brille d'une manière éclatante
dans les travaux de Torti, quoique fortement
entachés de galénisme ; dans la partie légitime
du *Ratio medendi* de Stoll, qui cependant
s'est laissé trop souvent emporter aux idées et
aux opinions de la secte des humoristes ; dans
les ouvrages de Barthez, essentiellement vitaliste ;
dans les travaux de Frank, qui a beaucoup trop
sacrifié à la secte solidiste et mécanicienne fon-
dée dans le premier âge par Themison, représentée ensuite avec quelques modifications dans

le commencement du dix-huitième siècle par Hoffmann, Pitcarn, Bellini, etc., et reproduite enfin de nos jours sous de nouvelles formes par Cullen et par Brown.

La médecine d'observation se montre encore avec avantage dans un très-grand nombre de collections de faits particuliers, publiées, du moins pour la plus grande partie, vers la seconde moitié du dix-huitième siècle, dans les collections de dissertations, dans les archives de quelques académies ou sociétés savantes et principalement dans les précieux Mémoires de l'Académie royale de chirurgie, dans certains journaux de médecine, etc.

A mesure que nous approchons davantage de l'époque actuelle, nous voyons la médecine hippocratique reculer de nouveau ses limites, fortifier et agrandir son empire. Le goût de l'observation et de la saine doctrine s'est tellement répandu; la bonne méthode d'étudier et de philosopher a acquis une si grande influence, que, chez toutes les nations, on retrouve entre les mains d'un assez grand nombre d'hommes la médecine hippocratique plus ou moins pure, plus ou moins débarrassée de la manie des hypothèses et de l'esprit de système.

Les médecins français, qui eurent aussi leur Hippocrate long-temps avant Sydenham, et qui étaient cependant restés galénistes ou humoristes lorsque d'autres nations avaient déjà secoué le joug de ces systêmes , ont donné de grandes preuves de leur attachement à la médecine d'observation. Peut-être , dans ces derniers temps, ont-ils, plus que les médecins des autres nations, résisté à l'irruption de la manie des systêmes : le Brownisme n'a presque pas été introduit en France; et les noms, aussi bien que les travaux des Leroy, Aubry, Astruc , Lorry, Sauvages , Tissot, Desmars , Bordeu, Barthez, Fouquet, Voullonne, Louis, Dessault, etc. (1), attestent assez la portion de gloire que la médecine française de ces derniers temps s'est acquise dans la médecine d'observation.

Les Allemands ne furent pas moins empressés à céder à cette noble impulsion, ainsi que l'attestent les travaux de Heister, de Plattner, de Richter, de Dehaen, premier professeur de clinique en Europe dans l'hôpital de la Sainte-Trinité à Vienne, où il fut appelé par Vanswieten , fondateur de cet établissement ; les

---

(1) Je passe sous silence un grand nombre de médecins français encore vivans, dont les noms se pressent sous ma plume, et qui seraient si bien placés ici. Mais il ne m'appartient pas de les juger, et je m'impose à regret l'obligation de me taire sur leur mérite , aussi bien que sur les services signalés qu'ils ont rendus à la médecine d'observation.

ouvrages de Werlhoff, de Wagler et Rœderer, de Zimmermann, de Stork, de Stoll, de Selle, de Gruner ; la belle collection des médecins de Breslaw ; la collection plus ancienne, plus vaste et plus importante des actes des Curieux de la Nature, etc. Quelques hommes d'un grand mérite conservent encore aujourd'hui, chez les peuples du Nord, la bonne tradition médicale. Malheureusement les sages efforts des Hufeland, Frank, Quarin, etc., résistent à peine aux spéculations hypothétiques du Brownisme, du Kantisme, du Naturisme, du Réalisme, etc.

La doctrine d'Hippocrate a été aussi conservée toute entière, et presque sans taches, par quelques médecins distingués de la Grande-Bretagne, dans le nombre desquels il convient de citer Morton, Freind, Huxham, Mead, Nihel, Pringle, Fotherghill, Heberden, Hunter, Lind, Clark, Bell, etc. Mais, outre que c'est en Angleterre que le brownisme a pris naissance, on voit encore dans cette nation la polypharmacie et l'arabisme médical, si je peux m'exprimer ainsi, étouffer continuellement la médecine d'observation, et cela par un abus de l'organisation même de la médecine qui rapproche beaucoup trop, et qui confond en quelque sorte les fonctions du médecin et celles du pharmacien. Nous trouvons aujourd'hui les journaux et les ouvrages de médecine de ce pays remplis de nouveaux médicamens, de prétendus spécifiques, de recettes empiriques, dont l'efficacité contre telle ou telle autre maladie est toujours préconisée outre mesure. On croirait être ramené à la médecine des Arabes, qui se distingue surtout par une confiance exclusive dans ces prétendus spécifiques dont l'expérience et la raison ont si heureusement fait justice.

Les Italiens, considérés toujours dans les dernières époques des annales de la médecine, après avoir été presque exclusivement Galénistes, redevinrent assez généralement Browniens ; et cependant il a constamment existé et il existe encore, parmi les médecins de cette nation, des hommes dont les noms et les travaux se rattachent heureusement à la médecine d'observation. Tels sont Bianchi, Torti, Morgagni, Ramazzini, Lancisi, Alpin, Sarcone, Cottunni, Ghisi, Carminati, Scarpa, Brera, etc.

Enfin, les Espagnols, cette nation qui, sous le rapport des sciences sur-tout, a si fort dégénéré de son antique splendeur, compte encore plusieurs noms illustrés, pendant les mêmes époques, dans la médecine hippocratique ; tels sont Roderic a Castro, de Heredia, Solano, Piquer, Salva, Arejula, etc.

Mais en voilà assez sans doute pour prouver avec quelques détails la vérité de cette thèse ; savoir, que c'est à l'esprit d'observation que la

médecine doit ses plus belles époques, ses plus
grands travaux et ses principaux ouvrages. L'esprit de système est d'autant plus nuisible, qu'il
est plus facile de s'y livrer avec une apparence
de succès. Non-seulement il éloigne ceux qui
en sont imbus de la route sacrée de l'observation, mais encore il les égare lorsqu'ils veulent y
rentrer. On conçoit à peine, à moins de s'être
livré à ce genre de recherches, tout ce que les
hypothèses physiologiques, par exemple, ont
glissé d'erreurs dans les observations particulières de quelques médecins ; et, si l'on n'y a pas
sérieusement réfléchi, on est tout étonné de la
grande supériorité que conservent sur les autres
les collections de faits entièrement débarrassées
de toute explication, de toute considération
hypothétique. Pour s'en convaincre, on n'a qu'à
comparer les observations d'Arétée, par exemple, à celles de Pison ; et sur-tout les faits particuliers rapportés par Hippocrate, à ceux qu'ont
publiés Hoffmann, Stahl, etc. Ce rapprochement, dont les conclusions sont toutes à l'avantage de ma proposition, aura encore, sous le
rapport de l'instruction, des résultats extrêmement heureux. J'en aurais donné ici moi-même
et la preuve et l'exemple, si je n'avais craint
d'alonger encore ce chapitre. Un semblable travail offrirait sur-tout cet avantage, qu'il donnerait plus d'évidence au principe que j'ai établi,

en le faisant sortir naturellement de l'analyse des grands modèles ; ce qui en rendrait la vérité plus sensible , et répandrait en même temps sur l'instruction plus d'intérêt et plus de variété.

Une autre conclusion qui se présente naturellement à la suite de cet aperçu historique, c'est que la médecine n'a pas emprunté ses plus brillans succès des simples observations, des collections isolées de faits, mais de ces mêmes observations rapprochées, comparées et analysées de manière à donner naissance aux maximes, aux préceptes et aux principes généraux que nous avons déjà vu constituer réellement la science médicale. Ainsi il y a bien loin des services rendus à la médecine par Hippocrate, par Baillou, par Sydenham , qui ont véritablement créé la science , aux travaux publiés par Forestus, par Schenck, par Pison, qui se sont bornés à recueillir et à ramasser les matériaux de ce vaste édifice.

SUR L'ART D'EXAMINER ET D'INTERROGER
LES MALADES.

L'ART d'examiner et d'interroger les malades est la base des bonnes observations. C'est par lui que nous rendons les faits entièrement complets, que nous les débarrassons de tous les détails inutiles ou superflus, et qu'au contraire nous parvenons à les environner de tout ce qui leur appartient essentiellement. Cet art est aussi la source de la bonne médecine pratique : il nous conduit, le plus promptement et le plus sûrement possible, à découvrir le vrai caractère des maladies, à déterminer le genre et le degré des dangers que l'on doit craindre, ou la somme des espérances auxquelles on peut se livrer, et par suite à établir les indications curatives qui découlent naturellement de ces connaissances acquises.

Ces considérations générales suffisent sans doute pour prouver que l'art d'examiner et d'interrroger les malades n'est pas à la portée de tout le monde ; ce n'est qu'après de longues recherches et de profondes méditations qu'on peut parvenir à le créer : ni une grande érudition, ni une longue pratique ne sauraient le remplacer ; c'est de lui que naît cette finesse de l'art qui caractérise le vrai médecin, et qui assure ses succès.

« L'art d'interroger n'est pas si facile qu'on pense ; c'est bien plus l'art des maîtres que des disciples : il faut avoir déjà beaucoup appris de choses pour savoir demander ce qu'on ne sait pas, a dit J. J. Rousseau (1). Le savant sait et s'enquiert, dit un proverbe indien ; mais l'ignorant ne sait pas même de quoi s'enquérir (2). »

Le médecin instruit, le bon praticien se distingue des empiriques, des médicastres, et même des charlatans, par la connaissance approfondie de l'art d'examiner et d'interroger les malades, et par les soins et l'attention qu'il donne à cet examen : on peut même assurer qu'aux yeux des assistans et des malades, c'est un grand titre à la confiance que l'aplomb qui résulte de l'exercice bien entendu de cet art. On voit, d'une manière sensible, à mesure que le médecin avance dans ses questions méthodiques, qu'il s'empare de l'esprit du malade et de sa confiance : celui-ci calcule, avec juste raison, le degré d'affection qu'on lui porte par les soins et l'importance que l'on met à étudier sa maladie ; car le premier sentiment que les malades exigent des médecins, c'est l'intérêt qu'inspire leur état.

Hippocrate avait bien saisi tous les avantages attachés à l'art d'examiner et d'interroger les

---

(1) Nouvelle Héloïse, 5e part.

(2) Chardin, tome 5, p. 175, in-12.

malades ; il recommande de s'informer, en arrivant, du genre de la maladie, de la cause qui
lui a donné lieu, de la période à laquelle elle est
arrivée, de l'état des sécrétions, du régime que
suit le malade : *Cum ad ægrum deveneris interrogare oportet quæ patiatur et ex quâ causâ et
quot jam diebus et an venter secedat et quo
victu utatur* (1). On trouve, dans le passage
suivant de Celse, l'expression de l'importance
qu'il attachait à l'examen des malades. *Plerique,*
dit-il, *propriâ culpâ pereunt præsertim mu-
lieres, dum pudore perfusæ secretiores corporis
affectiones revelare non audent, cum tamen
necesse foret ut liberius de his conquererentur.*

Claudinus (2) s'exprime en ces termes : *Quoniam nec is qui solus curat, nec qui cum aliis
de curando ægro consultat, bene unquam suo
munere fungi poterit, nisi ab ægro et assiden-
tibus rectè instructus ; rectè autem instrui ne-
queat, nisi rectè eosdem interroget, adeoque
ægrorum interrogatio quasi carcer sit ac initium à quo methodus hæc proficiscatur ; quippè
per quam principia ipsa quibus innititur medicus patefiunt et perspicua redduntur.*

––––––––––––––––––––

(1) Hipp. lib. *de affect.*

(2) *De ingressu ad infirmos libri duo, in Præfat.*
pag. 2. Hanoviæ, in-8°, 1627.

Ranchin (1) a dit, dans le même sens : *Ut enim in confessione peccatorum occultatio vitiorum animæ mors est, sic in corporearum affectionum relatione suppressio malorum vitæ et salutis ruina.*

Vallesius a consigné son sentiment sur l'importance de l'art d'examiner et d'interroger les malades, dans le passage suivant : *Si fieri posset ut medicus singulorum hominum naturas nosset exactè, id optimum esset atque utilissimum, sed non potest. Debet proinde conari ut quantum possit agnoscat ejus naturam cujus curationem suscipit. Et multa quidem ex iis quæ de temperamentorum notis tradita sunt à medicis cognoscet, non tantum omnia. Proindè interrogare debet multa et ipse ægrotus debet dicere quæcumque per experientiam proprii corporis observaverit ; ut quibus solent juvari, quibus lædi ; qualibus affectionibus, qualibus symptomatis corripi facile soleat. Nihil horum debet ægrotus omittere neque medicus negligere ; sed hic interroget multa, ille respondeat libenter quæcumque circa seipsum observatione cognoverit* (2).

Plus loin, Vallesius ajoute qu'il faut dans cet

------

(1) *De consultationum ratione*, c. 4.
(2) *Lib. 2 Epidem.* p. 122.

examen se conduire de manière à ne rien omettre d'important, à ne pas trop insister cependant sur cet examen dans la crainte de fatiguer le malade , mais à entrer dans des détails suffisans pour prouver qu'on a bien saisi la maladie ; on peut être sûr alors de la confiance et de la soumission du malade. *Ægrum interrogare oportet ita ut nihil omittas eorum quæ ad cognitionem morbi et causæ conferre possunt. Neque tamen nimii simus quodvis ubique citra delectum interrogandi ; sed ita ut ægrotus ipse, et qui adsunt intelligant, te non longè abesse à notitiá eorum quorum suscipis curationem : hinc fiet ut bonam de te concipiat opinionem et æger melius pareat et agat confidentiùs.*

Hamilton assure que le diagnostic des maladies dépend entièrement de l'art de bien examiner les malades : *Morbi originalis obtinetur perfecta diagnosis examinatione integrá.* Un peu plus bas, il parle des différentes causes de la confusion qui règne dans le tableau des maladies, et il dit : *Id quod etiam efficit , vel medicorum* INDOCTA EXAMINATIO *vel negligentia* (2).

----

(1) *Lib.* 3 *Epidem.*

(2) *Davidis Hamilton Tractatus duplex : prior de praxeos regulis, alter de febre miliari ; Tractat. prior. cap.* 2 , *de artis regulis et imprimis de integrá examinatione ,* pag. 6, 7.

Il suffira sans doute de ces citations, pour prouver que l'on a senti dans tous les temps la nécessité d'interroger et d'examiner avec soin les malades. Mais combien il y a loin de ces idées générales, de ces avertissemens vagues à l'établissement du précepte, à la détermination de la méthode convenable! Et comment se fait-il que personne n'ait tracé, d'une manière ferme et assurée, l'ordre à adopter pour cet examen, la marche à suivre dans ces interrogations? Car on ne peut pas considérer comme remplissant cette lacune les passages que j'ai cités, pas plus que les conseils partiels et les avis incomplets donnés à ce sujet par Eyerel, par Stoll, par Vogel, par Roderic a Castro et par quelques autres médecins, non moins recommandables d'ailleurs. Ce n'est cependant que dans une méthode appropriée, dans une marche sûre et dans un ordre convenable, que l'on trouvera réellement tous les avantages et tous les éclaircissemens que promet ce genre d'investigation.

Je ne séparerai point l'art d'interroger, de l'art d'examiner les malades. Quoique l'art d'examiner soit plus du ressort de la vue, du tact et de l'odorat, et que l'art d'interroger appartienne davantage au sens de l'ouïe; quoique les éclaircissemens, obtenus par l'examen des malades, établissent plutôt la curabilité ou l'incurabilité des maladies, et les dangers qu'elles offrent, ou les espérances qu'elles présentent, tandis que les renseignemens que fournissent les questions faites aux malades se rapportent plus spécialement au diagnostic, on peut assurer cependant que ces deux sources d'instruction pour le médecin doivent être confondues autant quant à leurs moyens et leur objet que quant à leur but et leurs résultats.

L'art d'examiner et d'interroger les malades, considéré quant à ses premiers résultats, se divise naturellement en deux parties bien distinctes : la première doit embrasser la connaissance des choses qui ont précédé la maladie ; la seconde comprend la connaissance des circonstances qui appartiennent à la maladie elle-même ou à son existence.

Mais indépendamment de ces notions générales qui tiennent au malade et à la maladie, le médecin doit s'être informé auparavant de quelques circonstances qui tiennent à l'influence des agens environnans.

L'ensemble de ces connaissances à acquérir se présente naturellement suivant un ordre qu'il est important de suivre et d'observer : ainsi le médecin qui se livre à l'exercice de la médecine pratique, doit s'appliquer d'abord à bien étudier la situation, l'exposition, l'élévation du pays qu'il habite ; il doit connaître la nature du sol et la qualité des eaux ; il s'informera des vents qui règnent le plus ordinairement, de l'état gé-

néral et habituel de l'air, de la marche, de la
durée et de la succession les plus communes des
saisons; enfin, des diverses maladies régnantes,
de leur intensité, de leur opiniâtreté, aussi bien
que des méthodes de traitement qu'on leur op-
pose avec plus ou moins de succès (1).

Muni de ces connaissances préliminaires, le
médecin arrive chez ses malades; et là il a encore beaucoup de choses à demander avant que
de s'occuper de la maladie elle-même.

Il faut que le médecin soit instruit:

1º De l'âge du malade;

2º De son sexe;

3º De sa profession;

4º De ses passions;

5º De ses habitudes et de son genre de vie;

6º Du mode général de ses fonctions dans l'état
de santé;

7º De l'état de sa santé, antérieurement à l'invasion de la maladie;

8º Des maladies de ses père et mère et de sa
famille;

9º Des maladies antécédentes que le malade
a éprouvées lui-même, à dater de l'enfance;

10º De l'effet général des médicamens sur sa
constitution, et de la plus ou moins grande

---

(1) *Hipp. lib. de aëre, aquis et locis, passim.*

impression que font sur lui les saignées, les
émétiques, les purgatifs, les narcotiques, etc.

Le médecin fera bien, autant que les circonstances le permettront, de prendre ces premiers
renseignemens auprès des parens, des amis ou
des assistans, avant que de se présenter à son
malade. Par ce moyen, on épargne à celui-ci
beaucoup de temps, beaucoup de questions et
beaucoup de fatigue, sans compter qu'étant
ainsi instruit d'avance des choses qui concernent
sa maladie, on peut, dans les questions qu'on
lui adresse, avoir l'air de connaître par antici-
pation une partie de ce qu'il souffre, et dou-
bler par cela même sa confiance et sa soumission ; avantages tous réversibles au malade lui-
même, que l'on guérit par suite d'une manière
et plus facile et plus prompte. C'est sur-tout sous
ce rapport qu'on peut dire avec raison, que dans
la guérison des maladies il faut prendre en considération la confiance du malade à l'égard du
médecin, presqu'autant que l'action des médicamens.

L'utilité et l'importance de ces divers renseignemens, d'ailleurs assez évidentes, se trouvent
confirmées en outre par cette vérité incontestable,
que nous soignons avec plus de succès les personnes que nous connaissons intimement, et
dont nous sommes les amis ; c'est ce qui a fait
dire à J. J. Rousseau, d'après Celse qui voulait

que, toutes choses égales d'ailleurs, on préférât
un médecin ami à un étranger (1) : « J'ai peu
de foi à la médecine des médecins ; mais j'en ai
beaucoup à celle des amis (2). »

Si l'on ne peut avoir ces renseignemens que
du malade, ou si celui-ci n'est pas assez souffrant
pour ne point les donner lui-même, c'est de
lui que le médecin les recevra, et c'est par-là
qu'il devra débuter dans sa visite. Ce sera d'abord
une manière de faire connaissance, et ensuite
une sorte de prétexte pour donner au malade
le temps de se remettre de l'impression toujours
forte que fait sur lui le médecin, sur-tout dans
une première visite, soit que cette impression
paraisse agréable, soit qu'elle se montre pénible.
C'est à cause de cette impression, dont l'influence s'exerce sur toute l'économie, que le
médecin doit s'abstenir d'explorer, tout de suite
en arrivant, l'état de la circulation ; le pouls
présente alors des caractères accidentels qui tiennent à l'impression que cause le médecin ; aussi
on a appelé ces altérations du pouls, le pouls du
médecin : *Cum primum medicus venit,* a dit
Celse, *sollicitudo ægri dubitantis quomodo illi*

---

(1) *Ideòque, cùm par scientia sit ; utiliorem tamen
medicum esse amicum, quàm extraneum,* lib. 1, Præf.
pag. 19. Basil. 1748, curante Almeloveen.

(2) Confessions, t. 2, p. 92.

se habere videatur arterias movet. Ob quam causam periti medici est non protinùs ut venit apprehendere manu brachium, sed primum residere hilari vultu percunctarique quemadmodum se habeat..... tum deinde ejus carpo manum admovere (1). Le médecin pourra cependant tâter le pouls au malade, même en arrivant auprès de lui, mais seulement pour juger de l'effet que produit sa présence, et sans en déduire d'autre conséquence ; aussi devra-t-il répéter ensuite cette exploration, au moment où elle est marquée par l'ordre adopté pour l'examen du malade.

Après ces premières instructions, le médecin s'informera du jour précis, de l'heure fixe et du mode de l'invasion de la maladie. Cette considération, indispensable pour le calcul des crises et des jours critiques, sert d'ailleurs souvent beaucoup à déceler le vrai caractère de la lésion qu'on étudie ; l'on sait, par exemple, qu'en général l'invasion des lésions inflammatoires est prompte, et qu'elle a lieu ordinairement vers le matin.

Le médecin n'oubliera pas de demander des éclaircissemens relatifs à la période qui a précédé celle-là, c'est-à-dire à la période d'imminence ; il se fera rendre compte des symptômes

---

(1) *De Medicinâ lib. III*, cap. 6, pag. 129.

de cette période, de sa durée, de sa nature : souvent le caractère de la maladie se manifeste déjà dans l'ensemble des prodromes qui en laissent prévoir l'invasion, ou dans la période d'imminence. Il saura aussi du malade, si c'est pour la première fois qu'il éprouve la maladie dont il est atteint ; et si ce n'est pas pour la première fois, il devra se faire instruire de la marche qu'elle a suivie à l'invasion précédente, des moyens qu'on lui a opposés, et de la manière dont elle s'est terminée.

Le médecin demandera ensuite quelle est la durée du temps qui s'est écoulé depuis l'invasion ; la nature des symptômes qui ont été observés jour par jour ; l'intensité des accidens qui se sont manifestés ; le genre et la quantité des évacuations qui ont eu lieu ; enfin il prendra les instructions les plus étendues et les plus approfondies sur l'ensemble des circonstances antécédentes.

Dans cette série de questions, il ne négligera pas de se procurer des renseignemens exacts sur le régime qui a été observé, sur la nature et les doses des médicamens qu'on a employés, sur les effets qu'on en aura obtenus. Dans plus d'une circonstance, ces questions nous instruisent heureusement de la nature de la maladie, des dangers qu'elle présente, et des méthodes thérapeutiques qu'il convient de mettre en usage : *Sæpe à juvantibus et lædentibus justa fit indicatio.*

Jusque-là le médecin a dû presser les assistans et les malades de questions précises et méthodiques, et il n'a pu leur permettre que des réponses courtes et exactes. Il s'est préparé par-là à écouter avec fruit l'histoire générale de la maladie dont la narration est indispensable pour l'instruction du médecin, et même pour la satisfaction du malade.

Le médecin entendra donc avec calme le récit de l'histoire de la maladie, de la part du malade qui rendra un compte exact de tout ce qu'il a souffert depuis le principe, et de ce qu'il souffre actuellement. Que le médecin se garde bien de toute impatience, et qu'il n'ait aucune distraction pendant ce temps : les malades demandent surtout de l'attention et de l'intérêt ; et ce que les malades désirent, la maladie l'exige impérieusement. Il est aussi bien important de ne pas interrompre le malade dans sa narration, et de se borner à l'écouter attentivement jusqu'au bout avec la même sérénité et la même attention, afin de ne point lui faire perdre le fil de son discours, et pour ne pas l'exposer à oublier une grande partie de ce qu'il avait à dire. Si le médecin a quelque chose à désirer dans certains points de la relation du malade, il pourra facilement y revenir ensuite dans l'examen méthodique qui lui reste à faire ; examen dont l'occasion se présente naturellement à la suite de la relation qu'il vient d'entendre, et auquel il se trouve d'ailleurs heureusement préparé par les données nombreuses qu'il a déjà acquises sur la maladie qu'il observe.

C'est sur-tout dans cet examen qu'il est important d'avoir une méthode arrêtée, une marche raisonnée, qui mettent à même de ne rien oublier de ce qui peut être essentiel à la connaissance de la maladie, en laissant d'ailleurs la liberté de glisser plus légèrement sur les choses que l'on connaît déjà, ou sur lesquelles il est inutile de diriger un examen approfondi, attendu qu'elles sont nulles pour la maladie dont il s'agit : or le médecin arrivé à ce point de son examen ne peut manquer d'avoir au moins des doutes sur le caractère de la maladie qu'il examine.

L'ordre que je proposerai comme modèle pour l'examen des malades, est celui que je me suis tracé à moi-même, celui que j'ai définitivement arrêté après beaucoup de méditations et de recherches, celui que j'ai constamment suivi avec succès dans ma pratique, enfin celui qui servira de division générale à ma séméiologie. Il est tout à fait simple et tout à fait naturel ; il se trouve sur-tout parfaitement approprié à la nature des objets qu'il doit embrasser.

Déjà, en arrivant, le médecin se sera assis auprès du lit, et de manière à voir son malade en face pour le contempler et l'examiner à son aise, pour le suivre dans tous ses mouvemens et l'ob-

server dans toutes ses positions : il aura eu le
soin de faire éclairer la chambre, de telle sorte
que la lumière dirigée vers le lit laisse facilement distinguer tous les traits du malade, sans
cependant qu'elle soit assez vive pour le fatiguer.

Pendant le récit de la maladie, il observera
l'attitude que le malade tient dans son lit, la vivacité ou la lenteur, la facilité ou la difficulté, la
régularité ou l'irrégularité des mouvemens auxquels il se livre. Le médecin consacrera aussi une
partie de ce temps à l'examen de l'habitude extérieure du corps du malade, de l'ensemble des
traits de la face et de chacun d'eux en particulier : c'est sur-tout dans cette source féconde de
signes qu'il puisera des données sûres, relativement au caractère, à la période et aux dangers
de la maladie : je renoncerais à l'exercice de la
médecine, s'il fallait être privé de ce genre d'examen, dans l'expérience duquel consistent, du
moins en grande partie, la promptitude et la sûreté du tact médical.

Après cela, la recherche exacte des signes déduits de l'état extérieur de la poitrine et de la
percussion de cette cavité, de l'état du cou, des
épaules, du dos, des lombes, de l'abdomen, des
parties génitales, des extrémités supérieures et
inférieures terminent la première partie de
l'examen médical du malade, celle qui a pour

objet la connaissance des signes fournis par l'habitude extérieure du malade.

Le praticien procédera ensuite à l'examen des fonctions, c'est-à-dire à l'appréciation de leur état actuel comparé à l'état de santé, et il étudiera, sous ce double rapport, l'état général des fonctions qu'exécutent les sens externes; fonctions qui, par l'importance des signes qu'elles fournissent dans leurs divers dérangemens, et plus encore par la situation anatomique de leurs organes, doivent, conformément à la méthode que j'ai adoptée, fixer les premiers regards du séméiologiste, du moins dans l'ordre des fonctions de l'économie. Ainsi, l'examen du médecin sera dirigé d'abord vers les altérations de la vue, de l'ouïe, de l'odorat, du goût et du tact que l'on doit considérer comme le complément des sens externes.

Le médecin devra passer de-là à l'examen de la respiration, et il comprendra sous ce titre, non-seulement les diverses modifications des lésions de la respiration, telles que la respiration courte ou longue, lente ou fréquente, facile ou difficile, égale ou inégale, profonde ou superficielle, etc.; mais encore les lésions des divers actes dépendans naturellement de la respiration, tels que le bâillement, l'éternuement, les soupirs, la syncope, le râle, le hoquet, la toux, les altérations de la voix et de la parole.

Après la respiration, la circulation se présente naturellement au médecin, tant dans l'ordre de l'importance relative des fonctions, que dans l'ordre de leur succession anatomique. L'observateur ne parviendra à bien connaître l'état actuel de la circulation, qu'en explorant les battemens des artères dans leurs diverses ramifications, et sur-tout dans leur centre commun, ou leur origine; c'est-à-dire au cœur.

En général, les médecins se bornent trop dans l'examen de la circulation, à l'état du pouls, c'est-à-dire aux diverses modifications du battement des artères radiales que l'on tâte au poignet, parce qu'en effet c'est-là que ces artères sont plus sensibles. Mais les battemens des artères varient souvent par des circonstances non moins importantes à connaître, que le fait lui-même, non-seulement sur les deux côtés du corps, mais encore sur les divers points d'un seul et même côté. Ainsi il arrive, dans quelques circonstances, que les pulsations des deux artères radiales sont bien différentes entre elles; tout comme dans certains cas, le battement des artères carotides et temporales ne coïncide point avec les pulsations des radiales, etc. J'ai pour principe, et par suite pour habitude, de rechercher les forces et les diverses modifications de la circulation sur plusieurs points du système artériel, et particulièrement aux artères caro-

tides, aux temporales, aux radiales et au cœur
lui-même. J'ai toujours été surpris que les médecins aient aussi généralement négligé l'exploration du centre de la circulation, lorsqu'ils
ont attaché tant d'importance à l'une de ses ramifications; ils en auront été sûrement empêchés,
chez les femmes sur-tout, par une fausse modestie et par une excessive retenue. Mais ils ont
d'autant plus de tort, que cette exploration, qui
se fait d'ailleurs très-exactement au-dessus de la
chemise, peut avoir lieu avec toute la décence
possible. J'ai vu, avec plaisir, la même remarque
consignée dans le beau Traité de l'Expérience de
Zimmermann (1). « Nous cherchons à connaître
« dans le pouls, dit l'auteur, la mesure de la
« force avec laquelle le cœur chasse le sang dans
« les artères. Il serait donc à souhaiter que les
« médecins eussent la liberté de faire leurs ob-
« servations à cet égard, en portant immédiate-
« ment la main sur le cœur; mais nos mœurs
« délicates nous en empêchent, sur-tout chez les
« femmes. »

L'exploration des battemens du cœur nous fait
en outre découvrir ce genre de pulsations irrégulières qui sont le caractère de certaines lésions
organiques de ce viscère, ou qui annoncent

____

(1) Ouv. cité, t. 2, p. 8.

qu'un état nerveux est fortement fixé sur cet organe. Enfin, on y découvre souvent l'existence
des palpitations; autre altération de la circulation qu'il est important de reconnaître, non-
seulement dans le cœur, mais encore dans le
reste du système artériel.

La digestion, considérée dans toute l'étendue
des mouvemens, des actions qui constituent son
domaine, et des organes qui servent à ses diverses
opérations, vient en troisième lieu toujours par
suite de l'ordre primitivement adopté : elle embrasse les divers actes et les divers dérangemens
de la faim et de la soif, de la déglutition empê-
chée ou rendue difficile, de la digestion, de la
nutrition, et des principaux résultats de ces diverses opérations, tels que l'obésité et l'amaigrissement, qui, justement appréciés par une observation sévère, deviennent, dans un grand nombre de cas, des sources fécondes de signes.

L'examen des organes de la génération, étudiés sous le rapport de leurs fonctions, est aussi
dans quelques circonstances d'une grande utilité
même pour l'établissement du pronostic; et l'on
peut assurer qu'on n'en a pas assez considéré
l'influence, relativement à la séméiotique. Je place
ces organes au quatrième rang, dans l'ordre des
fonctions; et je ferai voir plus bas tout ce que le
séméiologiste peut trouver de lumières dans la
considération de l'orgasme vénérien augmenté

ou diminué, pour quelques cas de maladies, soit aiguës, soit chroniques.

Après l'examen des fonctions, celui des facultés vitales, envisagées sous le double rapport de leur intégrité ou de leurs dérangemens, mérite une attention sévère de la part du séméiologiste ; telles sont la sensibilité, l'irritabilité et les facultés intellectuelles.

Dans la sensibilité, on aura à considérer son augmentation ou sa diminution ; la douleur générale qui en est le résultat et les douleurs partielles symptomatiques dont les principales sont la céphalalgie, le point pleurétique, les coliques, etc.

Dans l'irritabilité, on trouvera l'augmentation et la diminution de cette faculté, et les nombreuses modifications qui résultent de ces deux lésions principales. Tels sont les soubresauts des tendons, les convulsions, le rire immodéré, la carpologie, la veille et le sommeil prolongés outre mesure, les songes qui sont une modification du sommeil, les lassitudes spontanées, le frisson, l'horripilation, etc.

Enfin, dans l'ordre des facultés intellectuelles, le séméiologiste trouve à considérer successivement l'intégrité ou les dérangemens de ces facultés, le délire, la fatuité, l'oubli, la mémoire augmentée, l'acuité de l'esprit, les frayeurs, les diverses affections de l'ame, les lésions des sensations internes et externes, etc.

Après la recherche des signes déduits, 1°. de l'habitude extérieure du corps ; 2° des fonctions et des facultés de l'économie, il convient de passer à l'examen des signes que peuvent fournir les mouvemens automatiques de la nature et les diverses sécrétions qui en étant le résultat général en donnent, jusqu'à un certain point, la juste mesure. Cette partie commencera donc par l'étude successive des diverses sécrétions ; des larmes ; du cerumen des oreilles ; de la morve ; de la salive ; de la transpiration pulmonaire ; des crachats ; des nausées et des vomissemens ; des urines ; des selles ; des hémorragies nasales, pulmonaires, stomacales, utérines, hémorroïdaires ; des diverses éruptions, des aphthes entre autres ; des exutoires, abcès, plaies, ulcères ; de la transpiration cutanée ; des sueurs ; des odeurs que répand en général le corps humain ou quelqu'une de ses parties ; des vers ; des flatuosités.

L'état de ces diverses sécrétions une fois apprécié, on passera à l'examen des mouvemens automatiques de la nature, mouvemens dont l'état des sécrétions peut, jusqu'à un certain point, donner une connaissance anticipée, puisque les sécrétions sont essentiellement l'effet, le produit de ces mouvemens. Ainsi on cherchera à calculer et à prévoir tout ce qui a rapport à l'histoire des mutations des maladies, des re-chûtes, des sympathies morbifiques, des crises et des jours critiques. On se livrera à la considéra-tion de l'accroissement ou élongation du corps ; considération fort importante dans quelques cas de maladies ; et l'on arrivera, en joignant en-semble toutes ces données, à déterminer l'état approximatif des forces vitales, dont la juste appréciation nous fournit la mesure de ce que l'on peut espérer des ressources de la nature, et de ce que l'on doit craindre de sa faiblesse ou de son inertie. Il résulte encore de ces données, non-seulement les bases fondamentales de tout le pronostic, mais encore les indications géné-rales de la méthode agissante ou expectante, et même la détermination des bornes auxquelles on doit porter l'application de l'une ou de l'autre de ces deux méthodes, et la direction qu'il con-vient d'assigner à chacune.

Pour compléter heureusement les recherches relatives à l'examen du malade, et achever d'as-seoir le pronostic qui doit en être le résultat, on embrassera dans une sorte de récapitulation générale, et l'on mettra en balance, les modifi-cations qu'apportent au pronostic et les influen-ces qu'exercent sur les signes la constitution des malades, la constitution de la saison, la consti-tution des maladies régnantes, les sexes, les

professions, les âges, les tempéramens, les passions, les habitudes, les diverses époques de la
maladie, la nature du pays, du sol et du climat,
le régime, les médicamens, etc.

Tel est le tableau des objets dont il importe
que le médecin sache s'enquérir ; tel est sur-tout
l'ordre suivant lequel il doit le faire. L'art
d'examiner et d'interroger les malades, ainsi
réduit à une bonne méthode, fixé et retient
l'attention sur des objets dont la profondeur, la
variété et les complications exigent les plus
grands efforts de l'esprit pour en saisir l'ensemble, en suivre les variations, et sur-tout en
apprécier les liaisons et les dépendances. Il ra-
mène successivement l'esprit du médecin sur ces
divers objets, et le force à les parcourir trois fois
différentes, suivant un ordre tel, qu'il serait
difficile d'en passer, d'en omettre aucun. Sans
doute un pareil examen est long ; mais il ne saurait être abrégé, du moins dans les premières
visites, sans de graves inconvéniens. Le temps
qu'on emploie à interroger la nature n'est jamais
perdu, a dit Diderot.

Quelquefois, il est vrai, l'état du malade, son
affaissement, son penchant au sommeil, ou le
besoin qu'il a du repos, ne permettent pas de
compléter ainsi cet examen. Alors on remet à
une seconde fois ce qui n'a pu être fait à la première ; car il est inutile de dire qu'à chaque visite

l'examen du médecin n'a pas besoin des mêmes détails. Lorsque, dans une ou deux premières visites, on a bien saisi le caractère de la maladie, qu'on en a constaté l'époque, qu'on en a reconnu la marche, et qu'on a pris une idée suffisante de l'état des forces vitales, il est aisé de prévoir, jusqu'à un certain point, la plupart des phénomènes qui doivent se manifester. Or le médecin fera bien de contracter la louable habitude de ne jamais se présenter chez son malade sans avoir cherché à se rendre compte d'avance de ce qu'il va voir. Il fera ensuite la comparaison de ce qu'il observe réellement, avec ce qu'il avait prévu, avec ce qu'il avait soupçonné : et il acquerra, par ce moyen, une connaissance plus exacte et plus approfondie de la maladie. C'est ainsi, d'ailleurs, que le praticien se forme promptement dans l'art difficile du pronostic, et qu'il se tient continuellement en haleine sur la science de l'observation en général, et spécialement sur l'observation de chacun des cas dont se compose sa clinique particulière.

Le choix du temps auquel le médecin doit procéder à cet examen n'est pas indifférent. Il faut, autant que cela est possible, que l'examen ait lieu au moment du réveil, après les accès ou les redoublemens lorsqu'il y en a, hors de l'époque de toute crise actuelle ou très-prochaine. Si, par circonstance, le médecin aborde son malade pour la première fois dans ces momens d'interdiction, il se contentera d'un petit nombre de questions adressées au malade, de son examen particulier sans même le pousser trop loin, et des renseignemens qu'il pourra obtenir, soit des parens, soit des assistans. Il remettra à un autre moment de plus amples informations à prendre auprès du malade lui-même ; il cherchera toutefois à remédier, par des moyens appropriés, aux événemens urgens, s'il y en a à craindre ; et, dans le cas contraire, il se bornera à quelques prescriptions de remèdes innocens.

Je n'oublierai point de consigner ici un précepte auquel j'attache la plus grande importance. Il consiste à recommander aux médecins de visiter leurs malades, d'abord aux heures paroxistiques, mais sur-tout de les visiter chaque jour à des heures différentes. Ce genre de conduite médicale, dont je me suis toujours très-bien trouvé, m'a été, dans quelques cas, d'un puissant secours ; il a concouru à me dévoiler des phénomènes que j'aurais ignorés sans cela, et dont la connaissance était devenue indispensable. Au moyen de cette utile précaution, on voit la maladie dans toutes ses phases, dans toutes ses périodes ; on arrive à la connaître dans toute sa durée, et l'on répare, jusqu'à un certain point, le mal, en quelque sorte irréparable, attaché à l'impossibilité où se trouve le médecin de rester

constamment auprès de son malade, et d'observer ainsi la maladie, tant dans son ensemble, -
que dans ses diverses parties.

Le médecin aura encore, dans son examen, à
se tenir en garde contre les piéges de toutes les
sortes que lui tendent les malades. Les uns, par
un intérêt qu'il est aussi difficile de connaître
que d'apprécier, ou même sans aucun motif que
le plaisir de tromper, déclarent des maladies
feintes, et emploient, pour en établir les appa-
rences, des moyens et des précautions dont la
profonde combinaison semblerait supposer des
raisons de la plus haute importance. D'autres
cachent des maladies qu'ils veulent dissimuler,
et résistent souvent à d'horribles souffrances avec
un courage que l'on concevrait à peine, si l'on
n'en avait été le témoin. Certains accusent de
fausses douleurs, ou exagèrent volontairement
celles qu'ils éprouvent. Le plus grand nombre,
sans aucune intention de tromper, mais par
l'effet d'une imagination ardente ou d'une sensibilité exaltée, par la seule habitude de l'exagéra-
tion dans le discours, ou bien par un abus assez
commun des expressions métaphoriques, cen-
tuplent, par le récit, la nature de leurs maux,
ou même en déclarent qu'ils n'éprouvent point
du tout. Enfin, les gens un peu éclairés, les
demi-savans, ceux sur-tout qui se sont plus ou
moins livrés à la lecture des livres de médecine,

nous font rarement le simple récit de ce qu'ils éprouvent ; presque toujours ils mettent leur raisonnement à la place de leurs sensations ; et, comme on l'a déjà dit, lorsqu'on leur demande ce qu'ils sentent, ils répondent ce qu'ils pensent. Qu'il nous suffise d'avoir prévenu les médecins de ces divers genres de piége ; la sagacité particulière des praticiens peut seule, dans les circonstances variées où ces cas se présentent, les tenir en garde contre les erreurs grossières qui pourraient en être la suite fâcheuse.

Dans cet examen des malades, dans ces interrogations, il est, pour le médecin, certaines bienséances à garder, certaines précautions à prendre ; et il est d'autant plus important de les bien connaître, qu'il est plus nécessaire de ne les jamais négliger.

Et d'abord, avant que de toucher à aucune partie du corps du malade pour l'explorer, le médecin aura soin de mettre ses mains à la température ordinaire du corps humain, afin d'éviter les impressions désagréables qui pourraient en résulter pour le malade, et afin de ne pas s'exposer d'ailleurs à prendre des idées fausses sur la température et même sur l'état général des parties qu'on examine. En explorant, par exemple, le bas-ventre avec des mains très-froides, on en calculerait mal la température ; on changerait même la souplesse des parois par la contraction musculaire à laquelle on donnerait lieu.

Ces inconvéniens sont à-peu-près les mêmes pour l'exploration de presque toutes les parties du corps; et il me suffira de les avoir signalés ainsi d'une manière générale. Je rapporterai cependant à ce sujet l'épigramme que Martial adresse à son médecin Simmachus, qui avait l'habitude de se faire suivre chez ses malades par un grand nombre d'élèves :

> *Languebam; sed tu comitatus protinus ad me*
> *Venisti centum, Simmache, discipulis :*
> *Centum me tetigere manus aquilone gelatæ;*
> *Non habui febrem; Simmache, nunc habeo.*

Il faut éviter avec soin dans ces genres d'exploration, dans la percussion de la poitrine et du dos, dans la pression abdominale, dans les perquisitions des tumeurs et des obstructions, dans la recherche du véritable siége des douleurs, etc., de prolonger, de multiplier inutilement l'examen, dans la crainte d'augmenter, sans nécessité, les souffrances du malade, et même d'empirer son mal par des investigations indiscrètes. Le médecin ne doit jamais perdre de vue que le soulagement et la guérison des malades est son premier et son principal objet ; l'instruction, la science ne viennent qu'après.

Il est une autre sorte de discrétion, que je n'oublierai point de recommander aux médecins : c'est la déférence qu'ils doivent aux secrets des malades et la décente retenue avec laquelle il faut qu'ils dirigent certaines parties de leurs questions, sur-tout vis-à-vis du sexe. Sans doute le praticien a besoin de connaître toutes les affections morales de son malade, ses plaisirs ou ses peines; la sévère circonspection des médecins en fait souvent les premiers et les plus grands confidens du cœur humain. Mais qu'ils se tiennent à cet égard dans de justes bornes; et après s'être assurés de l'état de calme ou d'agitation du malade, quant au moral, du genre d'affection pénible ou agréable qu'il éprouve, ils doivent savoir en respecter les causes ou même chercher à les ignorer, si le malade le désire ou si son intérêt l'exige.

Le médecin ne saurait trop ménager la douce modestie du sexe; apanage heureux sans doute, et qui ajoute si bien aux charmes de cette belle moitié de l'espèce humaine. Il laissera toujours recouvertes de la chemise, les parties qu'il a besoin d'explorer, telles que la poitrine, la région du cœur et de l'estomac, l'abdomen, etc., excepté cependant dans quelques circonstances où il est indispensable de toucher, le plus immédiatement possible, le siége présumé de la maladie. Quant à certaines questions qui alarment toujours plus ou moins l'aimable pudeur des filles, et même des jeunes femmes, le médecin les adressera à la mère de la malade, ou aux assistans du même sexe qui en sont presque toujours instruits : car autant les femmes sont réservées à cet égard vis-à-vis des hommes, autant elles en causent librement et même avec plaisir entre elles, comme pour se dédommager de la retenue que la société leur prescrit envers une partie d'elles-mêmes.

La facilité de la contagion de certaines maladies semble imposer au médecin la nécessité de quelques précautions pour s'en garantir. Il est des maladies contagieuses pour lesquelles ces précautions sont approuvées par les malades eux-mêmes ; la gale, par exemple. Mais pour la contagion des fièvres, des maladies aiguës, toutes les précautions employées par les médecins sont illusoires : l'expérience a appris qu'un esprit calme et sans crainte était le meilleur préservatif. Toutes les autres précautions, qui ne sont d'ailleurs pas très-utiles au médecin, peuvent devenir funestes aux malades, en reportant leur attention sur les dangers de leur maladie. Le médecin doit donc savoir braver ces dangers pour l'intérêt de son malade ; il les doit braver, à plus forte raison, quand il s'agit de la tranquillité de tout un peuple, du salut d'une armée entière. Il faut que, dans la société,

chaque individu trouve en lui-même tout le
courage de son état; et le courage du médecin
consiste à savoir affronter les dangers de la contagion au milieu d'une épidémie, tout comme le
courage du soldat lui fait affronter la mort au
milieu des combats. Les annales de la médecine
et de la chirurgie françaises, tant civiles que
militaires, nous offrent plusieurs beaux modèles
dans ce genre. Je ne parlerai point de la grandeur d'ame dont quelques praticiens ont fait
preuve en pareille circonstance ; de la conduite
à la fois généreuse et savante des médecins de
Montpellier, lors de la dernière peste de Mar-
seille ; de la fermeté inébranlable des médecins et
chirurgiens militaires, notamment dans nos dernières guerres ; du trait héroïque du médecin
en chef Desgenettes à l'armée d'Egypte (1), etc. :
plusieurs pages suffiraient à peine à la simple
énumération des diverses actions mémorables
que l'humanité et la science doivent au courage
intrépide des médecins français.

Quelle que soit la nature de la maladie, quels

---

(1) La conduite du Baron Desgenettes dans cette
circonstance ; conduite qui suppose à la fois une noble
hardiesse, un savoir profond et un zèle qu'on ne saurait trop admirer, lui a mérité la première place à côté
du plus grand des héros dans un des meilleurs tableaux
historiques de notre siècle.

que soient ses dangers, le médecin doit aborder le malade, non pas avec la bruyante gaîté qui est toujours le caractère plus ou moins certain de la légèreté, mais avec un air calme, serein, affable, un léger sourire sur les lèvres, et les yeux pleins de cette vivacité qui annonce, avec beaucoup de pénétration, une grande disposition à l'attention et à l'intérêt. Que l'on joigne à cela de la propreté et de la simplicité dans la mise, de la majesté dans la démarche, de la noblesse dans la tenue, de la décence dans les propos, de l'amabilité dans le discours, et l'on aura le tableau des principales qualités qui doivent conduire le médecin au lit de son malade. N'oublions pas sur-tout que le savoir ne suffit pas en médecine : *Nemo sapiens, nisi rectus;* mais c'est particulièrement dans le médecin que la société a le droit d'exiger, avec beaucoup de science, une grande moralité et une probité incorruptible.

Après s'être suffisamment éclairé sur l'état de la maladie; après en avoir bien connu la nature, la marche, la période, etc.; après avoir précisé les indications, arrêté, prescrit le traitement, et tracé le régime à suivre, le médecin pourra consacrer quelques momens à une conversation agréable ou amusante, soit avec le malade, soit avec les assistans. Les malades aiment beaucoup à avoir pour médecin un homme instruit et

lettré ; ce genre d'instruction, dont l'appréciation se trouve plus ou moins à la portée de tout
le monde, devient, en quelque sorte, le garant
de l'instruction médicale, que peu de personnes
sont dans le cas de juger et de connaître. Les
malades aiment aussi que, dans la conversation,
on fasse quelques frais pour les égayer ; et peut-
être le médecin doit-il en donner aux assistans
et le ton et l'exemple. Mais que le médecin soit
difficile dans le choix de ces conversations. Il est
bien des choses qu'il doit ignorer, du moins en
apparence, pour conserver la gravité et l'aplomb
attachés à son caractère : il en est beaucoup sur
lesquelles il doit se taire, pour commander et
entretenir la confiance. Quelques discussions de
littérature ancienne ou moderne ; des détails sur
les progrès et les nouveautés dans les sciences,
les lettres et les arts ; enfin, des historiettes amu-
santes d'un goût choisi et débitées à propos,
peuvent faire la base de ces conversations, auxquelles il ne faut, d'ailleurs, pas trop se livrer,
pour éviter la perte de temps qui en est inséparable, et la fatigue, la lassitude ou le dégoût qui
pourraient en devenir la suite.

Je ne terminerai point ce que j'avais à dire sur
l'art d'examiner et d'interroger les malades, sans
parler de l'application de cet art à une circonstance aussi importante que difficile, à celle où

l'on se trouve lorsqu'on est appelé à porter de prompts secours dans un pays ravagé par une épidémie ; l'une des plus belles fonctions sans doute que le médecin puisse remplir. J'indiquerai rapidement les diverses personnes qu'il convient de questionner dans ce cas, et les différens genres de questions qu'il faut leur faire.

En arrivant dans un pays entièrement nouveau pour lui, le médecin considérera d'abord la situation, le degré d'élévation et la nature du sol : il reconnaîtra la direction des rues, le mode de construction des habitations, les productions du pays, l'aisance des habitans, leur industrie et l'esprit particulier qui les anime. Il s'assurera de la nature des eaux, de celles sur-tout qui servent à la boisson ; du degré d'humidité ou de sécheresse du pays ; de l'état de l'air ; des vents qui règnent le plus fréquemment, et des effets qu'ils produisent sur l'économie ; du cours ordinaire des saisons, et spécialement des caractères dominans des saisons antécédentes dans lesquelles Sydenham a souvent retrouvé la cause des épidémies régnantes.

Il s'entourera des principaux personnages du pays, des médecins et des chirurgiens qui exercent depuis plus ou moins de temps dans la contrée, des physiciens qui s'y trouvent, des officiers du gouvernement, et même des personnes qui, par besoin, par état ou par inclination, se sont

consacrées au service des malades. C'est à ces diverses personnes réunies ou séparées, suivant les
circonstances, qu'il adressera toutes les questions
nécessaires pour obtenir les renseignemens dont
il a besoin sur la maladie qu'il est appelé à
observer et à combattre.

Après avoir pris, par lui-même ou par la
voie des informations, une connaissance suffisante de l'air, des eaux et des lieux, il demandera si c'est pour la première fois que cette épidémie règne dans le pays ; et dans le cas où on
y aurait déjà observé une maladie analogue, il
se fera rendre compte des moyens qu'on lui a
opposés avec plus ou moins de succès. Il ap-
prendra dans quelle saison et sous quelle température l'épidémie actuelle s'est déclarée, et a été
plus meurtrière ; il se fera instruire des circonstances qui semblent lui donner plus d'intensité,
et des causes présumables auxquelles on en at-
tribue le développement. Il s'informera si la
maladie attaque de préférence les individus de
tel ou tel sexe, de tel ou tel âge, de telle ou telle
condition : si on la regarde comme contagieuse,
il tiendra note de la nature des faits qui portent à
la considérer comme telle. Il verra quelle est
l'étendue du pays qui limite les ravages de l'épidémie, et il recherchera les causes probables de
ces limites. Il saura quelle est l'influence de
l'épidémie sur les différentes espèces d'animaux

domestiques ou autres; quelle est la manière dont se comporte l'épidémie, par rapport aux maladies sporadiques, soit aiguës, soit chroniques; quelles sont en général les maladies avec lesquelles l'épidémie se complique le plus souvent, et quelles sont au contraire les maladies qu'elle atténue, ou auxquelles elle sert de solution ou de crise; enfin, quel est l'état dans lequel se trouvent les individus qui ont échappé aux ravages de l'épidémie, soit qu'après en avoir été atteints ils se trouvent guéris, soit qu'ils en aient été entièrement exempts.

Il se fera présenter un certain nombre d'observations particulières de cette maladie, si toutefois les médecins du pays en ont recueilli. A l'aide de ces observations, et de concert avec ses confrères, il recherchera les caractères et la nature de la maladie; les principaux symptômes sous lesquels elle se masque ou se manifeste; le nombre proportionnel des morts ou des guérisons supputées dans un nombre égal de malades, dont les uns auraient été traités à temps, et dont les autres n'auraient point reçu du tout les secours de l'art; la différence de la mortalité, observée pendant l'épidémie, comparée à la mortalité qui a lieu, soit aux mêmes époques de l'année, soit à des époques différentes; enfin les indices fournis par les ouvertures des cadavres.

Muni de ces notions approfondies, et autant

pour les confirmer que pour les rectifier, le médecin, extraordinairement appelé, ira avec un ou plusieurs des médecins du pays, visiter lui-même un assez grand nombre de malades; il aura le soin de les voir à plusieurs reprises, et à des heures différentes; il les prendra dans toutes les classes des habitans, dans les deux sexes, dans les quatre âges, et dans les divers degrés ou les diverses périodes de la maladie, afin qu'il puisse envisager l'épidémie, tant dans son ensemble que dans ses détails, et l'étudier sous toutes ses faces. Il visitera aussi les malades des hôpitaux, ceux des prisons, des maisons d'arrêt et des dépôts de mendicité, s'il y en a, afin de voir quelle est l'influence de l'épidémie régnante dans ces lieux où les individus se trouvent dans une sorte d'isolement, et de déterminer si ce n'est point dans ces établissemens que la maladie a pris naissance et qu'elle conserve son principal foyer.

Quoi qu'il en soit des dangers de la maladie et des craintes de sa propagation, le médecin emploiera tous ses moyens et toute son influence pour calmer l'esprit public et rassurer les habitans. Personne ne peut plus que lui diriger l'opinion sous ce rapport, et il ne doit jamais perdre de vue que la crainte et la terreur sont, dans une épidémie, des fléaux souvent plus terribles que la maladie elle-même.

Mais, au milieu de la grande sécurité qu'il

doit afficher pour atteindre ce but, il ne négligera pas de prendre les mesures nécessaires pour s'opposer aux progrès de cette épidémie. De concert avec le médecin du pays, il arrêtera les méthodes de traitement appropriées à chacune des périodes de la maladie. Il déterminera les précautions d'hygiène publique et privée, et de police sanitaire, propres à la faire cesser, et à en empêcher la propagation. Enfin, il fixera les moyens qu'il conviendra d'employer à l'avenir, pour en prévenir le retour, ou même pour en empêcher le prochain développement dans des circonstances analogues.

SUR LES SYMPTOMES ET LES SIGNES

ET SUR LEURS DIFFÉRENCES.

Depuis que les progrès de l'idéologie nous ont fait connaître l'influence du langage sur les idées, et plus particulièrement celle des mots sur les pensées, on a cherché, dans toutes les sciences, à perfectionner la langue qui leur est propre. Les mots, en effet, ne servent pas seulement à la communication des idées, ils entrent encore pour beaucoup dans leur combinaison, dans leur formation ; sous ce rapport, qu'étant le meilleur moyen de conserver dans notre esprit et de nous représenter à volonté les idées abstraites et générales déjà formées, ils nous aident singulièrement à combiner ces idées comme élémentaires, et à en déduire de plus composées. Les mots sont donc, en quelque sorte, les formules sensibles de nos opérations intellectuelles ; ils ont sur celles-ci la même influence que les noms de nombre dans les supputations de l'arithmétique, ou que les lettres de l'alphabet dans le calcul algébrique.

Je n'examinerai pas ici quels sont les avantages ou les inconvéniens que présentent les bouleversemens des nomenclatures dans les sciences ; cette question ne saurait être décidée d'une manière générale ; sa solution est toute relative ; elle dépend de la nature et de l'état de perfection de chaque science en particulier. Je ne m'occuperai pas non plus de la possibilité d'introduire en médecine un système de langage dont les mots expriment la nature des choses que l'on veut rendre ; je crois que ce sera toujours là un projet illusoire ; j'aurai d'ailleurs occasion de traiter longuement de ces deux points de la philosophie médicale, dans un autre ouvrage.

Mais j'insisterai beaucoup sur la nécessité de se former des idées claires et invariables des mots que l'on emploie ; car la différence des opinions sur les idées attachées à telle ou à telle dénomination, entraîne nécessairement le plus grand vague dans les écrits, dans les discours, et devient la source de ces discussions interminables que l'on voit s'élever à chaque instant, même parmi les hommes du plus grand mérite.

Appliquons ces considérations générales aux mots *symptôme*, *signe*, que l'on confond tous les jours en médecine. Tâchons d'abord d'en déterminer la signification propre, d'assigner les distinctions que l'on doit adopter entre l'un et l'autre, et d'établir les divisions principales qu'ils

admettent; indiquons ensuite la marche différente que suit notre esprit pour arriver à en acquérir une connaissance approfondie; et enfin,
signalons quelques-unes des circonstances générales qui peuvent atténuer ou aggraver la valeur respective des signes dans les maladies.

L'état physiologique du corps humain, ainsi
que son état pathologique, se manifestent à nos
sens par une série plus ou moins longue de
mouvemens, d'opérations, dont la marche n'a
cessé d'être pour l'homme une suite de mer-
veilles que par l'habitude qu'il a contractée de
n'y point réfléchir. Ces mouvemens ou ces opérations, considérés d'une manière isolée dans
l'état de santé ou en physiologie, peuvent être
désignés par le mot phénomène, qui, dans sa
signification propre, se dit de chacun des effets
qu'on remarque dans la nature. Ainsi l'on dira,
par exemple, que ce n'est guère que depuis la
célèbre découverte de Guillaume Harvée, qu'on
a pu rendre raison du battement des artères, et
de quelques autres *phénomènes* de la circulation.
Dans la maladie, au contraire, ces mouvemens,
ces opérations, toujours considérés isolément
les uns des autres, prennent le nom de *symptôme ;* ainsi l'on dira que la douleur de côté est
un des symptômes de la pleurésie, et l'on ne
pourrait pas dire qu'elle en est un des phénomènes.

La définition naturelle du symptôme est une suite nécessaire de cette première distinction.

J'appellerai donc symptôme tout effet, tout changement isolé survenu au corps vivant; effet qui s'éloigne plus ou moins de l'état naturel, et qui peut être saisi par les sens du médecin ou du malade.

Il ne faudrait pas confondre le symptôme avec la maladie, ni avec les causes qui la déterminent. La maladie et ses causes attaquent, altèrent les fonctions de l'économie vivante, tandis que le symptôme isolé n'a primitivement aucune action sur elles. *Symptoma functiones neutro modo lædit.* (1).

Galien (2), en traitant ce même sujet, s'était déjà exprimé en ces termes : *Duo hæc quo morbus sit exiguntur, ut in genere sit affectus et functionem lædat, quorum neutrum symptomati necessariò adest : quippe quod licet neque affectus sit, nec actionem aliquam lædat, tamen eo solo quod præter naturam sit abundè definietur.* Il est cependant des symptômes qui, par leur durée, produisent secondairement des altérations plus ou moins fortes dans l'économie : ces effets sont précisément ce que les patholo-

______

(1) *Fernel. lib.* 2, *Pathol. de symptomat. atque signis, cap.* 1.

(2) *Lib. de symptomat. differentiis, cap.* 1.

gistes appellent les symptômes des symptômes.
Ainsi, par exemple, les évacuations alvines sont
un des symptômes de la dyssenterie, et ce symptôme produit à son tour une débilité plus ou
moins grande dans tout le système des forces
vitales.

D'un autre côté, le symptôme ne constitue
qu'une partie de la maladie, puisque celle-ci
n'est qu'une combinaison de symptômes différens, résultant de causes diverses, se succédant
les uns aux autres, et plus ou moins étroitement
liés entre eux. La maladie ne se compose jamais
en effet d'un seul symptôme, quoi qu'en ait dit
Selle (1); cette proposition qu'il suffit d'énoncer
pour en faire sentir la vérité, avait été avancée
par Macbride (2) en ces termes : *Si quem enim
quocumque morbo laborantem examines numquam de unâ tantum re, sed de pluribus quæ
malè ipsum habeant conqueretur.* Sauvages (3)

---

(1) *Dantur quidem morbi ubi tantùm singula func-
tio læsa, vel singula qualitas visibilis vitiosa adesse
videtur; plurimi tamen morbi ex variorum symptomatum syndrome constant.* Selle, Pyrethol., ed. 3.
Berol. 1789, p. 23, § de Symptomat.

(2) *Davidis Macbride Introductio method. in theor.
et prax. medicinæ; ex linguâ anglicâ in latinam
convertit J. Fr. Clossius,* t. 1, lib. II, cap. 1.

(3) *Nosologia methodica, Prolegomena,* § 184.

a dit, dans le même sens : *Morbi sunt symptomatum connexorum concursus.*

Enfin, les symptômes ne sont que de simples effets de la maladie et du siége qu'elle affecte, le produit des différentes causes qui lui ont donné naissance, les conséquences de quelque accident étranger qui vient s'y joindre, ou bien les suites des symptômes eux-mêmes, comme je l'ai dit plus haut ; tandis que la maladie se déduit de l'ensemble de ces considérations et de quelques autres.

De cette différence entre les symptômes et la maladie, il résulte que l'on peut avoir aperçu les premiers sans connaître pour cela la maladie, puisqu'il ne s'agit pas seulement de voir les symptômes, mais qu'il faut encore en faire l'analyse et la synthèse pour obtenir, en résultat, une notion claire et positive de la lésion qu'on observe. Qu'il me suffise ici d'en faire la remarque ; plus loin, je m'étendrai plus longuement sur cet objet, et je tracerai la marche à suivre pour arriver d'une manière sûre à déduire la notion de la maladie de l'analyse des symptômes.

Quelques médecins séméiologistes ou pathologistes ont voulu regarder comme synonymes de symptôme, et comme ayant une signification identique, les mots *phènomène, caractère, accident.* Certains d'entre eux ont même confondu les *signes* avec les *symptômes,* quoique le plus grand nombre se soit consumé en vains efforts pour en trouver les différences. Examinons successivement chacune de ces dénominations ; tâchons, avant de nous en servir, d'y attacher une idée claire et déterminée, et nous verrons qu'elles ont toutes un sens différent : les vrais synonymes, les synonymes parfaits, s'il en existe, sont trop rares dans la langue française, pour qu'un mot seulement en compte trois ou quatre.

Chacun de ces termes, pris au propre ou au figuré, a plusieurs significations, soit dans les sciences, soit dans le langage ordinaire. Je me contenterai d'en arrêter la valeur dans la langue médicale , et je prendrai pour guide d'abord l'usage qu'ont fait de ces mots divers nos meilleurs auteurs, nos lexiques les plus estimés, et puis l'usage naturellement indiqué par les règles générales de la logique et de la grammaire.

Symptôme. J'ai déjà dit que l'on donne ce nom aux divers effets, aux mouvemens isolés qui ont lieu dans les dérangemens quelconques de l'état naturel ou *normal* de l'économie, soit que ces mouvemens ou ces effets se manifestent aux sens du médecin, soit qu'ils ne puissent être saisis que par le malade qui en rend compte.

Le symptôme est essentiellement lié à la maladie : il la suit nécessairement de la même manière que l'ombre suit le corps, pour me servir de l'expression de Galien, *sicut umbra sequitur corpus* (1).

Le symptôme a donc cela de particulier, qu'il suppose toujours un dérangement quelconque dans l'économie. Il diffère par-là du phénomène qui peut se présenter dans l'état de santé parfaite. Ainsi l'on ne dira jamais les *symptômes de la santé*, et il convient de s'interdire également cette expression, non moins vicieuse, *phénomènes de la maladie :* en médecine, nous avons, pour exprimer les effets extraordinaires, les accidens d'une maladie, les mots épiphénomène et épigénomène ; le premier pour ceux de ces accidens qui n'ajoutent rien à la maladie, et le second pour ceux qui en augmentent plus ou moins les dangers divers.

Phénomène. Ce mot en médecine, comme dans les sciences et dans le langage ordinaire, a une signification très-vague ; mais en médecine, il se dit bien plus des différens mouvemens qu'on remarque dans l'état physiologique, que dans l'état pathologique de l'économie animale ; il ne peut donc pas être considéré comme synonyme de symptôme.

Dans tous les cas, le mot phénomène ne servirait point à désigner les symptômes ordinaires des maladies ; il ne s'appliquerait qu'aux

____

(1) Gal. L. c.

symptômes extraordinaires ou insolites : et j'ai déjà dit que nous avions pour ces sortes de symptômes les mots épiphénomène et épigénomène, dont la signification est bien plus précise. Il convient donc, par toutes ces raisons, de laisser le mot phénomène à la physiologie, et de l'exclure de la pathologie, de la séméiotique : on ne fera que suivre en cela les écrivains les plus exacts qui n'ont jamais employé le mot phénomène, ni en grec, ni en latin, ni en français, dans les circonstances dont il s'agit : et lorsqu'on s'en est servi, on y a toujours ajouté une épithète qui en fixait la signification, celle de morbifique, par exemple ; ce qui justifie pleinement toutes mes observations à cet égard.

Accident. Cette expression désigne tout événement imprévu qui survient pendant le cours de la maladie, qui se joint à elle, et qui dure plus ou moins long-temps.

L'accident diffère donc du symptôme qui est essentiellement lié à la maladie. Il est vrai que l'on dit tous les jours, symptôme accidentel ; mais alors on change, par l'épithète, ou bien on modifie la signification du mot symptôme, et cette considération vient encore à l'appui de notre distinction.

Le mot accident peut être remplacé par les termes épiphénomène, épigénomène avec lesquels il se confond ; il y a cependant cette diffé-

rence, que ces expressions techniques, épiphénomène ou épigénomène, ont une signification
bien plus précise.

Caractère. Ce mot désigne spécialement ceux
des effets des maladies qui servent à les signaler,
à les faire reconnaître. Le mot caractère a donc
une signification plus générale et plus précise
que le mot symptôme ; le symptôme peut être
un caractère, mais il ne l'est pas toujours, et le
caractère peut se composer de plusieurs symptômes.

Ajoutons que les caractères des maladies peuvent se prendre ailleurs que parmi les symptômes : ainsi, un des caractères des maladies inflammatoires, par exemple, c'est d'avoir une invasion subite et une marche rapide, d'attaquer
les individus jeunes, forts et robustes, etc. ; toutefois, il est vrai de dire que le caractère d'une
maladie se compose le plus souvent de l'assemblage de plusieurs symptômes. Mais ni le phénomène, ni l'accident qu'on a voulu confondre
avec les symptômes, ne sauraient dans aucun cas
servir de caractère dans les maladies.

Le mot caractère se confond jusqu'à un certain point avec cette expression, signe diagnostique ; ainsi, par exemple, on peut dire que l'a-
tonie des solides et le défaut de consistance des
fluides, l'extrême prostration des forces, la couleur noire de la langue et des gencives, une

chaleur mordicante, l'inégalité et la faiblesse du pouls, des taches livides et noirâtres de la peau, des hémorragies sans cause connue, l'engourdissement des membres, etc., fournissent dans leur ensemble le caractère ou le signe diagnostique des fièvres putrides ou adynamiques; mais le caractère n'en diffère pas moins du signe proprement dit, ainsi qu'on a dû le voir déjà, et que je le démontrerai encore d'une manière plus évidente.

Enfin, on a voulu confondre le mot signe avec celui de symptôme, et par conséquent on a cherché à les faire passer comme synonymes: on a également voulu rapprocher le signe du phénomène, de l'accident, du caractère. Mais, encore une fois, chacune de ces expressions a sa signification propre; je l'ai suffisamment prouvé, je pense, quant aux mots phénomène, accident, caractère, comparés au symptôme; il ne reste donc plus qu'à établir la ligne de démarcation qui existe entre le signe et le symptôme. Un assez grand nombre d'auteurs les ont confondus d'une manière tacite en quelque sorte; d'autres se sont efforcés à les présenter comme synonymes; un plus grand nombre ont essayé d'en tracer les différences, et peut-être aucun d'eux n'a-t-il atteint le véritable but.

Signe. Pour donner d'abord la définition de ce mot, je regarderai comme signe, avec Fernel et Zimmermann, tout ce qui, venant à frapper notre esprit, nous instruit par-là de ce qui est caché ou obscur sur l'état passé, présent et à venir de la maladie. Au reste, Fernel et Zimmermann n'ont fait en cela que copier Galien, qui avait déjà dit, dans son livre des Définitions : *Signum est id quo cognito alterius ignoti notitiam inducit.* Le signe est une chose qui, une fois connue, nous en dévoile une autre qui était inconnue (1). Sans doute, il suffirait de comparer cette définition du mot signe avec la définition que j'ai donnée du symptôme, pour en trouver

---

(1) L'acception donnée ici au mot signe avait été saisie par des auteurs qui n'étaient point médecins.

Ainsi on lit ce vers dans Virgile (*a*) :

Hæc ante exitium primis dant signa diebus.

On lit dans Cicéron (*b*) le passage suivant : *Medici signa quædam habent ex venis et ex spiritu ægroti ; multisque ex aliis futura præsentiunt.*

Ailleurs (*c*) le même auteur définit ainsi le signe en général : *Signum est quod sub sensum aliquem cadit et quiddam significat quod ex ipso profectum videtur, quod aut antè fuerit, aut in ipso negotio, aut post sit consecutum.*

(*a*) *Georgicor. lib.* 3, *vers.* 503, description de la peste des animaux.

(*b*) Lib. 2, cap. 70 ad fin. *de Divinat.*

(*c*) I L. *de invent.* c. 30.

aisément les différences : mais je vais faciliter au lecteur ce genre de travail.

Fernel, après Galien, me paraît un des médecins qui a fait les plus grands efforts pour distinguer le signe du symptôme ; il a consigné la distinction qu'il établissait entre ces deux termes, dans ce passage : *Omne symptoma signum est, non tamen omne signum symptoma* (1). Tout symptôme est signe ; et, en effet, le symptôme dévoile presque toujours quelque chose : mais tout signe n'est pas symptôme ; sans doute, car le signe peut être la conséquence d'une condition quelconque appartenant à la maladie, sans en être le symptôme ; ainsi, l'irrégularité de la marche d'une maladie, l'anomalie des fonctions, et le défaut de rapport ou de coïncidence des symptômes entre eux, sont un signe fâcheux dans toutes les maladies. Fernel a donc eu raison d'avancer que tout symptôme peut être signe, mais que tout signe n'est pas symptôme. Il aurait cependant énoncé d'une manière plus exacte cette distinction entre le symptôme et le signe, s'il eût dit que la plupart des symptômes peuvent donner naissance à un ou plusieurs signes, tandis que les signes n'ont pas toujours les symptômes pour élémens ou pour base.

----

(1) *Lib.* 2, *Pathol. de symptomatum differentiis, cap.* 1.

Le symptôme tombe de lui-même sous les sens, soit du médecin, soit du malade; il est donc perceptible par les sens externes; tandis qu'il n'y a que le génie médical qui sache convertir le symptôme en signe. Les perceptions des sens seraient insuffisantes et presque vaines pour l'étude des maladies, si les facultés intellectuelles restaient dans l'inaction lorsque les sens ont été frappés par les symptômes. La seule application des sens suffit pour saisir les symptômes, et la connaissance des signes est le produit de la pensée et du raisonnement dirigés sur ces mêmes symptômes, dont on apprécie la valeur d'après des notions certaines. C'est, pour le dire en passant, dans cette juste appréciation des symptômes, de laquelle on déduit les notions positives des signes, que réside vraiment le tact médical. En effet, les symptômes sont à la portée de tout le monde; mais le médecin seul sait trouver dans leur examen la nature et la valeur des signes.

On peut dire du signe, pour donner une idée plus claire de sa nature, ce que Zimmermann a dit de la maladie : « Un malade peut être instruit de tous les symptômes de sa maladie, sans néanmoins la connaître, parce que, quoique le symptôme tombe sous les sens, la maladie ne se dévoile que par le raisonnement (1). »

____

(1) L. c. t. 1, p. 287.

Il en est de même du signe : on peut très-bien connaître tous les symptômes d'une maladie, et la maladie elle-même, sans avoir aucune idée des signes qui en sont la conséquence ; parce que les symptômes tombent sous les sens, et que le raisonnement seul, guidé par une expérience éclairée, peut nous faire apercevoir les signes. Tout le monde peut reconnaître, dans une fièvre aiguë, par exemple, le dérangement des facultés intellectuelles, et le mouvement automatique des mains du malade, qui les promène vaguement sur ses couvertures, ou même qui les agite dans l'air ; mais ce n'est qu'à l'aide du raisonnement et de l'expérience, c'est-à-dire en déduisant, de ce qui est arrivé dans un grand nombre de cas analogues, des conséquences relatives à l'événement ou à l'issue présumée du cas actuel, que l'on est arrivé à savoir que la réunion de ces deux symptômes était, dans cette circonstance, un signe fâcheux, et le plus souvent mortel.

Un fait arrivé à Galien me paraît établir bien clairement la distinction du signe et du symptôme. Le médecin de Pergame raconte lui-même, qu'étant dangereusement malade, et ayant entendu que deux assistans de ses amis s'entretenaient de quelques symptômes qu'ils venaient d'observer sur lui, tels que la rougeur de la face, les yeux vifs, hagards, enflammés, etc. ; il s'écria aussitôt qu'on y prît bien garde, qu'il était menacé du délire, et il demanda qu'on lui administrât des remèdes en conséquence. Ici les assistans virent bien les symptômes; mais Galien, quoique malade, en déduisit seul le signe du délire.

Je crois trouver encore une idée suffisante de la distinction du signe et du symptôme dans les reproches que Boërhaave, d'après Hippocrate, a adressés aux Gnidiens. Il dit que leur science se bornait à observer assidûment, mais d'une manière superficielle, tout ce qui arrive dans une maladie, sans se donner la peine d'en tirer les conséquences nécessaires et naturelles. On peut, ce me semble, réduire à ces termes le reproche d'Hippocrate et de Boërhaave: les Gnidiens s'attachaient exclusivement aux symptômes des maladies, et négligeaient tout à fait la connaissance des signes. Ainsi donc les symptômes sont du ressort de la seule observation des faits ou de l'*épilogisme*, comme le disent quelques commentateurs d'Hippocrate, Galien, Vallesius, entre autres; et les signes appartiennent à l'*analogisme* ou au raisonnement.

Afin de porter cette distinction au plus haut degré d'évidence, et pour la rendre comme physiquement sensible, on peut, je pense, établir cette équation, et dire que le signe est au symptôme ce qu'est, dans un problême d'algèbre, l'inconnue X à la donnée B. C'est par les opérations qu'on fait subir à la donnée, que l'on parvient à trouver l'inconnue, tout comme c'est par les opérations de l'esprit sur les symptômes, que l'on arrive à la connaissance des signes.

Les symptômes, ceux du moins qui appartiennent essentiellement à la maladie, sont assez constans ; ils naissent, s'accroissent, et ne se dissipent guère qu'avec la lésion à laquelle ils sont liés. Les signes au contraire, ceux même qui paraissent de la plus grande importance, sont quelquefois si subtils, et se laissent apercevoir à leur manière pendant si peu de temps, qu'ils échappent facilement à l'observation de celui qui n'a pas une grande habitude de les étudier ; et dès-lors ces avis de la nature sont perdus et pour le médecin et pour le malade.

Il existe sans doute entre les symptômes et les signes, des connexions et des rapprochemens de plusieurs genres : ainsi, les signes comme les symptômes sont en général des effets médiats ou immédiats de la maladie ; mais les signes ne sont jamais que des conséquences qu'on déduit des symptômes. Sous ce rapport, le signe, rigoureusement déterminé, est l'expression de la valeur d'un ou de plusieurs symptômes ; et l'on dit fort bien qu'un symptôme est un bon ou mauvais signe, tandis qu'on ne peut pas dire qu'un signe est un mauvais symptôme.

Enfin, les symptômes considérés isolément

ne sauraient fournir des indications positives ; car on ne donnera pas ce nom aux indications qui constituent la médecine du symptôme ; au lieu que les signes sont autant d'indications, et souvent des indications suffisantes des méthodes curatives à employer : l'indication n'est en effet qu'une sorte d'insinuation qui naît de la connaissance approfondie des signes.

Les symptômes sont la base, les élémens des signes ; et, sous ce rapport, les symptômes ne sauraient être négligés par le médecin : mais ils ne méritent ce degré d'importance qu'autant qu'ils nous mènent à la connaissance des signes diagnostics ou pronostics, connaissance qui constitue en quelque sorte toute la médecine clinique : aussi la recherche des signes dans les maladies est-elle d'une nécessité absolue. *Tanta est signorum necessitas*, a dit Fernel, *ut his sublatis fundamenta medicinæ corruant* (1).

On ne confondra plus, je pense, les signes avec les symptômes ; je crois en avoir présenté la distinction avec assez de détails et d'une manière assez claire pour qu'elle soit entendue de tout le monde. Cette distinction deviendra d'ailleurs bien plus sensible dans le chapitre suivant, dont l'objet est de donner la théorie de l'analyse des symptômes et de la formation des signes.

____

(1) *Univ. Medicin. de signis lib. II, Pathol. cap.* 7.

THÉORIE DE L'ANALYSE DES SYMPTÔMES,
ET DE LA FORMATION DES SIGNES.

Aprés avoir démontré clairement et invinci-
blement les grands avantages de l'observation ;
après avoir fait connaître les qualités du bon
observateur et les caractères des observations
dignes de foi ; après avoir indiqué la manière de
recueillir ces observations dans la méthode
d'examiner et d'interroger les malades ; après
avoir signalé les différences qui existent entre les
signes et les symptômes qui sont le résultat de
l'examen des malades, voyons quel parti l'esprit
médical doit tirer de cette collection de symptômes pour arriver aux notions les plus précises
relativement au caractère de la maladie, aux
dangers dont elle est accompagnée, ou aux espérances qu'elle présente, et, par une suite toute
naturelle, à la meilleure méthode de traitement.

Il existe entre les effets sensibles des maladies
et leur nature, ou plus généralement entre les
caractères extérieurs des objets et leurs qualités
intérieures, une correspondance telle, que c'est
toujours d'après la physionomie ou l'extérieur
donné d'un corps, que l'on préjuge sa nature et
ses qualités intimes.

Ce sont toujours des circonstances extérieures
de l'organisation apparente qui nous décèlent
l'organisation ou la nature intime des êtres. C'est
ainsi qu'en minéralogie la forme des cristaux fait
connaître sûrement la nature des minéraux qui
revêtent cette forme de cristallisation : en botanique, la structure des tiges et de leurs couches
ligneuses, leur mode d'accroissement, l'existence
du canal et des prolongemens médullaires, etc.,
nous indiquent, d'une manière positive, si telle
plante est à un ou deux cotylédons : en conchy-
liologie, telle ou telle espèce de coquille nous
fait présumer pour l'animal qui l'a formée tel ou
tel mode d'organisation : enfin l'anatomie et la
physiologie comparées nous apprennent qu'il
n'est pas une seule modification dans l'organisation des êtres animés qui ne nécessite des modifications analogues dans les fonctions qui en dépendent.

Soit donc que nous jetions un regard rapide
sur toute l'étendue de la nature, soit que nous
nous bornions à considérer quelques-unes de ses
productions, tout nous confirmera cette vérité
fondamentale, qu'il est des relations constantes,
des rapports nécessaires entre les qualités ou les
facultés internes des êtres et leurs caractères extérieurs.

Or il en est de même en médecine : il existe
une dépendance analogue entre les symptômes

et la nature des maladies ; avec cette différence cependant, que ce n'est pas ici une simple dépendance de convenance, mais une dépendance de l'effet à sa cause. Aussi les symptômes, quand ils auront été suffisamment étudiés et convenablement médités, ne peuvent manquer de nous faire connaître la maladie et celles de ses propriétés générales qu'il nous importe le plus de connaître ; c'est-à-dire, les causes auxquelles elle est plus intimement liée (1) ; la somme des dangers ou des espérances qu'elle peut offrir ; le traitement qu'il convient de lui opposer.

La connaissance des symptômes est donc celle que nous acquérons d'abord dans l'étude des maladies, celle que les sens nous présentent en premier lieu. Bientôt en rapprochant ces symptômes les uns des autres, en les comparant entre

---

(1) *In omni methodo, ea scire et cognoscere convenit, quæ aliarum rerum sunt principia et causæ et elementa, unde illæ cognoscantur.* Aristoteles Phys. auscultat. lib. I, cap. 1.

Singula de quibus quæstio anceps instituitur, ad ea ipsa reducere tentandum, à quibus oriri contigit. Theophr. lib. de vertigine, *vers le commencement.*

Unum quoddam est scire necessarium, qualis causa et qualis origo et fons sit malorum, quæ sunt in corpore. Si enim quis noverit causam morbi, ille par futurus est offerre ea quæ conveniunt. Hipp. de flatibus.

eux, en les soumettant sur-tout par voie d'analogie aux notions anticipées que nous avons de
la marche générale des maladies, de leur caractère, de leur terminaison, etc., nous formons,
de toutes ces données réunies, plusieurs résu-
més; nous en tirons des conséquences, des conclusions qui sont précisément ce que j'ai appelé
les signes.

Ces conclusions se rapportent, 1° à la connaissance de la maladie ou de sa nature; ce sont les
signes diagnostics : 2° à la connaissance des événemens probables qui doivent en être la suite;
ce sont les signes pronostics.

Pour arriver à ces divers résultats, l'analyse
est la seule route à suivre. Il faut d'abord, dans
l'ensemble des symptômes que l'on a recueillis,
séparer ceux qui ne sont qu'accidentels de ceux
qui tiennent essentiellement à la maladie, et
faire abstraction totale des premiers, soit qu'ils
dépendent de l'idiosyncrasie ou de la constitution du sujet, soit qu'ils appartiennent à quelque
circonstance extraordinaire ou insolite. Il faut
mettre également hors de ligne les symptômes
généraux ou communs qui ont lieu dans presque
toutes les maladies, et qui, par conséquent,
n'appartiennent à aucune en particulier.

On voit déjà que, pour cette première opération, il est indispensable d'avoir une connaissance approfondie des caractères des maladies,

et qu'il faut en posséder à fond l'histoire générale. Aussi l'ai-je dit plusieurs fois, l'étude de la
nosologie et de la pathologie doit précéder toute
sorte d'exercice clinique; elle doit précéder sur-
tout l'étude de la séméïotique : il faut apprendre
à connaître les maladies par les symptômes qui
leur sont propres, afin d'arriver un jour à en
prévoir les événemens par ce que l'on connaît
des maladies elles-mêmes.

Lorsqu'il ne reste ainsi dans le tableau des
symptômes que ceux qui appartiennent à la
maladie, on cherche à rapprocher entre eux ceux
qui peuvent faire soupçonner ou découvrir le
véritable siége de la lésion : lorsqu'on a atteint ce
premier but, on a déjà fait un grand pas dans le
diagnostic, on a fixé le nom générique de la
maladie.

Il faut ensuite rechercher dans l'ensemble des
symptômes la cause essentielle de la maladie;
celle qui en constitue la nature, et qui en détermine la méthode thérapeutique. C'est sur-tout
dans cette opération que consiste le véritable tact
médical ; c'est par elle que l'on arrive à fixer,
d'une manière précise, le genre de traitement
qu'il conviendra d'adopter.

On doit après cela rechercher dans l'ensemble
des symptômes si la maladie est simple ou compliquée ; déterminer, dans le cas de complication, la nature de cette complication, en fixer

sur-tout le degré d'importance, et décider quelle considération la complication méritera dans la méthode thérapeutique. Les complications exercent quelquefois sur les maladies une si grande influence, que c'est par elles qu'il faut souvent commencer le traitement ; la complication une fois détruite, la nature se suffit à elle-même pour juger entièrement le reste de la lésion. Dans tous les cas, c'est un grand avantage que de réduire une maladie compliquée à l'état simple : aussi, dans ces cas de complication, pour atteindre ce but, convient-il d'attaquer quelquefois celui des deux élémens morbifiques qui est le plus facile à détruire, et de combattre ainsi d'abord la maladie la plus faible (1). Cette question, à-peu-près neuve, est toute du ressort de la thérapeutique.

Enfin, on doit trouver dans le rapprochement des symptômes, dans leur comparaison réciproque, dans l'appréciation de leur intensité relative et de leur gravité absolue ; dans leur nature, leur durée, leur concordance, etc., quelle sera l'issue présumable de la maladie et

---

(1) V. l'excellente Dissertation intitulée : De l'Analyse en Médecine, par J. A. Clos de Sorèze, élève de l'École de santé de Montpellier, in-4°. Montpellier, an 3, § 47 et suiv.

la somme des dangers ou des espérances qu'elle présente.

Je comparerais volontiers les effets isolés d'une maladie, les symptômes qui la constituent, tels que tout le monde peut les saisir et les apercevoir, aux lettres de l'alphabet placées sous les yeux d'un homme qui les voit sans les assembler : jusque-là elles n'ont aucune valeur, aucune signification. Mais lorsqu'on les assemble, lorsque l'on combine les voyelles avec les consonnes, on forme des syllabes, dont la réunion elle-même constitue les mots, tout comme l'assemblage des mots, sous une certaine construction, forme des phrases, et celui des phrases, des discours. Il en est de même des symptômes : ce n'est qu'en les rapprochant, en les combinant de diverses manières, que l'on parvient à en déduire des signes propres eux-mêmes à nous dévoiler la nature de la maladie, les dangers auxquels elle est liée, et les espérances qu'elle permet de concevoir.

Ces signes se divisent donc naturellement en deux sortes qui sont différentes, sans avoir cependant rien d'opposé. Les premiers, les signes diagnostics, donnent la science des différences réelles des maladies ; ils se manifestent avec la lésion à laquelle ils appartiennent, et lui servent de caractères : les seconds, les signes pronostics, constituent la doctrine des rapports qui existent véritablement entre les chances heureuses ou malheureuses que présente la maladie. Ils paraissent à diverses époques de la lésion dans laquelle on les observe et tendent à en faire connaître les dangers, à en faire prévoir l'issue (1). Il est inutile de dire que la deuxième espèce de signes sera la seule dont la connaissance fera l'objet de cet ouvrage; je ne parlerai des autres que pour répandre un nouveau jour sur ceux-ci, auxquels les premiers ajoutent souvent plus ou moins de valeur, ainsi que j'aurai plusieurs fois occasion de le démontrer.

La science principale du médecin, la plus importante et la plus difficile, consiste à découvrir promptement et avec certitude la nature et la valeur de ces signes. Cette science est le résultat du travail analytique à faire subir aux symptômes ; travail dont j'ai donné la théorie, et dont je vais présenter ici l'application dans l'analyse de deux observations particulières de maladies.

Je choisirai pour mon premier exemple le huitième malade du troisième livre des Épidémies d'Hippocrate, dont voici l'histoire.

____

(1) Les signes anamnestiques ou commémoratifs, qu'on a voulu donner comme une troisième division des signes en général, se confondent avec les signes diagnostics et pronostics.

Anaxion, qui demeurait près des portes de Thrace à Abdère, fut pris de fièvre aiguë avec douleur continuelle au côté droit. Il avait une toux sèche et sans crachats les premiers jours ; il était altéré et ne dormait point ; il rendait des urines ténues, copieuses et d'une bonne couleur.

Le sixième il eut le délire ; on employa inutilement des fomentations chaudes.

Le septième jour fut laborieux : la fièvre avait pris de l'intensité ; les douleurs n'étaient pas moindres ; la toux continuait toujours, et la respiration paraissait difficile.

Le huitième jour, saignée copieuse du bras ; les douleurs diminuèrent, mais la toux resta toujours sèche.

Le onzième jour, la fièvre fut moindre ; il se déclara une sueur légère autour de la tête : la toux continuait, mais elle était bien moins sèche.

Le dix-septième, crachats plus abondans, avec apparence de coction : soulagement sensible.

Le vingtième, sueurs abondantes ; la fièvre cessa : il y eut un mieux manifeste après cette crise ; mais l'altération persistait encore, et les crachats n'étoient pas entièrement satisfaisans.

Le vingt-septième, retour de la fièvre ; toux, crachats abondans et cuits : les urines donnèrent un sédiment blanc, copieux ; il n'y eut plus de soif : le sommeil fut bon.

Le trente-quatrième, sueur abondante et universelle ; cessation de la fièvre : la maladie fut entièrement jugée.

Si j'analyse à présent les symptômes de cette observation, je trouve que la douleur continuelle au côté droit, la toux et la respiration difficile sont les signes diagnostics d'une lésion des organes de la respiration et les caractères de la pleurésie.

La fièvre aiguë, l'insomnie, l'altération, la toux sèche et les heureux effets de la saignée, indiquent suffisamment, par leur ensemble, la nature inflammatoire de cette pleurésie.

Quant aux signes pronostics, je trouve que la sécheresse de la toux et la crudité prolongée des crachats ont dû être, dès le principe, les signes de la longue durée de la maladie, qui ne s'est terminée en effet que le trente-quatrième jour : *Pleuritides siccæ et sine sputo difficillimæ sunt* (1). *Sputum in pleuriticis tertio die maturari ac expui incipiens citiores solutiones facit, verum posteriùs tardiores* (2).

____

(1) Hipp. Coac. s. 3, n° 126.

(2) *Id.* l. c. s. 3, n° 132. V. également Aphor. 12,
s. 1.

D'un autre côté, les signes eux-mêmes de la durée de la maladie devaient laisser espérer que la nature en triompherait. Cet espoir a dû être fortifié, d'abord par l'effet qu'a produit la saignée, ensuite par le soulagement qui a coïncidé avec l'apparition des sueurs partielles de la tête, et enfin par les signes favorables qu'ont manifesté les urines dès le principe de la maladie; considération bien importante, et qui a dû singulièrement infirmer les mauvais signes que semblaient fournir le délire, l'insomnie et les sueurs partielles. En effet, les urines d'une bonne couleur, ténues et copieuses, sont d'un très-bon augure, soit qu'elles se montrent à l'époque d'une crise, soit qu'elles aient lieu quelque temps auparavant : *Urina autem optima est, quæ probè coloratur et habet albissimam subsidentiam, lævem ac æqualem, per totum tempus, donec judicatus fuerit morbus* (1). On en a des exemples dans les histoires de maladies de Cleonactis (2), de Clazomène (3), de Chœrion (4), de Nicodème (5), de Périclès (6).

----

(1) Hipp. in prænot.
(2) Hipp. lib. 1 , Epid. ægr. 6.
(3) L. c. ægr. 10.
(4) Hipp. lib. 3 , Epid. ægr. 5.
(5) Hipp. Epid. lib. 3 , s. 3 , ægr. 10.
(6) Hipp. Epid. lib. 3 , s. 3 , ægr. 6.

Avant d'en finir sur cette observation , faisons remarquer, dans sa rédaction, la manière concise dont elle est présentée : on n'y voit pas un symptôme inutile , pas un détail qui ne porte avec lui un trait de lumière. Toutes les histoires de maladies consignées dans les premier et troisième livres des Épidémies se trouvent dans le même cas. Aussi, je le répète, ce sont autant de modèles que les médecins doivent méditer, comme les artistes étudient la belle nature dans les monumens antiques. Un autre point, également digne d'attention , c'est que l'observation que je viens de rapporter est la seule histoire de maladie dans laquelle Hippocrate ait prescrit la saignée, ou du moins dans laquelle il en ait fait mention : l'époque à laquelle ce moyen a été employé n'est pas moins remarquable ; peut-être eût-il mieux valu y recourir plus tôt.

Pour le deuxième et dernier exemple de l'application de la méthode d'analyse des symptômes, je choisirai une observation qui m'est propre , et que j'ai publiée il y a plusieurs années (1).

Une femme âgée de quarante ans, d'un tempérament flegmatique, en proie à tous les chagrins et au mauvais régime qu'entraîne l'indi-

____

(1) V. Journal général de Médecine, t. XXI, p. 257 et suiv.

gence, éprouve, depuis deux ou trois jours, de violentes céphalalgies sus-orbitaires, fixées particulièrement un peu au-dessus de la racine du nez. Elle se plaint de douleurs vers la région abdominale, dont l'intensité augmente à certains momens, et qui se terminent alors par des nausées, souvent par des vomissemens qui entraînent une assez grande quantité de vers ascarides ; elle se plaint aussi de lassitudes dans les lombes et dans les extrémités inférieures, d'abattement et de faiblesse générale.

Lorsque je vis la malade pour la première fois, c'était le troisième jour de la maladie, elle offrit à mon examen les symptômes suivans :

La figure pâle et abattue ; les yeux faibles et languissans ; la prunelle considérablement dilatée ; un prurit fréquent aux narines ; un bourdonnement continuel aux oreilles ; la bouche amère ; la langue couverte d'un mucus jaunâtre ; une oppression de poitrine assez forte ; le pouls faible et lent ; de l'assoupissement. La malade avait perdu l'appétit, mais elle était très-altérée ; les urines ténues et de couleur naturelle offraient un sédiment jumenteux ; les déjections alvines, d'ailleurs fréquentes, avaient lieu assez souvent avec ténesme ; elles se composaient de matières blanchâtres, liquides, floconneuses, et rarement de quelques vers ascarides ; une fois seulement la malade avait rendu deux lombrics. Tartrate

antimonié de potasse, administré à titre d'émétique.

Quatrième jour, état peu différent ; vers rendus par le vomissement. Tisane d'arnica, acidulée avec l'alkool sulfurique ; lavement simple.
Je permis, pour toute nourriture, du bouillon
et un peu de vin.

Même traitement pendant deux jours ; l'état
de la malade empirait.

Sixième jour. Je trouvai le pouls intermittent
et fuyant quelquefois sous les doigts, la figure
plus abattue, les yeux caves, la langue sèche et
noirâtre, la voix pénible, la respiration difficile,
et la peau assez froide quoique moite : on me dit
que, dans la nuit, il y avait eu un léger délire.
Je donnai, toutes les demi-heures, une cuillerée
à bouche d'une potion composée avec l'extrait
sec de quinquina, le camphre, l'acétate ammo-
niacal, et les eaux de mélisse et de fleurs d'o-
range (1). Je prescrivis une forte décoction de
quinquina en lavement : je fis continuer la tisane
d'arnica acidulée, ainsi que le bouillon et le
vin.

Bientôt le pouls se ranima ; les forces se rele-
vèrent ; et dès le lendemain, septième jour de

---

(1) Les teintures alkooliques de castor, de corne de
cerf, d'assa-fœtida, etc., auraient encore convenu dans
ce cas, comme anthelmintiques et anti-putrides.

la maladie, il y eut un mieux sensible : il se manifesta, entre autres, dans le jour, quatre selles, dont les matières assez liquides étaient mêlées de beaucoup d'ascarides.

Cependant la maladie n'était pas jugée ; la fièvre offrait tous les soirs un redoublement dont l'intensité variait ; et néanmoins tous les symptômes se soutenaient dans le même état d'amélioration. Dès le quatorzième jour, ce redoublement ne fut presque plus sensible, et la malade entra en convalescence.

Un bon régime et des alimens sains, pris avec prudence, terminèrent la guérison qui ne fut toutefois complète que deux mois après l'invasion.

En analysant successivement les divers symptômes qu'a présentés cette maladie, on reconnaît d'abord qu'elle est compliquée, et l'on reconnaît aussi bientôt les divers élémens de cette complication.

Les douleurs de la région abdominale, suivies de nausées ; la céphalalgie sus-orbitaire ; la bouche amère ; la langue couverte d'un mucus jaunâtre ; l'inappétence ; l'altération ; les déjections alvines fréquentes étaient autant de signes suffisans de l'existence de la lésion dans les premières voies et les caractères d'une fièvre gastrique.

Ensuite la dilatation de la prunelle ; le prurit des narines ; les déjections de matières blanchâtres, liquides, floconneuses et de vers ascarides ou lombrics, signalaient assez l'élément vermineux de cette maladie.

Enfin, un troisième élément se joignait aux deux précédens ; c'était l'adynamie indiquée d'abord par la nature des causes de la maladie et par la constitution de la malade, mais indiquée sur-tout par les lassitudes des lombes et des extrémités inférieures, par l'abattement, par l'assoupissement, par la faiblesse et la lenteur du pouls, par l'état de la langue et par le délire.

Quant à ce qui concerne le pronostic, il ne pouvait avoir rien de bien fâcheux dans la nature même des complications, puisque les divers élémens dont se composait la maladie étaient parfaitement concordans, et que les mêmes moyens thérapeutiques se trouvaient également applicables à tous les élémens. En effet, les amers, les acides, les toniques et les évacuans combattaient à la fois l'affection gastrique, la congestion vermineuse et l'adynamie.

D'un autre côté, les vomissemens spontanés qui, dans le principe de la maladie, ont entraîné une assez grande quantité d'ascarides, ont dû être un signe très-favorable, sous ce rapport qu'ils annonçaient une disposition critique de la part de la nature, et qu'ils étaient le signe de la situation assez salutaire des forces vitales : *Si qualia purgari oportet purgentur confert et facilè ferunt* (1).

Le délire et l'assoupissement constituaient sans doute de mauvais signes; mais l'état critique des urines et des selles devenait très-rassurant : *Commodum est et lumbricos exire cum egestione ad judicationem* (2). Les signes favorables l'emportaient donc sur les signes fâcheux, et l'on a dû sur-tout bien augurer des effets qu'ont produits constamment les médicamens employés.

Le bourdonnement des oreilles et l'assoupissement n'avaient d'autre signification dans cette circonstance que la présence des vers. Hippocrate en avait fait la remarque : *Qui in capitis dolore ascaridas habent, his surditas et sopor consequens* (3).

Je terminerai cet article par quelques corollaires relatifs aux principales circonstances qui concourent à fixer la valeur des signes en général. Ces corollaires ou plutôt ces lois, quoique étant le résultat de mes méditations sur les meilleurs auteurs, autant que de mon expérience particulière, n'ont été recueillis, rassemblés,

____

(1) Hipp. Aphor. 25, s. 1.

(2) Hipp. de Judicationibus. Vander Linden, n° 7, p. 438, t. 1, et Prænot. *ibid.* p. 455.

(3) Hipp. Coacæ prænot. Vander Linden, 13, p. 535, t. 1.

présentés en corps de doctrine par personne ; et cependant la lecture attentive qu'on pourra en faire suffira pour en démontrer toute l'importance.

A. Celui qui veut avancer à la fois sûrement et rapidement en séméïotique doit d'abord aller puiser dans les meilleurs auteurs la connoissance des signes qu'ils ont observés; et s'essayer ensuite, au lit des malades, ou, s'il est possible, sous les yeux d'un praticien habile dans l'art du pronostic, à faire des applications plus ou moins répétées de ces connaissances ainsi acquises par la lecture.

B. Parmi les nombreux avantages que la séméïotique offre à l'exercice de la médecine, on doit compter celui d'exiger du médecin la plus grande attention à ce qui se passe dans la maladie : c'est en effet le seul moyen de pouvoir en calculer les événemens avec certitude.

C. Le séméïologiste qui veut porter des présages certains sur les maladies aura constamment présent à l'imagination le tableau de l'état physiologique ; il s'en servira comme du terme de comparaison auquel il doit ramener tout ce qu'il observe. Il mettra en balance les forces vitales que conserve l'individu malade et l'intensité de la maladie ; en ayant d'ailleurs toujours égard à ce qui avait lieu antérieurement et pendant la santé.

D. Les signes, soit bons, soit mauvais, peuvent l'être à des degrés bien différens ; et ce sont ces divers degrés dont il faut chercher à saisir et à exprimer les nombreuses modifications.

E. Les erreurs dans le régime modifient singulièrement la valeur des pronostics dans les maladies, soit aiguës, soit chroniques. Ainsi, par exemple, un excès, même léger, dans les alimens, peut, dans le cours d'une maladie, donner lieu momentanément à des accidens très-graves, sans tirer à conséquence ; sur-tout si les forces vitales, et plus particulièrement les forces digestives, sont dans le cas de surmonter l'assaut qui vient de leur être livré.

F. La valeur des signes est également assujétie et comme relative aux circonstances générales dépendantes de l'habitude, du climat, de l'âge, du sexe, du tempérament, de la constitution régnante, etc. J'aurai occasion, à la fin et même dans le cours de mon ouvrage, de revenir sur ces grandes considérations : je vais cependant donner une preuve de leur puissance et de leur action sur les signes, en choisissant pour exemple l'influence de l'habitude. Tout le monde sait que dormir les yeux ouverts dans les maladies aiguës, ou bien grincer les dents pendant le sommeil, sont des signes de délire prochain, et même de mort ; mais on sait aussi que quelques personnes ont, dans l'état de santé parfaite, l'habitude de dormir les yeux ouverts et de grincer les dents pendant le sommeil; et alors, chez ces personnes, ces signes, au lieu d'être funestes, deviennent d'un bon augure, puisqu'ils indiquent que le sommeil se rapproche de l'état de santé.

G. Les complications dans les maladies en constituent souvent le plus grand danger, autant par la diversion qu'elles nécessitent dans les mouvemens de la nature, que par les contre-indications nombreuses dont elles embarrassent le traitement.

H. Une maladie nouvelle, extraordinaire, ou peu connue, déroute entièrement le séméiolo-giste: on n'a qu'à suivre avec attention les deux cas de maladies rapportés par Boërhaave, tou-chant le baron de Wassenaer et le marquis de Saint-Auban (1); et l'on verra les vacillations infinies que le pronostic a présentées dans ces deux cas de maladies. Que l'on se représente aussi les premiers praticiens qui ont observé le croup, par exemple, et l'angine de poitrine; et que l'on juge s'ils ont pu prévoir les terminai-sons fâcheuses et promptes de ces deux mala-dies, avant que d'en avoir eu plusieurs exemples sous les yeux.

---

(1) *Atrocis nec descripti priùs morbi Historia : Her-manni Boerhaave Opera : in-4°. Venetiis, 1751, p. 387—405.*

I. La nature différente des maladies change quelquefois beaucoup la valeur des signes. On verra plus bas que c'est un signe mortel dans les maladies aiguës en général, que la propension du malade à se porter vers les pieds du lit; mais on verra aussi que ce signe a lieu dans les paralysies et les douleurs arthritiques ou rhumatismales des extrémités, sans que, dans ces cas, il ait d'autre valeur fâcheuse que celle qui naît de l'intensité de la maladie et de la période à laquelle elle est arrivée.

J. Les causes des maladies infirment ou augmentent souvent la valeur générale des signes : *Causæ morborum vim signis detrahunt* (1). En voici un exemple : Dans les maladies aiguës en général, les vomissemens de matières porracées sont un mauvais signe dès le principe de la maladie et avant l'époque critique; ces vomissemens sont au contraire avantageux dans le commencement des maladies bilieuses.

K. Quoique chaque signe, pris individuellement, ait sa valeur relative, on ne peut cependant pas établir le pronostic d'après cette seule valeur individuelle; il faut le concours de plusieurs signes dans une maladie pour baser une signification certaine : *Non in uno signo tantùm,*

----

(1) Fernel, l. c.

sed ex plurium concursu (1) : *Qui rectè præ-
noscere volet, et superstites futuros, et mori-
turos, et quibus per plures dies, et quibus ad
pauciores morbus duraturus est, eum signa
omniā ediscere et judicare posse convenit ; itâ
ut vires ipsorum inter se conferendo expen-
dat* (2).

L. Considérés dans leurs rapports entre eux,
il faut encore que les signes soient liés et concordans : *Multùm confert in cujuscumque signi
viribus explorandis, si consideremus an reliqua
annuant aut renuant* (3). C'est ainsi, par exemple, qu'Hippocrate, en rendant compte des maladies régnantes, observe qu'il y avait à l'époque
des Pléiades beaucoup d'enfans pris de convulsions avec fièvre consécutive, et que ces convulsions, quoique de longue durée, n'avaient rien
de fâcheux, à moins qu'il ne s'y joignît quelque
autre mauvais signe : *Multos autem, statim ab
initio, præcipuèque pueros, convulsiones, cum
febre tentabant, quæ etiam febribus succede-
bant, erantque hæc plurimis diuturna quidem,
innoxia tamen, nisi si quibus cœtera omnia
perniciem adferrent* (4).

---

(1) Hippocrate.
(2) Hipp. prænot.
(3) Vallesius, *in Epidem.*, lib. 1, s. 2, p. 21.
(4) Hipp. *de Morb. vulg.*, lib. 1, s. 2, status 2.

M. Un mauvais signe, pris isolément, a plus de valeur pour présager la mort, que n'en a un seul bon signe pour annoncer la guérison. On ne peut guère compter sur un seul bon signe qu'on aurait à opposer à plusieurs mauvais : *Signa salutis aut mortis valentiora sunt significando mortem* (1).

N. Pour que les signes aient quelque consistance, il faut qu'ils se soutiennent pendant un certain temps ; ceci est particulièrement vrai des bons signes, et lorsqu'il s'agit de prédire la terminaison favorable ou la cessation prochaine de la maladie : *Nullum signum adeò bonum cui, nisi perseveret, possis fidere* (2).

O. C'est sur-tout aux signes qui indiquent l'état de l'ensemble des forces vitales, que le praticien doit faire attention ; ceux-là l'emportent en valeur sur tous les autres ; et tant qu'ils sont favorables, il ne faut point désespérer de la guérison, ainsi que le remarque Galien (3).

P. En général, les signes ont d'autant plus de valeur dans les maladies, que les sources qui les

---

(1) Vallesius, *in Epidem.*, lib. 6, s. 2, p. 609.

(2) Hipp. *in Prognost.*, et Vallesius, *Comment. in lib. 4 de rat. vict. in morb. acut.*, p. 175.

(3) Galeni *Commentarius in ægr. nonum Hippocratis Epidemior.* lib. 3, s. 3. *Renatus Charterius Operum Hipp. et Galeni*, tom. 9, p. 304.

fournissent tiennent de plus près au siége de la lésion elle-même : ainsi, par exemple, l'état des urines l'emporte sur tous les autres signes dans les affections des reins et de la vessie ; le pouls est rarement de quelque secours séméïotique dans les maladies chroniques de la poitrine ; il n'a qu'une importance secondaire dans les maladies aiguës de ces organes ; et, dans les unes comme dans les autres, la respiration l'emporte de beaucoup ; c'est elle qui fournit les signes les plus sûrs et les plus féconds : *Ex respiratione bonâ in morbis pectoris, qualiscumque tibi pulsus videatur, prognosticon faustum formato* (1).

Q. Plus un organe ou un appareil d'organes offre d'importance dans le système général de l'économie humaine, plus on doit attacher d'intérêt aux signes qui en dérivent. Ainsi, par exemple, le gonflement douloureux de l'hypocondre droit où se trouve le foie, est bien plus dangereux et bien plus grave que le même gonflement de l'hypocondre gauche où est située la rate : *Quò pars aliqua præstantior est, eò illius signa sunt graviora* (2).

---

(1) Baglivi, cité par Stoll, *pars sexta Rationis medendi.* Viennæ Austriæ, 1790, p. 274, *de Meth. examinandi ægros.*

(2) Vallesius, *Commentaria in prognostic. Hipp.*, p. 45.

R. Il ne faut pas trop se hâter, dès le principe d'une lésion quelconque, de prononcer sur l'issue pas plus que sur le caractère de la maladie. Ce n'est pas toujours dans les premiers momens, ni par les premiers symptômes, que la nature se dévoile entièrement à nos yeux : *Debiles sunt significationes omnium signorum, in primis aggressionibus* (1).

S. Les signes appartiennent à toutes les périodes des maladies ; on trouve même quelquefois des bases du pronostic dans l'état d'imminence de certaines lésions, dans leurs prodromes : mais les signes pronostics en général, les plus importans sur-tout, ont spécialement lieu aux approches des crises et vers la fin de la maladie.

––––––––––––––––––––––––

(1) Valles., l. c.

SÉMÉIOLOGIE GÉNÉRALE.

DES SIGNES TIRÉS DE L'HABITUDE EXTÉRIEURE DU MALADE.

Parmi les signes que peuvent présenter les différentes parties extérieures de l'organisation et les nombreuses modifications dont elles sont susceptibles dans les maladies, il en est qui se rapportent à l'habitude extérieure du corps considéré dans son ensemble, et d'autres qui sont propres à chacune de ses parties.

Les signes fournis par ces deux sources générales sont également importans : je m'attacherai d'abord à l'étude de ceux qu'offre au séméïologiste l'habitude extérieure en général, et j'arriverai ensuite successivement aux signes de chacune de ses parties. Cette marche, indiquée par la nature elle-même et par la manière dont nous envisageons tous les objets quand nous voulons les bien voir, est nécessitée d'ailleurs par les lois des méthodes sages et raisonnées qui excluent tout arrangement d'où pourraient résulter des répétitions plus ou moins fréquentes. Or j'éviterai avec avantage de revenir plusieurs fois sur les mêmes préceptes, en indiquant les signes qui appartiennent à toute l'habitude du corps, avant que de traiter de ceux que nous offre l'examen de chaque partie séparément.

Commençons par les signes tirés de l'attitude du malade.

L'attitude peut être considérée par le médecin comme cause de lésions diverses, comme moyen thérapeutique et comme signe dans les maladies.

Pour l'étudier comme cause de lésions diverses, on consultera avec succès l'ouvrage sur les maladies des artisans de Ramazzini ; le Traité sur les maladies des gens de lettres, l'Essai sur les maladies des gens du monde, et l'Avis au Peuple sur sa santé de Tissot ; les nombreux Essais publiés sur les maladies des princes et des grands, sur les maladies des troupes, soit de mer, soit de terre, etc.

Quant à l'attitude considérée comme moyen thérapeutique, on en peut puiser les préceptes et les documens dans nos meilleurs ouvrages d'hygiène en général, et dans quelques Traités particuliers sur la gymnastique, la danse, la natation, l'équitation, etc.

On s'attend bien que je laisserai de côté ces deux premières manières d'envisager l'attitude du corps, pour ne m'occuper absolument que de cette même attitude considérée comme signe dans les maladies.

SIGNES TIRÉS DE L'ATTITUDE DU MALADE.

La première chose qui frappe le médecin lorsqu'il est arrivé auprès de son malade, c'est l'attitude de celui-ci, soit qu'il ait été forcé de se
coucher, soit qu'il ait pu rester levé.

Pour bien juger de l'état du malade par son
attitude, il faut l'examiner pendant qu'il est
debout, marchant et en repos; couché et assis
dans son lit; et enfin couché, dans l'état de sommeil et dans l'état de veille.

En général, c'est un bon signe que le malade
puisse rester levé, et qu'étant levé il marche avec
aisance et dans l'attitude la plus voisine de la
santé; on ne peut que bien augurer de l'état de
ses forces motrices.

Mais il ne faut pas s'arrêter à la seule situation du malade hors du lit : il arrive quelquefois
que c'est la nature et la gravité même de la
maladie qui empêchent de garder le lit, et alors
le pronostic suit le danger de la maladie. Ainsi,
par exemple, dans l'asthme convulsif, dans l'hydropisie de poitrine avancée, dans la phthisie
arrivée à sa dernière période, le malade ne saurait rester couché; il est toujours assis sur son lit
ou sur une chaise, sans que le danger en soit
pour cela moins urgent : j'ai presque toujours
vu ces malades mourir hors de leur lit.

Les malades qui ont le corps comme plié en deux, sans que cette attitude soit l'effet ni de la vieillesse ni d'un vice de conformation, éprouvent de violentes douleurs dans l'épine du dos, dans le diaphragme ou dans la région abdominale ; et ici le pronostic se tire du plus ou moins de gravité attachée à la cause et à la nature des douleurs.

Toutes les fois qu'il existe une direction vicieuse des mouvemens ou des forces vers la tête, les malades gardent difficilement la position horizontale ; ils cherchent toujours à se mettre sur leur séant : dans ce cas, il faut bien se garder de contrarier, jusqu'à un certain point, cette sorte d'insinuation de la nature.

Dans les maladies orthopnoïques, même légères, les malades restent le plus ordinairement sur leur séant, sans qu'il y ait pour cela d'autre danger que celui qui est inhérent à la maladie et à sa période.

Dans les maladies aiguës en général, et en particulier dans la péripneumonie et la pleurésie parvenues à leur plus haut stade, c'est un mauvais signe que le malade veuille rester levé ou assis sur son lit ; il faut craindre alors les syncopes, les épanchemens dans la poitrine et l'étouffement subit qui en est quelquefois la suite. Souvent aussi les malades gardent cette position, à cause de l'atonie des muscles qui servent à la respiration , et pour rendre moins pénibles les mouvemens d'inspiration et d'expiration ; dans l'un et l'autre cas le danger est grand : *Erectum sedere velle malum est in acutis , pessimum autem in peripneumonicis et pleuriticis* (1). Ici l'état fâcheux du pronostic tient à deux grandes considérations : la première est la mauvaise situation des organes de la respiration que suppose toujours cette attitude , aussi bien que l'épuisement des forces vitales qui ne suffisent plus aux mouvemens d'inspiration et d'expiration : la seconde est le danger qu'il y a pour tous les malades qui le sont depuis plus ou moins long-temps de rester levés ou assis sur le lit ; des syncopes graves , des accidens comme apoplectiques et la mort en sont fréquemment la suite. Il n'y a point de praticien qui n'en ait fait la remarque ; mais personne n'a mieux connu et n'a mieux décrit cet état que Frédéric Hoffmann. Il en avait

---

(1) V. Hipp. Coacæ Prænot. § III , p. 571 , et Prognostic. § III, p. 450 , t. 1 , ed. Linden.

V. aussi Celse , lib. II de Med. cap. 4.

Baglivi , Prax. med. lib. cap. 9 de Pleuritide, p. 34.

Sennert. Instit. med. lib. III , p. 3, cap. V, p. 495 , de eventu morbor. præsagiendo, ex actione læsâ. Du reste , ces trois derniers n'ont fait que copier Hippocrate.

d'abord fait l'observation dans sa Dissertation sur la fièvre pétéchiale maligne de Hale en ces termes : *Observatum sæpiùs à nobis fuit, non modò in hâc grassante febre, sed etiam in aliis malignis, quod si ægrotantes diutiùs in erecto corpus teneant situ, sive surgendo, sive in lecto sedendo, morbi vehementia mirificè mox augeatur et increscat, ut etiam mors interdum brevi fuerit subsecuta. Sentiunt ægrotantes à tali situ ingentem mox debilitatem, animi deliquium, extremorum frigus, anxietates circà præcordia; quin imò maculæ in cute quæ erant conspicuæ mox sese abscondunt cum maximo quod sequitur periculo* (1). Hoffmann a ensuite traité plus au long cette question dans une Dissertation *ex professo ;* il l'a sur-tout éclairée par des observations particulières aussi solides et aussi instructives que sont futiles et vaines les explications hypothétiques dont il les a accompagnées (2).

Je rapporterai encore à ce sujet l'observation suivante de Zimmermann. « Je me rappelle un homme de moyen âge qui avait passé sa vie presque toujours assis, à lire, à boire et à fumer.

---

(1) Opera omnia : supp. 2, pars 2, p. 56. Histor. feb. malig. epidem. petechial. Halæ, Grassant, § XI.

(2) Opera omnia, t. VI, p. 169. Dissert. de situ erecto in morb. pericul. valde noxio.

A la fin d'une inflammation de poitrine , il sortit du lit contre mon avis, se promena dans sa chambre et mourut quelques heures après (1).

C'est d'après cette même considération qu'il faut interpréter ce passage de Klein : *Situs erectus in purpurâ puerperarum periculosus ; quandòque inopinatò subitòque moriuntur* (2).

Quelque vicieuse que soit l'attitude habituelle des individus bien portans pendant le sommeil , c'est un bon signe dans les maladies qu'ils con-servent cette même attitude. Mais il faut les en-gager à en changer quand ils sont guéris : les maladies organiques du cœur et des gros vais-seaux ont quelquefois pour cause l'habitude d'une mauvaise position dans le lit.

En général, plus l'attitude du malade dans le lit se rapproche de l'état naturel ou habituel, et plus le pronostic est favorable : *Optimi autem sunt decubitus qui sanorum decubitibus similes existunt* (3).

Ainsi l'on doit bien augurer du malade que l'on trouve couché dans une position à-peu-près

---

(1) Traité de l'Expérience, trad. de Lefebvre , t. 2 , p. 113. Paris, 1774.

(2) Interpres clinicus , p. 294 , edidit F. J. Double. Parisiis, 1809.

(3) Hipp. Prognost. § III , p. 450 , et Coac. Prænot. § III, p. 571 , ed. Linden , t. 1.

horizontale, faiblement incliné de la tête aux
pieds, un peu penché sur l'un ou l'autre côté,
mais, au reste, posé mollement sur le lit, sans
affaissement ni agitation, et exécutant avec facilité les mouvemens qui lui sont nécessaires :
c'est une chose avantageuse qu'il ait la tête légèrement penchée sur la poitrine, le corps courbé
en avant, et les extrémités à demi fléchies.
*Decumbentem œgrum à medico deprehendi
convenit in latus dextrum aut sinistrum, et
manus et collum et crura modicè inflexa ha-
bentem, et totum corpus flexibile situm ; ità
enim plurimi ex sanis decumbunt* (1).

Plus l'attitude du malade s'éloigne du tableau
que je viens de tracer, et plus le pronostic est
fâcheux.

Ainsi c'est déjà un mauvais signe que le malade ne puisse rester couché que dans une position plus ou moins rapprochée de la perpendi-
culaire, et qu'il soit obligé d'avoir la tête fortement relevée et soutenue par plusieurs oreil-
lers : cela annonce un mouvement fluxionnaire
vicieux vers la poitrine ou le cerveau.

Il faut soupçonner une grande prostration des
forces, si le malade reste couché sur le dos, à
moins qu'il n'ait l'habitude de se coucher ainsi
dans l'état de santé : on portera le même pro-

____

(1) Hipp. l. c.

nostic si le malade ne peut pas, sans danger, demeurer quelque temps assis sur son lit.

On doit mal augurer des malades dont les mouvemens dans le lit ne sont pas libres et faciles, à moins que cela ne dépende d'une obésité extrême : *Converti autem facile ægrotum convenit, et in attollendo se levem esse oportet ; si verò gravis esse appareat et reliquo corpore et manibus et pedibus, majori cum periculo est* (1).

C'est encore un mauvais signe que le malade soit pesamment couché sur le dos dans un état d'abandon et d'affaissement qui ne lui laisse pas la facilité de se lever, de se retourner ou même de se mouvoir, et qu'il ait le corps fortement tendu et les extrémités plus ou moins étendues et roides : *At verò supinum jacere, et manus et collum et crura extenta habere, minùs bonum* (2).

Ce n'est pas un signe plus favorable d'être couché sur le dos; d'avoir les bras comme jetés loin du corps et les extrémités inférieures fortement écartées l'une de l'autre : c'est l'indice d'une grande faiblesse dans les forces motrices, d'une anxiété considérable et souvent le présage du

______

(1) Hipp. Prognostic. § VIII, p. 454.

(2) Hipp. Prognost. § III, p. 450, et Coacæ Prænot. § III, p. 571.

délire. Ces signes acquièrent encore une nouvelle intensité si le malade se découvre, quoiqu'il ait froid : *Si verò pedes quoque nudos
habere comperiatur, nec admodùm calidos, et
manus et collum et crura inæqualiter disjecta
ac nuda, malum est ; anxietatem enim significat* (1).

Les malades qui, étant couchés sur le dos,
ont les extrémités fléchies avec force, ainsi qu'on
le remarque après la mort, sont dans un grand
danger : *Lethale est crura supini jacentis valdè
incurvata esse ac complicata* (2).

Si, dans une maladie aiguë, le malade est
couché en travers de son lit ; s'il cherche à changer de position et qu'il porte ses pieds du côté
où doit être placée la tête ; s'il a les mains ou les
pieds pendans hors du lit sans cause connue,
on peut assurer qu'il éprouve de violentes douleurs, qu'il a une grande agitation, qu'il est
dans le délire et que sa mort est prochaine :
Cæteris quoque consentientibus.

C'est le signe d'une extrême oppression des
forces et même d'une mort prochaine, que le
malade reste pesamment couché sur le dos,
qu'il ait la tête penchée en arrière et le cou
saillant en avant ; ou bien que la tête étant for-

-----

(1) Hipp. l. c.
(2) Hipp. l. c.

tement penchée en avant, le menton soit comme spasmodiquement serré contre les clavicules. J'ai eu souvent occasion d'observer l'un et l'autre signes quelques heures avant la mort qui a lieu à la suite des fièvres ardentes bilieuses et des fièvres putrides ou malignes : *Pessimum verò erit ubi etiam corpus supinè decumbit , quasi projectum cadaver, ita ut omnia membra pros-trata sint, caputque in pulvinar erectum re-flectatur, aut sublato mento quicquid est ante-rioris colli emineat, aut mentum claviculis contiguum sit* (1).

Les forces vitales sont dans un état peu favo-rable si le corps du malade se porte constam-ment vers l'un ou l'autre bord du lit : j'ai vu souvent les malades prendre cette attitude et se diriger vers la ruelle dans la dernière période des fièvres putrides et des fièvres malignes.

C'est un signe bien plus fâcheux dans les ma-ladies aiguës, que le corps du malade penche vers les pieds du lit, et qu'il s'y porte sans cesse malgré les efforts que l'on fait pour le retenir vers le haut. J'ai vu, il est vrai, quelques ma-lades guérir après avoir offert ce signe funeste ; mais cela est rare : *Si verò etiam pronus fiat et de lecto ad pedes delabatur magis horren-*

---

(1) Prosper. Alpin. de præsagiendà vità et morte ægrotantium, p. 164. Francofurti et Lipsiæ, 1754.

dum est (1). Il faut cependant remarquer que ce symptôme, la chûte du corps vers les pieds, se rencontre quelquefois dans les paralysies complètes des extrémités, dans les douleurs arthritiques et rhumatismales des mêmes parties, et dans la plupart des maladies des enfans, sans qu'il soit d'une conséquence aussi grave. Dans ces différens cas, l'action des forces motrices des extrémités n'offre pas une énergie suffisante pour que ces extrémités, faiblement appliquées contre le lit, servent d'appui et de soutien à tout le corps entraîné par son propre poids ; mais ici ce défaut des forces motrices des extrémités ne suppose point l'abolition de toutes les forces vitales, comme cela a lieu pour le même cas dans les maladies aiguës en général : cette distinction est de la plus haute importance.

Lorsque les malades sont couchés sur le ventre sans en avoir l'habitude, on peut assurer ou qu'ils sont atteints de coliques violentes ou qu'ils sont menacés du délire : *In ventrem decumbere, si quis non sit adsuetus dum sanus fuit ita dormire, delirium significat aut dolorem locorum circà ventrem* (2).

C'est à tort qu'on a pensé que les malades atteints d'inflammation ou d'engorgement d'un

----

(1) Hipp. Prognost. l. c.

(2) Hipp. *ibid.*

des viscères de la poitrine ou de l'abdomen se couchaient constamment soit du côté du siége de la maladie, soit du côté opposé ; car les deux opinions ont été également mises en avant. L'expérience, éclairée par l'ouverture des cadavres, m'a convaincu que ce signe n'avait rien de constant, et qu'il n'était d'aucune valeur. Un grand nombre de lésions organiques différentes empêchent les malades de se coucher soit sur le dos, soit sur l'un ou l'autre côté ; mais rien n'offre plus de vague que la diversité de ces lésions, aussi bien que la différence de leurs résultats quant à l'attitude que gardent les malades (1).

Lorsqu'il y a épanchement séreux, sanguin ou purulent dans un des côtés de la poitrine, le malade se couche sur le côté où l'épanchement s'est formé ; et si l'épanchement existe des deux côtés, le malade se couche sur le dos ; ou même il reste assis sur son lit, si l'épanchement est considérable (2).

Si le malade change souvent de position, s'il s'agite dans son lit, s'il est tantôt couché et tantôt

______

(1) Consultez sur ce point : Theophili Boneti Sepulchretum, sive Anatom. Practic., etc.; editio altera, quam illustravit J. J. Mangetus, tomus 3, lib. IV, s. VII, p. 430 et suiv. de decubitu supino aut in latera impedito. Genevæ, 1700.

(2) Bonnet, l. c.

levé, si sans cause connue il cherche à sortir de son lit, cela suppose un état d'irritation extrême, une inflammation externe ou interne, une éruption prochaine ou déjà commencée ; on doit même craindre le délire et la mort. Cet état, qui précède sur-tout les grandes éruptions, est particulièrement familier dans la fièvre d'incubation de la petite vérole : *Frequens etiam situm permutandi cupiditas mala est, summam enim anxietatem declarat* (1). Galien avait déjà dit à ce sujet : *Inquieti verò et anxii sunt ægroti qui locum stare quique decubitum ferre nequeunt sed formas mutant, jactantur assiduè, inæqualiter moventur, agitantur atque æstuant* (2). Non content d'en avoir tracé le précepte, le père de la médecine a laissé en outre plusieurs exemples du danger attaché à ces grandes agitations. Silénus (3) eut de violentes anxiétés le sixième jour de sa maladie, et il mourut le onzième. La femme qui demeurait sur la place des Menteurs (4) fut très-agitée le

---

(1) Pezold, de Prognosi in feb. acutis, p. 5o, § 41. Lipsiæ, 1778.

(2) Galeni Opera lib. 1, de humoribus.

(3) Deuxième malade du premier livre, s. 3, des Epid.

(4) Douzième malade du troisième livre, s. 2, des Epid.

septième jour de sa maladie, et elle mourut le quatorzième.

Quelquefois cependant cette agitation, même quand elle se trouve jointe au délire, est le signe d'une hémorragie critique : *Quibus in morbis subita fit mentis perculsio cum inquietâ corporis jactatione, iis sanguinis eruptionem fore spes est* (1). Hippocrate nous en a donné un exemple dans la femme de Thaze (2); elle délira au troisième jour d'une fièvre maligne très-aiguë. Elle avait beaucoup d'agitation ; elle sautait sur son lit sans pouvoir se retenir : sa maladie fut jugée le même jour par l'apparition des règles.

Lorsque ces agitations précèdent les crises favorables, elles coïncident avec l'ensemble des signes heureux qui annoncent ces mouvemens salutaires de la nature.

SIGNES TIRÉS DE L'HABITUDE EXTÉRIEURE DU CORPS EN GÉNÉRAL.

Plus l'habitude extérieure du corps dans les maladies se rapproche de l'état ordinaire de la santé, et plus le pronostic est favorable. Au contraire, le pronostic est d'autant plus fâcheux,

____

(1) Hipp. Coacæ Prænot.

(2) Onzième malade du troisième livre, s. 2, des Epid.

que l'habitude extérieure s'éloigne davantage de cet état.

On doit regarder comme caractères de la santé une taille moyenne, une complexion médiocre, une chaleur modérée, cette couleur particulière et si agréable de carnation qui annonce sûrement la santé ; enfin, la juste proportion, l'harmonie relative de ces différentes conditions dans les diverses parties du corps. *Hominis enim bonus habitus natura quædam est*, dit Hippocrate, *quæ motum non alienum ex naturâ exquisivit, sed valdè congrua est et spiritu et calore et humorum concoctione* (1).

L'habitude extérieure du corps embrasse, 1° sa stature ; 2° sa grosseur.

1° *La stature*. Le travail de l'accroissement, considéré même dans l'ordre régulier de la nature, dispose à plusieurs maladies et par exemple aux fièvres éphémères, aux fièvres intermittentes, aux douleurs des articulations, aux engorgemens des glandes, aux hémorragies nasales, à la toux nerveuse, aux débilités d'estomac, aux divers dérangemens de la nutrition, etc.

Une stature moyenne, ou du moins proportionnée à la complexion de l'individu, est celle qui paraît la plus avantageuse à la santé. Les

____

(1) Hippocrate, lib. de præcept., p. 65, art. 9, ed. Linden, t. 1.

individus qui sont d'une petite taille relativement à leur complexion forte, sont sujets aux
anhélations, aux syncopes, aux apoplexies.

Une taille très-haute chez un individu d'ailleurs grêle, est l'indice d'une débilité générale,
et sur-tout le signe d'un affaiblissement relatif
des organes de la respiration.

Autant une grande taille est élégante et agréable dans l'âge adulte, autant elle est à charge et
fâcheuse dans la vieillesse. En général, les hommes de haute taille vieillissent plus facilement et
plus vite que ceux qui sont moins grands, et
leur vieillesse est aussi plus incommode, parce
qu'ils se voûtent et se courbent plus fortement
et d'une manière plus sensible que les autres :
*Longa corporis statura in juventute quidem
degendá liberalis nec indecora ; in senectute
verò inutilis et brevitate deterior* (1). Ailleurs
Hippocrate a dit dans le même sens : *In œtatis
vigore omnia gratiora sunt ; in desinente verò
œtate contrà* (2).

Un accroissement trop rapide et auquel les
forces de la nature semblent ne pas pouvoir suffire, ou auquel elles suffisent à peine, est d'un

______

(1) Hipp. Aphor. 54, sect. 2.

(2) Hipp. lib. de præception. n. 11.

V. aussi Celse, lib. 2, cap. 1, p. 43 : il a copié
Hippocrate.

mauvais augure : presque toujours il en résulte un amaigrissement extrême, la consomption, la fièvre hectique, la phthisie pulmonaire et même la mort.

Un semblable accroissement est sur-tout fâcheux lorsqu'il a lieu à la suite et pendant la convalescence d'une maladie aiguë, durant le cours de fièvres intermittentes, en même temps qu'une affection chronique grave, etc. L'accroissement est alors l'effet d'une faiblesse considérable de la constitution ; et les accidens mentionnés plus haut en sont la suite inévitable.

Une élongation sensible et très-rapide qui survient pendant le cours d'une maladie aiguë aux approches des époques des crises, et qui se trouve jointe à d'autres symptômes dont le pronostic paraît fâcheux, est un signe mortel. J'ai vu plusieurs fois de pareilles augmentations de la taille précéder la mort de peu de jours.

2° *Grosseur du corps.* Dans l'article relatif à la grosseur du corps, j'aurai à traiter de l'embonpoint, de la maigreur et de la tuméfaction du corps.

A. *L'embonpoint excessif.* Autant un embonpoint médiocre est avantageux pour la santé, autant l'embonpoint excessif devient fâcheux : *Bene habitâ athletarum valetudo ad summum progressa, ubi ad plenitudinis extremum pervenerit, lubrica est cum non possit eodem statu permanere, neque quiescere. Quandoquidem verò non quiescit, neque jam potest in melius progredi reliquum est ut in deteriùs labatur. His igitur de causis pleniorem illum corporis habitum, haud cunctanter solvere expedit, quo corpus alterius nutricationis initium sumat...(1).*

Celse a dit dans le même sens : *Si plenior aliquis et speciosior et coloratior factus est suspecta habere bona sua debet* (2).

Cet état pléthorique de la constitution qu'on peut, jusqu'à un certain point, regarder comme un état maladif, dispose singulièrement à plusieurs maladies, et il agrave celles qui existent. C'est de cette manière qu'il faut interpréter, et c'est sous ce point de vue qu'il convient d'entendre tout ce qu'on a écrit sur les inconvéniens des constitutions athlétiques et sur les avantages des constitutions faibles (3). Citons à ce sujet les vers suivans :

---

(1) Hipp. Aphor. 3, s. 1.

(2) Celse, de re medicâ, lib. II, cap. 2, p. 48.

(3) De vehementiâ ægrotandi et facilitate moriendi hominum robustiorum præ imbecillioribus à D. Friese. Regiom. 1723.

De frequentiori hominum imbecillium salubritate præ robustis, auct. Hilscher. Luneburg, 1713.

De solvendo bono corporis habitu secundùm Hip-

Omen habet moles pinguedinis auctæ ;
Illa gravat corpus, dum ventris pondus obesi
Membra sopita premit, dum lentos impedit artus
Pondus iners, crescitque malum, ceu viscera tantam
Accumulant adipem, invenit vigor ipse salutis.
Hinc varii plenos homines invadere morbi
Plus aliis quandoque solent ; inopina timentur
Fata magis ; tumidus tales non præterit hydrops (1).

Les individus qui sont arrivés à ce haut degré d'embonpoint se trouvent privés, en totalité ou en partie, de la liberté des mouvemens ; leurs fonctions s'exécutent lentement et avec peine : leur vie semble être incomplète. *In carnis copiam convertitur talem corpus, ut ne progredi quidem sine tristitiá possit* (2). Et plus haut le médecin de Pergame dit : *Plenitudo tanta existens ut et vim vitæ gravet....* (3).

Les personnes grasses et replètes vieillissent plutôt que celles qui sont maigres et sèches. C'est

---

pocratem, etc., à D. Ch. M. Adolpho. Lips. in-4°. 1741.

De athleticâ fallaci sanitate, à D. Alberto. Halæ, 1754.

Des avantages d'une constitution faible, par M. Fouquier Maissemi : in-8°. Paris.

(1) Hebenstr. de Hom. p. 216.

(2) Galen. Method. med. XIV.

(3) Galen. l. c. IX.

un fait d'observation générale que Pline a exprimé en ces termes : *Pinguia corpora faciliùs et citiùs senescunt* (1).

La viabilité de ces individus est par conséquent en général moindre, et cela d'abord parce qu'ils vieillissent plus tôt, mais ensuite parce que l'état d'obésité dispose à un grand nombre de maladies auxquelles les personnes maigres et sèches sont bien moins sujettes : *Naturâ admodùm crassi celeriùs intereunt quàm graciles* (2). L'apoplexie, les syncopes, les assoupissemens, le vertige, les asthmes, les anhélations, l'angor de la poitrine, le catarrhe suffoquant, l'hydropisie, les fièvres humorales dégénérant facilement en putrides sont des maladies très-communes aux personnes grasses et replètes : *Obesi plerumque acutis morbis et difficultate spirandi strangulantur, subitòque sœpè moriuntur, quod in corpore tenuiore vix evenit* (3).

C'est un mauvais signe dans le cours des diverses affections morbifiques, que l'embonpoint reste tel qu'il était en pleine santé, et qu'il ne diminue pas en raison de la gravité et sur-tout de la longueur de la lésion. On doit craindre alors la dégénération maligne et la mort, ou tout

______

(1) Pline, Opera, lib. II, cap. 37.

(2) Hipp. Aphor. 44, s. 2.

(3) Celsi, de re med. lib. 2, cap. 2, p. 47.

au moins la prolongation excessive de la maladie : *Corpus eorum qui non omninò leviter febricitant in eodem consistere et nihil concidere malum ; illud siquidem morbi diuturnitatem significat* (1).

Si, vers la fin d'une maladie aiguë, après qu'il s'est manifesté différentes crises et que le malade entre en convalescence, l'embonpoint reprend avant que le malade ait commencé à manger avec appétit, et avant que les fonctions digestives n'aient repris leur état naturel, il faut compter que la maladie n'est pas entièrement jugée, ou bien on doit craindre une rechûte.

C'est un signe avantageux que les maniaques et les mélancoliques reprennent de l'embonpoint, à proportion que l'aliénation mentale diminue. Si, avec l'augmentation sensible de l'embonpoint, la maladie reste toujours au même degré, il y a lieu de craindre l'incurabilité (2).

B. *Maigreur du corps.* Un degré modéré de maigreur, joint d'ailleurs à une bonne santé, est, sans contredit, l'état le plus favorable au libre exercice des fonctions de l'économie animale et des facultés intellectuelles. Mais lorsque l'amaigrissement est poussé plus loin, et que sur-tout il se trouve lié à un état maladif quel-

____

(1) Hipp. Aphor. 28, s. 2.

(2) M. Landré-Beauvais, Traité de Séméiotique, p. 369, § 907.

conque, on doit soupçonner l'existence d'une lésion plus ou moins forte du système de la nutrition.

L'émaciation peut être l'effet naturel de peines fortes et vivement senties, de veilles prolongées, de travaux excessifs, de grandes abstinences, de l'abus des liqueurs spiritueuses, de l'âge avancé, de maladies longues; et alors elle n'a d'autre valeur que celle qui est relative à la nature et à la gravité de la cause qui lui a donné naissance.

On craindra l'invasion d'une maladie grave, si l'amaigrissement survient sans causes suffisantes ou sans raison connue : *Si sine causá quis emacrescit, ne in malum habitum corpus ejus decidat metus est* (1). Chez les femmes enceintes, l'amaigrissement extrême et rapide, sans motif apparent, peut faire craindre un accouchement laborieux, ou même l'avortement : *Quæcumque utero gerentes febribus detinentur et vehementer extenuantur citrà manifestam causam, eæ difficulter et cum periculo pariunt, aut abortientes periclitantur* (2). Ailleurs le père de la médecine a dit également : *Citrà rationem facta colliquatio in uterum gerentibus abortiones indicat* (3).

____

(1) Celsi, de re med., lib. 2, cap. VII, p. 58.
(2) Hipp. Aphor. 55, s. V.
(3) Hipp. Coacæ Prænot., s. 3, n° 408, p. 575, t. I, edit. Linden.

Dans le principe de toute maladie aiguë, c'est un mauvais signe que le malade maigrisse trop vite et d'une manière trop forte ; c'est-à-dire, que les progrès de l'amaigrissement ne se trouvent pas en rapport avec les progrès de la maladie : il faut alors supposer une grande faiblesse, et craindre la malignité (l'ataxie), du moins comme complication. *Corpus eorum qui non omninò leviter febricitant, magis quàm ratio postulat extenuari malum ; imbecillitatem significat* (1). Celse a dit dans le même sens : *Mali morbi signum est nimis celeriter emacrescant* (2).

L'amaigrissement qui va toujours en croissant dans les diverses phthisies, dans les fièvres hectiques et dans les grandes suppurations, est un signe mortel.

L'amaigrissement de tout le corps est d'un très-mauvais augure dans l'ascite, sur-tout si l'abdomen prend au contraire une augmentation sensible par l'accroissement de la sérosité épanchée ; dans ces cas, la tuméfaction du corps est moins fâcheuse, quoiqu'il valût mieux cependant que ni l'un ni l'autre de ces accidens n'eussent lieu : *Ubi superiores partes in ascite valdè macrescunt,* consentiente Swietenio, *ab* Aetio, *mali ominis habetur, ejusque pejoris, quò*

---

(1) Hipp. Aphor. 8, s. II.
(2) Celsi, de re medicâ, lib. 2, cap. IV, p. 51.

magis contabescunt, cum eâdem ratione ple-
rumque abdomen intumescit. Quandoque et
extrema emaciantur vel colliquefiunt quod dic-
titante Hippocrate *malum habetur, præstat-*
que potiùs illa esse tumefacta, etsi optimum
sit horum nihil adesse (1).

L'amaigrissement opiniâtre et long-temps prolongé, à la suite de maladies aiguës, de phlegmasies opiniâtres, est le signe d'une fièvre hectique prochaine et de la consomption mena-
çante. Très-probablement il existe alors un foyer
de suppuration, d'engorgement, ou du moins un
principe d'irritation violente. Dans tous les cas,
l'amaigrissement est d'autant plus fâcheux, qu'il
a lieu d'une manière plus rapide.

Dans les maladies aiguës, qui, quoique graves,
suivent une marche régulière, et qui doivent se
terminer par la guérison, souvent l'amaigrissement ne devient sensible qu'à la fin de la maladie, lorsque la nature a produit les diverses
crises destinées à lui servir de solution complète.

Si, à la suite d'une convalescence plus ou
moins longue, le malade continue à rester
maigre, quoiqu'il mange assez bien, on doit
s'attendre à une rechûte grave, à moins qu'on ne
s'attache promptement à rétablir, par des moyens

____

(1) De Prognosi in hydrope. Dissert. inaugur., auctore Otto. Henrico Knorre. Goettingæ, 1781, p. 39.

convenables, l'état naturel des fonctions nutritives. *Qui ex longis morbis sese refocillantes cibum bene sumunt ac nihil proficiunt, ii maligne recidivam incidunt* (1).

Lorsque, dans une bonne convalescence, les malades ne prennent pas assez vîte de l'embonpoint, on peut augmenter la quantité des alimens, si toutefois les forces digestives le permettent.

Chez les enfans, et même chez les adultes, l'amaigrissement peut être un signe d'affection vermineuse: dans ce cas-là, indépendamment de l'ensemble des symptômes qui le caractérisent, l'appétit, bien loin de diminuer, augmente; cela est sur-tout vrai des individus attaqués du tænia.

La jalousie est, chez les enfans, une cause funeste d'amaigrissement; et quand celui-ci est porté à un certain degré, la mort en est presque toujours la suite; alors la jalousie, qui est chez eux une véritable maladie, n'est plus susceptible de guérison.

C. *Tuméfaction du corps.* Les signes déduits de la tuméfaction du corps en général sont peu nombreux; ils le sont au contraire beaucoup pour la tuméfaction de chaque partie: je ne parlerai ici que des premiers; les autres se présenteront chacun à la place qui lui est propre.

______

(1) Hipp. Coacæ Prænot., s. 1, n° 179, p. 531.

La tuméfaction générale du corps peut être inflammatoire, œdémateuse ou emphysémateuse.

La première se rencontre dans les fièvres ardentes, dans les fièvres angioténiques ou inflammatoires, dans les phlegmasies, dans les grandes éruptions; ses principaux caractères sont la rougeur, la chaleur, la douleur et un sentiment de tension poignante dans toute l'habitude du corps.

En général, plus cette tuméfaction est forte, plus la maladie est intense; mais lorsque ce symptôme est en rapport avec la nature de la lésion, il n'a rien de fâcheux, tant que sa marche est régulière.

Si cette tuméfaction cesse subitement et sans cause connue, avant que la maladie ne soit jugée, c'est d'un mauvais augure : on doit craindre une prolongation excessive de la maladie, le délire et même la mort.

Si elle se prolonge au-delà de l'époque critique, et même après des crises plus ou moins favorables, on peut assurer que la maladie n'est pas entièrement jugée, et l'on doit s'attendre à une rechûte.

Cette tuméfaction, favorable dans toutes les grandes éruptions, l'est sur-tout dans la petite vérole; ici il est bon que la tuméfaction aille en croissant depuis la période d'invasion jusqu'au moment de la desquammation, et qu'elle parcoure les différentes parties du corps, en allant graduellement de la tête aux pieds.

Mais c'est un mauvais signe que la tuméfaction se prolonge au-delà de cette époque et jusqu'à la convalescence; il faut craindre alors l'anasarque ou l'ascite.

C'est aussi un mauvais signe dans les grandes éruptions, dans la petite vérole sur-tout, que cette tuméfaction se prolonge sur une partie, lorsqu'elle cesse sur celles qui l'avoisinent; on doit craindre la formation de dépôts plus ou moins graves sur la partie restée en tuméfaction.

Aux approches de l'apoplexie sanguine, et pendant l'attaque, le corps acquiert une sorte de tuméfaction inflammatoire, plus prononcée sans doute sur la face, mais qui souvent est très-sensible sur toute l'habitude du corps.

La tuméfaction œdémateuse du corps a lieu à la suite des fièvres intermittentes, des quartes sur-tout; pendant le cours des maladies chroniques de longue durée; chez les individus qui ont fait un abus habituel des liqueurs spiritueuses, etc.

Ses principaux caractères sont la pâleur, l'indolence, la froideur, la mollesse, la propriété de céder facilement à l'impression du doigt et de la conserver, un sentiment d'embarras et de gêne dans tout le corps.

L'œdème est presque toujours symptomatique

d'une lésion organique quelconque dans un viscère ou dans une des cavités du corps humain.

La tuméfaction œdémateuse du corps est pernicieuse dans les maladies aiguës : *Aquæ porrò inter cutem ex acutis morbis obortæ omnes malæ sunt* (1).

L'œdême qui se manifeste pendant le cours d'une maladie aiguë est moins funeste que celui qui arrive à la fin de la maladie et à l'époque de la convalescence.

L'œdématie générale est une terminaison fâcheuse dans toutes les maladies, et particulièrement dans les fièvres intermittentes ; il n'en est pas de même des œdèmes partiels : quelquefois ils servent de crise salutaire aux maladies aiguës, et alors ils sont accompagnés de l'ensemble des signes qui caractérisent une crise heureuse.

L'œdême est, dans quelques circonstances, l'effet de la suppression d'une évacuation habituelle devenue nécessaire, ou d'une maladie éruptive, et alors il constitue un signe funeste, et ne se dissipe guère que par le rétablissement de cette même voie d'excrétion passée en habitude, par le retour de l'éruption.

L'œdême qui arrive pendant la grossesse se dissipe le plus souvent à l'époque de l'accouchement. S'il persiste après les couches, on doit

---

(1) Hipp. in Progn. § VIII, n° 1, p. 453. Linden.

craindre l'engorgement de quelque viscère, l'asthme, une maladie organique du cœur, etc.

L'œdématie générale se termine en général et se dissipe spontanément après des sueurs abondantes, des urines copieuses ou une diarrhée : on voit quelquefois l'œdématie partielle se terminer par des engorgemens ou des nodosités d'apparence squirreuse.

La fièvre scarlatine est fréquemment suivie d'une œdématie générale qui se déclare du neuvième au onzième jour, et qui se termine trop souvent par des épanchemens de sérosité dans la poitrine ou dans l'abdomen.

On trouve dans les actes des Curieux de la Nature un fait d'enflure comme œdémateuse de tout le corps, produite par une terreur violente.

Aux approches de l'apoplexie séreuse, l'habitude du corps offre une sorte de tuméfaction œdémateuse qui avait été observée par Van-Swieten : *Ubi*, dit-il, *pituitosa (apoplexia) lenta, cacochymia adest, turget corpus, sed frigido tumore* (1).

La tuméfaction œdémateuse qui a lieu dans les affections scorbutiques graves est un signe toujours fâcheux, et le plus souvent mortel.

____

(1) G. Van-Swieten Commentar. in Herm. Boerhaave Aphorism. de cognoscendis et curand. morb., t. III, § 1020, p. 293, de Apoplexià.

Cette tuméfaction est encore plus fâcheuse dans les fièvres putrides, que l'on pourrait considérer comme l'état aigu des affections scorbutiques : *Tristis pariter status denuntiatur si, quod in putridis febribus quandòque accidit, totus œgrotantis habitus turgidior apparet; siquidem idipsum summam fibrarum atoniam, putridamque humorum resolutionem ostendit* (1).

L'emphysème est une tuméfaction produite par l'infiltration de l'air dans le tissu cellulaire. Les caractères de cette tuméfaction sont la couleur blanche et luisante de la peau, la mollesse, l'élasticité, l'indolence, et, dans quelques cas seulement, la crépitation produite par la compression. Cette tuméfaction, qui ne conserve pas l'impression du doigt explorateur, a lieu à la suite des grandes plaies et des plaies pénétrantes de l'abdomen, dans l'hypocondrie, dans l'hystéricie, dans quelques maladies nerveuses aiguës, pendant la grossesse, durant le cours de certaines phlegmasies, soit aiguës, soit chroniques, etc. Quelquefois aussi l'emphysème complique l'hydropisie, ou termine les fièvres intermittentes. Dans tous ces cas, ce symptôme ne change presque rien au pronostic général de la maladie.

L'emphysème qui se manifeste dans les petites

____

(1) Pezold, de progn. in feb. acut., cap. 2, § 34, p. 45.

véroles confluentes, et particulièrement à l'époque de la desquammation, est toujours funeste.

J'ai vu une fois la fièvre scarlatine abandonnée à elle-même, et l'individu qui en était atteint
livré, pendant le cours de la maladie, à toutes
les inclémences de l'air, se terminer par un
emphysème général, et, peu de jours après, par
la mort.

M. Pugnet a vu la tuméfaction emphysémateuse de tout le corps, et spécialement de la poitrine et du bas ventre, sur les cadavres des individus qui avaient succombé à la fièvre pestilen-
tielle qu'il a observée à Damiette. « Lorsqu'on
ouvrait, dit-il, une issue à l'air renfermé dans
ces tumeurs flatulentes, il s'échappait avec bruit
et infectait rapidement une portion de l'atmosphère (1). »

SIGNES TIRÉS DE L'ÉTAT GÉNÉRAL DE LA PEAU.

Les principales altérations de la peau, celles
sur-tout qui fournissent d'utiles matériaux au
séméiologiste, sont relatives, 1º à sa couleur;
2º à sa température; 3º à son humidité ou à sa
sécheresse; 4º à ses inégalités.

1º *Couleur de la peau.* La couleur naturelle

---

(1) Pugnet, Mémoire sur les Fièvres de mauvais
caractère du Levant et des Antilles, etc. p. 167. Paris,
in-8º. 1804.

de la peau, celle qui se trouve propre à l'état habituel de santé de l'individu, est en général d'un heureux présage. Il faut cependant que dans le cours des maladies diverses cette couleur change pour se trouver en rapport avec les autres symptômes, et alors ces changemens ne sont que d'un bon augure. Ainsi, par exemple, il vaut mieux que, vers le milieu ou à la fin des maladies, la peau soit pâle et décolorée : si elle restait rouge, ou même de couleur naturelle, on devrait craindre que la maladie ne fût pas entièrement jugée.

Les principales modifications dont la peau est susceptible quant à ses couleurs, se rapportent bien plus au diagnostic qu'au pronostic : je ne m'occuperai que de cette dernière considération.

La couleur rouge fortement prononcée de la peau, est le signe d'une inflammation quelconque, ou du moins l'indice d'une irritation violente. Si cette couleur est habituelle à l'individu, on peut le considérer comme dans un état de prédisposition constante à l'apoplexie.

Si cette rougeur existe isolément sur quelque partie avec tuméfaction et prurit, cette partie sera le siége d'un érysipèle.

Si, dans une éruption ou pendant une inflammation quelconque, la rougeur cesse subitement sans cause apparente, c'est d'un très-mauvais signe : cela indique une extrême prostration des forces, une métastase à l'intérieur, ou même la gangrène prochaine de la partie enflammée.

Dans les maladies aiguës, la pâleur excessive de la peau est un signe fâcheux. Pour que la pâleur ne soit pas, dans ces cas, de mauvais augure, il faut qu'elle augmente progressivement avec les différentes périodes de la maladie, et qu'elle se dissipe ensuite à mesure que la convalescence arrive. S'il en est autrement, on doit craindre la rechûte ou une maladie chronique.

La peau est pâle et blême dans la première période des inflammations aiguës ou chroniques des viscères ; plus tard, cette couleur prend une teinte olivâtre.

Lorsque dans les maladies aiguës la pâleur de la peau passe à la lividité, c'est d'un très-mauvais présage ; la maladie devient alors ou putride (adynamique), ou maligne (ataxique). Si la lésion a déjà l'un de ces deux caractères, et que la lividité existante aille en augmentant, la mort est à-peu-près certaine.

Une couleur verdâtre de la peau, tendant à la lividité ou au noir, est de mauvais augure, surtout dans les maladies aiguës : *Livores oborientes in febre brevi mortem affore denuntiant* (1). Le jeune homme qui demeurait sur la place des

___

(1) Hipp. Coac. Prænot., § 1, p. 527, t. 1.

Menteurs eut les extrémités livides et froides au troisième jour de sa maladie, et il mourut le septième (1). Il faut en dire autant d'Érasime qui habitait auprès du torrent du Bootas : le cinquième jour, les parties supérieures du corps se montrèrent livides et froides, et le malade mourut le même soir (2).

On observe assez fréquemment cet état de la peau dans les ulcérations profondes du foie et dans les suites de certains empoisonnemens; on l'a observé sur-tout dans les maladies pestilentielles, et alors la mort est très-prochaine (3).

La couleur livide de la peau est promptement suivie de la mort chez les hydropiques, et spécialement dans les cas d'hydropisie ascite.

La lividité de la peau est quelquefois l'un des signes du scorbut arrivé à sa dernière période ; le plus ordinairement, dans cette maladie, il existe des taches de cette couleur à la peau; souvent aussi la peau des scorbutiques est jaunâtre.

La couleur jaune de la peau prend le nom d'ictère. L'ictère est essentiel ou symptomatique. Je ne m'occuperai que de ce dernier ; l'autre est entièrement étranger à la science du pronostic.

Lind a noté plusieurs fois la couleur ictérique

---

(1) Hipp. troisième livre des Epid., s. 1, 8e malade.

(2) Hipp. premier livre des Epid., s. 3, 8e malade.

(3) Thucydid., de Bello Pelopon., II, 49.

de la peau parmi les signes de l'invasion prochaine des maladies contagieuses aiguës.

L'ictère symptomatique est d'un mauvais augure dans les maladies aiguës, s'il a lieu avant l'époque critique ; il est au contraire très-avantageux lorsqu'il paraît en même temps que la crise, pourvu toutefois qu'il ne coïncide pas avec une lésion du foie : *Morbus regius antè septimum diem accedens malum ; septimo verò ac nono et undecimo ac decimo-quarto judicatorius est, si non præcordia induret ; sin minùs ambigua res est* (1).

Cette observation se présente souvent dans les fièvres putrides, quoi qu'en ait dit Pezold (2). Sarcone l'a également remarqué dans la maladie épidémique de Naples : il note parmi les signes avantageux qui se présentèrent pendant le cours de cette maladie l'ictère qui survenait à la fin de la seconde semaine, au dix-septième ou au vingt-unième jour, et qui était suivi de calme et de repos dans toute la machine (3).

Cela est également vrai de l'ictère qui a lieu

----

(1) Hipp. Coac. Prænot., § 1, n° 172, p. 531, t. 1. V. aussi de victu in acut., § 54, p. 313, t. 2.

(2) Ouv. cité, p. 48, § 37.

(3) Sarcone *Istoria ragionata dei mali osservati in Napoli nell' anno* 1764. Napol. 1765, in-8°. t. 2, § 438.

dans la fièvre jaune : *Si enim effusio flava die secundo et tertio appareat malum omen est, præcipuè pulsu debili, tum certè mors pallida atro pede ostia pulsat : si verò die sexto vel septimo res salvæ sunt, pulsu non subsidente, tunc enim morbus mitis est* (1).

L'ictère qui a ainsi servi de crise à une maladie aiguë, devient quelquefois chronique, et ne se dissipe qu'à la longue et spontanément, après avoir résisté aux plus puissans secours de l'art.

L'ictère sert quelquefois de crise aux violentes coliques : *Solvitur colica.... ictero* (2).

Dans les inflammations aiguës ou chroniques du foie, la couleur ictérique de la peau n'a d'autre signification que celle qui se rapporte à la gravité de la maladie ; gravité assez ordinairement proportionnée à l'intensité de l'ictère. Il faut en dire autant de l'ictère dans le *causus*, dans les fièvres bilieuses intenses telles qu'on les observe sur les habitans de quelques

______

(1) J. Moultrie, Diss. de febre malignâ biliosâ Americæ (flavâ). Edinburgi, 1749, Collection de Baldinger, t. 1, p. 179.

V. aussi, dans la même Collection, la Dissertation précédente par Makittrick, et en général ceux de nos contemporains qui ont le mieux écrit sur la fièvre jaune.

(2) Klein, cité, p. 70.

cantons méridionaux de la France et de tous
les pays chauds, dans l'ictère des nouveau-nés.

L'ictère qui passe à la couleur verdâtre, et qui
devient ensuite d'un jaune clair, est sur le point
de se dissiper entièrement.

Chez les vieillards, on remarque quelquefois
à la suite des fièvres intermittentes quartes sur-
tout, une couleur noire de la peau; quand cela
arrive, on doit craindre la consomption sénile.

La peau qui varie fréquemment de couleur
dans les maladies aiguës, est un signe mortel ou
le signe de la prolongation excessive de la maladie. Dans tous les cas, cela suppose un violent
état nerveux de la constitution : *Et ubi toto
corpore mutationes contingunt, ut si corpus
refrigeretur rursumque calefiat, vel color alius
ex alio oriatur, morbi longitudinem significat* (1).

2° *Température de la peau.* Je ne considérerai ici cette partie de la séméiotique que dans
son acception la plus simple, et je ferai abstraction de tout ce qui a rapport aux horripila-
tions, au rigor, etc. Ces différens symptômes
étant des affections de toute l'économie, de véritables modifications de l'irritabilité, je n'en parlerai que lorsque je traiterai des signes tirés des
diverses altérations de cette faculté vitale.

______

(1) Hipp. Aphor. s. 4, n° 40.

Quoique la chaleur du corps humain doive être arrêtée en général entre le 30e et le 34e degré (th. de R.) ou entre le 37e et le 42 deg. (th. centigr.), il existe néanmoins pour chaque individu une variation telle, qu'on ne peut statuer rien de fixe à cet égard. Au surplus, les variations thermométriques de la peau importent peu au médecin ; la sensation du malade et le tact du médecin et des assistans deviennent à cet égard le régulateur suprême, le plus sûr thermomètre.

On doit regarder comme chaleur naturelle de la peau une température modérée, à peine perceptible au tact, douce, égale, accompagnée d'une légère moiteur, et suivie d'une certaine sensation de bien-être répandue dans tout le corps : *Optimum verò est et totum corpus æqualiter calidum esse ac molle* (1).

Plusieurs circonstances accidentelles peuvent faire varier la chaleur du corps humain, sans que ces variations aient rien de morbifique. Ces circonstances sont la température de l'atmosphère ou de l'air ambiant, les couvertures et les vêtemens, l'exercice, le travail de la digestion, l'abus des liqueurs fortes et des alimens épicés, etc.

Les variations de la chaleur qui doivent être

---

(1) Hipp. in Prognost. § 8, n° 12, p. 454, t. 1.

considérées comme morbifiques, sont précédées, accompagnées ou suivies d'un plus ou moins grand nombre de symptômes maladifs.

L'augmentation de la température de la peau, désignée par le mot chaleur à la peau, est un des symptômes de la fièvre, des inflammations, et plus généralement de tout état d'excitation violente. Cette chaleur prend un caractère d'âcreté bien connu des praticiens, elle est mordicante au tact dans les fièvres ardentes, dans les causus et dans les fièvres bilieuses fortes. Lorsque ce caractère est porté à un certain point, et qu'il s'y joint une sécheresse extrême, on doit s'attendre aux dégénérations putride ou maligne.

Les inégalités de température sur les différentes parties du corps sont toujours un signe fâcheux, et, le plus souvent, le signe de l'état malin ou ataxique. C'est ainsi que dans les maladies aiguës la chaleur forte d'une joue pendant que l'autre est froide, indique une complication de malignité ou d'ataxie plus ou moins prononcée. Il faut en dire autant des alternatives irrégulières de chaleur et de froid; presque toujours alors la maladie est grave. Pithion de Thase éprouva ces alternatives avec d'autres symptômes fâcheux dans différentes époques de sa maladie, et il mourut le dixième jour (1). Souvent cepen-

____

(1) Hipp. Epid. 3e liv. s. 2, 3e maladé.

dant ces alternatives n'indiquent que la prolongation de la maladie. *Et ubi*, etc. (1). Le principal symptôme de la maladie de la femme d'Epicrate est sans contredit cette alternative de froid et de chaud; aussi ne fut-elle entièrement guérie qu'au quatre-vingtième jour (2).

Les inégalités de la température de la peau sont aussi un mauvais signe dans les maladies typhoïdes.

Chez les phthisiques, la chaleur plus forte d'une joue, d'une des mains, ou même d'un pied, désigne que c'est sur le poumon correspondant que siége le principal foyer de la maladie.

Si les parties extérieures sont froides pendant que le malade se plaint d'une chaleur brûlante à l'intérieur, état qui constitue la fièvre lypyrique des Anciens, la maladie est grave et dangereuse; il y a probablement inflammation forte de quelque viscère : *In febribus non intermittentibus, si partes externæ sint frigidæ, internæ verò urantur et siticulosæ sint, lethale est* (3).

Le refroidissement de la peau est en général

---

(1) Hipp. Aphor. s. 4, n° 40, cité à la p. 226.

(2) Hipp. Epidém. premier livre, s. 3, 5° malade.

(3) Hipp. Aphor. s. 4, n° 48. Voyez aussi les Prénot. Coaq. sect. 1, n° 165.

le signe d'une concentration vicieuse des mouvemens et des forces à l'intérieur.

Si ce refroidissement, peu ou point sensible
pour le malade, ne l'est guère qu'au tact des
assistans, c'est le signe d'un état nerveux violent
et l'indice d'une mort prochaine, s'il est joint à
une grande débilité et à plusieurs autres signes
mortels.

La peau des hydropiques présente un caractère particulier de froid humide, qui n'échappe
point aux praticiens exercés.

La chaleur, aussi-bien que le froid, fixés sur
une partie quelconque aux approches d'une maladie, annoncent que cette partie sera le siége
de la lésion : *Et quâ corporis parte calor inest
aut frigus, ibi morbus est* (1).

3° *Humidité et sécheresse de la peau.* On
s'attend sans doute que je ne prendrai également
cet état de la peau que dans son acception rigou-
reuse, et que je ne parlerai pas du tout des
sueurs qui doivent naturellement trouver leur
place à l'article des sécrétions.

Nous avons déjà vu plus haut que c'était un
très-bon signe que la peau conservât une moiteur douce et égale.

La peau qui est trop humide suppose un état
d'affaiblissement plus ou moins considérable, et

____

(1) Hipp. Aphor. s. 4, n° 39.

se rapproche beaucoup de la sueur qui a presque toujours un caractère morbifique plus ou moins inquiétant.

La moiteur excessive de la peau, sur-tout dans le principe des maladies, laisse craindre une maladie grave, maligne et mortelle, et caractérise sur-tout un affaiblissement considérable. Ces signes sont d'autant plus fâcheux, que cette moiteur est plus abondante, et qu'elle dure plus long-temps : *Malus mador est qui sub morbi principio evenit : nam ægri debilitatem, morbi malignitatem, et periculum denuntiat : pessimus qui continuus et copiosus est* (1).

La moiteur générale de la peau chez les phthisiques ne tarde pas à amener les sueurs copieuses qui sont si rapidement suivies de la mort.

Une moiteur égale, douce et suivie d'un soulagement sensible, précède souvent les crises les plus salutaires, celles sur-tout qui doivent se faire par les sueurs.

La sécheresse et l'aridité de la peau, dans le principe d'une maladie aiguë, signalent l'invasion d'une fièvre inflammatoire ou d'une fièvre bilieuse ardente.

Si ce même état de la peau persiste long-temps

---

(1) Gruner. Semiotice physiolog. et patholog. gener. complexa. Halæ Magdeburg., 1775, p. 560.

après une maladie aiguë ou pendant le cours d'une maladie chronique, il faut craindre la fièvre hectique, la consomption et même la phthisie, si d'ailleurs il s'y joint quelques symptômes qui annoncent cette dernière maladie.

La sécheresse et l'aridité de la peau appartiennent en général à la période d'irritation de la maladie : tant qu'elles subsistent sans intermission, on peut assurer qu'il n'y a encore ni coction ni crise. Quelquefois cependant, après que cet état de la peau a été remplacé par la moiteur, cette moiteur cesse à son tour pour faire place à la sécheresse par suite du travail de la crise : alors la crise est prochaine ; elle est annoncée par les signes qui lui sont propres, et la sécheresse de la peau ne dure jamais bien long-temps.

La sécheresse et l'aridité de la peau, prolongées au-delà de la période d'irritation, et accompagnées d'une tension plus ou moins considérable, sont le signe d'une mort prochaine. La femme de Déalcez à Thase offrait tous ces caractères au dix-neuvième jour d'une fièvre maligne ; elle mourut le vingt-unième jour (1). Le jeune homme de Mélibée offrit le même signe le dixième jour de sa maladie, et il mourut le vingt-quatrième (2).

____

(1) Hipp. lib. 3 Epidem., ægr. 15.
(2) *Ibid.* ægr. 16.

4° *Inégalités de la peau.* En traitant des inégalités de la peau, je ferai abstraction des taches
critiques, des éruptions et des diverses ulcérations. Chacun de ces points, de même que je
l'ai dit pour les sueurs, faisant partie des sécrétions et des mouvemens automatiques de la nature, devra trouver place ailleurs.

La peau, considérée quant à sa surface, offre,
dans l'état naturel, de petites éminences connues
sous le nom de papilles nerveuses, des rides
légères de différente espèce, des pores plus ou
moins sensibles à l'œil nu, et des poils qui en
rendent l'aspect assez inégal.

Plus unie, la peau se trouve dans un état
pathologique, ainsi qu'on l'observe dans l'œdème,
la leucophlegmatie, l'emphysème, les hydropisies diverses, etc.

La peau qui, étant froide et sèche, se recouvre d'un grand nombre de petites inégalités
de couleur de la peau elle-même, constitue ce
qu'on appelle la chair de poule, *cutis anserina.*
Cet état de la peau a lieu à l'invasion de la première période des accès de fièvre intermittente,
et souvent dans les premiers temps des maladies
éruptives contagieuses.

SIGNES TIRÉS DE LA FACE EN GÉNÉRAL.

Les philosophes, les moralistes et les politiques ont fait une étude particulière des mouvemens du visage considérés dans leur correspondance avec les passions de l'ame ; ils ont même rédigé en corps de science l'ensemble de leurs observations. C'est sur-tout à Lavater que nous devons les élémens de la physiognomonie, et plus particulièrement les prétentions exagérées sur lesquelles elle s'est élevée.

Quoi qu'il en soit, la correspondance des passions de l'ame avec les mouvemens des traits du visage a été saisie par un grand nombre d'observateurs du cœur humain. Cicéron appelle le visage le langage tacite ou muet de l'ame ; et Sénèque, que l'on doit regarder sans doute comme un de nos moralistes profonds, a dit avec raison qu'à peine il peut s'élever quelque passion violente en nous, sans qu'elle soit sur-le-champ peinte d'une manière visible sur notre visage.

C'est sur-tout dans les fastes de la peinture et de la sculpture, que l'on peut puiser des preuves nombreuses de la correspondance des passions avec les traits de la figure ; le Méléagre de Lebrun, l'Ecorché de Claissens, le Laocoon, etc., suffisent pour nous faire voir jusqu'à quel point est portée l'expression des sentimens, de la douleur par exemple, sur la figure : il est remarquable cependant, par rapport au Laocoon, que dans cette étonnante production des arts ce n'est pas sur le visage seul qu'on trouve l'expression de la souffrance ; elle est encore empreinte sur le tronc, sur les bras, sur les jambes, enfin sur chaque partie du corps, dont les moindres détails annoncent et expriment des souffrances atroces.

L'importance de l'étude de la physiognomonie morale pour le médecin n'est pas moins évidente ; elle doit servir d'introduction à la connaissance de la physiognomonie médicale (1).

Hippocrate avait bien senti la nécessité de cette étude ; on le voit dans plusieurs endroits de ses ouvrages, et notamment dans le livre *de morb. vulg.*, *lib.* 2, *sect.* 5. Voyez une note que j'ai ajoutée au Mémoire déjà cité (2).

La physiognomonie médicale se rapporte ou au diagnostic ou au pronostic des maladies. Il est certain qu'un grand nombre de lésions répandent sur les traits du visage une expression particulière ; je l'ai déjà remarqué plusieurs

____

(1) V. un Mémoire sur la physiognomonie, par le Docteur Bourges, inséré par extrait, t. XVIII, p. 129 du Journal général de Médecine.

(2) Page 131 et suiv.

fois, et ce n'est pas ici le lieu d'en parler plus au long.

Mais il n'en est pas moins vrai que les traits de la face changent à mesure que les maladies font des progrès; en sorte qu'on peut lire sur la figure les chances favorables ou funestes que les maladies présentent. Lorsqu'on a fait une étude particulière de cette source de signes, on a vu que les indications qui en résultent naissent ou de l'ensemble du visage, ou de chacun des traits considérés séparément. Je traiterai d'abord des signes tirés de la face considérée en général, et j'exposerai ensuite ceux qui peuvent être fournis par chacun de ses traits en particulier.

C'est un très-bon signe que dans les maladies aiguës, sur-tout dès le principe, la figure ne s'éloigne que peu ou point de l'état naturel. Galien, en commentant le premier livre des pronostics d'Hippocrate, s'exprime ainsi : *Confe-rendas esse partes affectas cum benè valenti-bus ; quæ si similes appareant bonum, veluti contrarium ex dissimilibus prædicitur.* Mais à la fin des maladies, cette même circonstance deviendrait un mauvais signe, parce qu'alors l'état du visage ne se trouverait plus en rapport avec la maladie. *Considerare convenit hunc in modum per morbos acutos principio vultum ægri, sit ne similis benè valentium, potissimùm sui ; ità enim optimus erit : si verò quàm maximè contrarius simili sit exitiosissimus est* (1).

De fortes altérations de la face dans le principe d'une maladie, lorsqu'elles ne sont pas la suite de fatigues excessives, de veilles prolongées, de diarrhées abondantes, ou de toute autre cause connue, doivent faire craindre la malignité de la maladie qui se prépare.

On doit aussi redouter la terminaison des maladies pendant le cours entier desquelles le malade conserve son visage dans l'état naturel. J'ai vu cependant cette circonstance se présenter dans une fièvre rémittente putride, suivie de guérison. La malade, d'une constitution forte et robuste, n'éprouva pas la moindre altération dans la couleur ni dans l'expression, et encore moins dans l'embonpoint de sa figure durant la maladie ; mais elle maigrit considérablement sur la fin de sa convalescence, qui fut longue et pénible.

La couleur naturelle du visage dans les obstructions des viscères est du plus heureux augure. Baglivi conseille de n'entreprendre le traitement de ces maladies, que dans ce seul cas : *Obstructione viscerum laborantibus, si facies naturalem et vividum adhuc servat colorem, talium hominum curationem suscipite, nam*

---

(1) Hipp. in Prognost. lib. 1.

facilè sanabuntur. Si verò facies à naturali statu multùm recesserit, et pallor cum macie omnia occupaverint, si poteris curationem non suscipias, taliter enim affecti non sanantur (1).

Ces considérations suffisent pour faire sentir la nécessité de chercher, par tous les moyens possibles, à acquérir des notions certaines sur l'état habituel du visage des malades que l'on voit pour la première fois, et à prendre sur-tout en considération leur âge, leur caractère, leur tempérament, leurs occupations individuelles, etc. Je me rappelle qu'ayant été appelé auprès d'un malade, je fus tout de suite frappé de la couleur bleuâtre de son visage ; le malade toussait d'ailleurs beaucoup. Je soupçonnais déjà l'existence d'une lésion organique du cœur, et je cherchais à éclairer ce diagnostic par toutes mes questions, lorsque j'appris que cet individu était polisseur d'acier à la roue : on sait combien la figure des ouvriers de cette classe présente la teinte bleuâtre qui caractérise les lésions organiques du cœur ou des gros vaisseaux. Je fus bientôt convaincu que cet individu n'avait qu'une fièvre catarrhale simple.

Dans l'étude des signes de la face, on doit considérer la couleur, la température, l'expres-

----

(1) Baglivi Prax. med. lib. 1, cap. XIII, § II.

sion, et l'état d'embonpoint ou de réplétion de cette partie.

La couleur du visage, par les diverses altérations dont elle est susceptible dans les maladies, devient la source la plus abondante des signes fournis par les différentes qualités de la face.

Le visage fleuri et rouge est regardé en général comme un signe de santé; mais il ne faut pas trop s'y fier : cette santé, excessive pour ainsi dire, touche de près à la maladie. Il y a presque toujours alors pléthore plus ou moins prononcée. *Facies nimis colorata*, a dit Baglivi, *et præter rationem rubra et succi plena, suspecta est ista bonitas ; nam præsentis morbi est signum aut futuri præsagium : fit enim illa rubicunda facies ab humorum redundantiâ et illorum quodam veluti strangulatu, præsertim circa pulmones* (1). Cette couleur rouge dans les maladies aiguës sera d'autant moins à redouter, qu'elle se trouvera plus en rapport avec la nature de la lésion. Ainsi, dans les inflammations, elle n'annonce pas d'autre danger que celui qui est lié à l'intensité de la maladie ; quelquefois même dans ces circonstances la rougeur du visage est le signe d'une hémorragie critique ; cela est sur-tout vrai lorsque ce symptôme se

____

(1) Baglivi Prax. med. lib. 1, de voce et facie in acutis.

réunit aux autres signes des hémorragies critiques : *Quibus febricitantibus rubores in facie
et capitis vehemens dolor venarumque pulsus,
iis ut plurimùm fluor fit sanguinis* (1).

On connaît la belle observation de Galien qui,
appelé en consultation avec plusieurs médecins
de Rome auprès d'un malade attaqué de fièvre
inflammatoire , s'opposa à une saignée que l'on
voulait pratiquer, et qu'il regardait comme inutile , sous ce rapport qu'il allait se faire une
hémorragie critique par la narine droite. Pendant que l'on était encore à délibérer, l'évènement justifia la prédiction de Galien. Le malade
avait continuellement devant les yeux un serpent rouge qui courait sur son lit : les autres
médecins, dit Galien, ne voyaient pas que c'était
là un signe d'hémorragie critique. *Mihi verò,*
ajoute-t-il, *cum alia singulia perpendenti, tum
ruborem qui priùs in dextrâ nasi parte ad
malum usque obscurus fuerat, auctum valde
intuenti, sanguinis paulò post è dextrâ nare
fluxuri manifestum id attulit indicium.*

C'est un très-mauvais signe dans la lienterie
que la rougeur de la face se trouve jointe à des
sortes de taches de toutes les couleurs et à l'ulcération de la bouche : *Pessimum in lienteriâ....
si os exulceratur rubetque facies et quasi*

____

(1) Hipp. in Coac.

maculis quibusdam colorum omnium distin-
guitur (1).

La rougeur de la face, lorsqu'elle est bornée aux pommettes, et qu'elle a le caractère d'un rouge marbré, est le signe d'une inflammation lente des poumons : cette circonstance se présente aussi dans les péripneumonies inflammatoires aiguës ; mais alors la couleur rouge est plus animée et plus également répandue sur les pommettes.

La rougeur de la face, et sur-tout des pommettes, du front et du menton, qui arrive subitement, qui se dissipe sans cause connue, et qui revient et disparaît ainsi fréquemment, est le signe certain de la phthisie avancée et d'une fin prochaine.

La figure est assez ordinairement rouge et allumée dans la fièvre, et particulièrement pendant la période de la chaleur fébrile, sur-tout si la fièvre est accompagnée de délire.

Les rougeurs partielles de telle ou telle autre partie de la face, lorsqu'elle a l'aspect luisant, lisse et comme érysipélateux, est le signe de l'érysipèle imminent. Ce même caractère appartient aux dartres commençantes.

Il existe aussi chez les scorbutiques une rougeur particulière d'un ou de plusieurs points du

______

(1) Klein, ouv. et édit. cités, p. 68.

16

visage ; dans ce cas, la rougeur disparaît et reparaît à diverses époques et sans cause connue.

On observe quelquefois la rougeur de la face dans les hydropiques. Hippocrate en avait fait l'observation. Il dit qu'un homme attaqué d'hydropisie avait néanmoins le visage rouge : *Namque*, ajoute-t-il, *non in pituitá albá modo, sed et in hydrope verò quibusdam facies rubicunda fit* (1).

Prosper Martian, en commentant ce passage, l'a éclairé par le fait suivant : *Talis fuit*, dit-il, *illustrissimus Cardinalis Asculanus, qui, cùm ob calidam cordis et pulmonis naturalem intemperiem siti perenni vexaretur, frigidæ potioni adeò se dedit, ut, senectute accedente, in hydropem ascitem inciderit; et quia facies naturalem ruborem conservabat, et aliquando naturali intensiorem, hoc signo nonnulli medicorum qui ejus curationi mecum interfuere confisi, quamvis et ventris tumor et aquæ fluctuatio manifestè perciperetur, eum tamen hydropicum obstinanter negare ferè usque ad extremos dies non cessarunt.*

Prosper Martian donne une explication peu satisfaisante de ce phénomène (2).

(1) Hipp. de internis affectionibus.

(2) Prosp. Martian magnus Hippocrates Cous, n

Parmi les circonstances morbifiques qui font naître la rougeur du visage, il faut bien distinguer les cas où ces accidens sont liés à la maladie, de ceux où ils sont déterminés par la grossesse, par exemple, par une passion violente, etc. Souvent le premier aspect ou la seule annonce du médecin fait sur le malade une telle impression, que le rouge lui monte aussitôt à la figure ; et quelquefois cette rougeur dure assez longtemps pour en imposer au praticien, s'il ne prête pas à ce signe une attention suffisante.

Il en est de même de la couleur pâle du visage ; elle peut être aussi le résultat de l'impression que fait la vue du médecin, d'une frayeur, du froid fortement ressenti, de la faim, etc. Mais, hors de ces circonstances, la pâleur du visage, qui n'est point naturelle à l'individu, a, dans le principe des maladies, plusieurs significations ; je dis dans le principe des maladies, parce que vers la fin elle n'a rien d'extraordinaire.

La pâleur de la face est un des effets à-peu-près constans du froid fébrile. Il est un genre de pâleur du visage avec une couleur d'un verd jaunâtre qui accompagne presque toujours les obstructions des viscères : *In chronicis morbis si facies naturalis sit et boni coloris, nunquàm*

---

tationibus explicatus, lib. 2, de Morbis, s. 3, lib. 2, p. 187. Romæ, 1626.

crede adesse obstructiones in visceribus ; si mutata sit à naturali, id obstructionum signum et turbatœ œconomiœ naturalis est (1).

C'est un très-mauvais signe dans l'hydropisie ascite que la face prenne subitement une couleur plombée : *Cuicumque hydropico ascitico facies derepente plumbea evadit, mors ostia pulsat* (2).

La pâleur bleuâtre du visage annonce l'existence ou des maladies vermineuses, ou des affections vénériennes, ou d'évacuations quelconques qui durent depuis long-temps, et sur-tout de la leucorrhée chez les femmes.

Le visage pâle et de couleur jaunâtre appartient aux chlorotiques, aux maladies bilieuses, et sur-tout à la maladie connue sous le nom de fièvre jaune ; quoique ce symptôme ne soit pas constant dans cette maladie.

C'est une chose bien digne de remarque dans les maladies gastriques bilieuses que la couleur jaune de la sclérotique, du contour des yeux, et des ailes du nez.

La couleur pâle et noirâtre ou livide de la face s'observe dans la maladie noire, dans les obstructions invétérées, et dans les maladies qui se

---

(1) Baglivi, l. c.

(2) *Idem.*

terminent par la gangrène de quelque partie intérieure de l'économie.

La pâleur, jointe à la tuméfaction de la face, est le signe d'une lésion profonde dans un ou plusieurs viscères.

Lorry rapporte avoir vu, dans une femme prise de maladie atrabilaire, le visage se couvrir d'une couleur d'ébène qui contrastait parfaitement avec la couleur d'albâtre du reste du corps.

La couleur pâle et bleuâtre ou violette de la face est le signe des anévrismes du cœur ou des gros vaisseaux.

C'est un très-bon signe que pendant la convalescence le visage perde insensiblement la pâleur qu'avait produite la maladie.

Lorsqu'à une rougeur vive de la face, il succède rapidement une couleur livide, plombée et noirâtre, on peut assurer que la phlegmasie, dont la rougeur de la face était le caractère, va avoir, ou a eu déjà une terminaison fâcheuse, la gangrène ou le sphacèle, par exemple.

Enfin, la couleur pâle et livide du visage est un des caractères qui composent la face hippocratique, dont je parlerai à la fin de ce fragment.

La chaleur excessive du visage est un des signes des mouvemens vicieux, des fluxions vers la tête. Lorsque cette chaleur est jointe à une fièvre forte, à la rougeur des yeux, etc., on doit craindre le délire : si la face est fortement animée, tuméfiée, et que le malade soit sans fièvre, il faut craindre l'apoplexie.

La chaleur particulière d'une joue pendant que l'autre est très-froide, est un des signes de la malignité ; ou bien le signe de l'inflammation ou de l'ulcération du poumon correspondant, s'il existe d'ailleurs des symptômes, soit de la pneumonie, soit de la phthisie.

Le refroidissement de la face est le signe d'une concentration vicieuse des mouvemens et des forces, quelle qu'en soit la cause, et quel qu'en puisse être le siége. Cet état de la face est mortel, lorsqu'il se trouve lié à d'autres signes de mort.

Quant à l'expression de la face, et par ce mot j'entends les caractères qui expriment les passions de l'ame, telles que la tristesse ou la gaîté, la sérénité ou l'agitation, la crainte ou la tranquillité, la colère ou la douceur, le désespoir, etc. ; ces caractères, indépendamment de l'état de l'ame qu'ils font connaître, se joignent à des lésions physiques auxquelles ils servent de signes.

Le visage morose et sévère qui se joint à la taciturnité, est un signe de délire ou de folie très-prochaine. Il faut cependant observer que ces caractères de la figure se rencontrent assez souvent chez les valétudinaires et sur-tout chez les hypocondriaques, mais à des degrés moindres.

On remarque assez souvent, chez les individus attaqués de manie triste, un air morose et profondément pensif que rend très-bien la physionomie des grands conspirateurs.

J'ai cru reconnaître, chez les individus attaqués d'embarras, d'obstructions, de squirrhes du pylore ou du cardia, une sorte de physionomie particulière caractérisée sur-tout par une pâleur légèrement verdâtre, et par un air d'inquiétude répandu sur leur figure : il y a alors salivation continuelle, mais plus ou moins abondante ; douleurs constantes fixées sur l'orifice supérieur ou inférieur de l'estomac ; et des envies fréquentes de vomir.

C'est un signe de maladie grave qu'une figure triste et réfléchie, jointe à la faiblesse de la voix et de la parole : si ces accidens ne sont pas déterminés par les insomnies, par des évacuations excessives ou par la diète, on doit s'attendre, dans les maladies aiguës, qu'il y aura complication de malignité.

J'ai déjà dit que c'était un mauvais signe que, dans le cours ou vers la fin d'une maladie aiguë, la figure conservât son état naturel ; ce signe devient encore plus alarmant, s'il s'y joint l'expression de la tristesse. *Facies bona cum mœstitiá multá malum*, a dit Hippocrate : ces circonstances se présentent assez fréquemment dans les fièvres malignes.

La pâleur du visage et l'air triste accompagnent

presque toujours les maladies chroniques qui existent depuis long-temps. Mais il ne faut pas perdre de vue que cette tristesse même, si elle dure, donne lieu à l'hypocondriacie en concentrant à l'intérieur les mouvemens et les forces et en dérangeant le cours de la circulation : *Metus et tristitia, si diù perseverent, melancholicum idipsum* (1). *Mira facultas est,* dit Stoll à ce sujet, *mœroris, functiones ventriculi intestinorum ac hepatis conturbandi. Frequenter à solo mœrore diuturno febris lenta nervosa gigni est observata* (2).

Il est remarquable qu'il y a ici réciprocité de causes et d'effets. Ainsi, l'hypocondriacie qui dure long-temps produit la pâleur du visage aussi bien que l'air de tristesse.

L'air trop et trop souvent riant, sans raison ni causes suffisantes, est un signe de manie.

Ridere sine re est signum stultitiæ.

On remarque souvent un air très-riant sur la figure des enfans endormis, sur-tout pendant la dentition ; mais ce rire est lui-même une sorte de convulsion, et on doit craindre que ces accidens ne deviennent plus forts pendant la veille.

---

(1) Hipp. Aphor. 28, s. 6.
(2) Stoll, Rat. med., pars 3, p. 360.

Ce rire chez les enfans est encore un signe de la présence des vers dans les intestins.

Teyjoo, dans un de ses paradoxes de médecine (1), a regardé la joie comme un signe certain et constant des bonnes convalescences. Mais dans les convalescences les plus sûres on remarque que les malades restent encore tristes pendant quelque temps, par suite de la faiblesse qu'a déterminée la durée de la maladie : la joie suppose un degré suffisant de forces vitales ; les individus faibles sont presque toujours mélancoliques.

Remarquons, en passant, que cette faiblesse, produite par la maladie, est aussi souvent cause de rechûtes que les humeurs morbifiques qui sont restées dans le corps. Cette considération, dont il faudrait tenir compte dans les commentaires de cet aphorisme d'Hippocrate : *Quæ relinquuntur in morbis recidivas facere solent*, doit affaiblir la confiance que l'on accorde aux purgatifs, soit pour diminuer la longueur des convalescences, soit pour prévenir les rechûtes.

L'état d'embonpoint ou de réplétion de la face comprend la bouffisure, la tuméfaction, la flaccidité et l'amaigrissement, enfin la rugosité de la peau du visage.

La figure est bouffie par suite de différens

______

(1) T. VIII, Disc. 10, parad. 5, n° 29.

mouvemens fluxionnaires qui se dirigent vers la tête ; ce signe se présente dans les diverses cacochymies, dans les hydropisies, dans les rhumes opiniâtres, etc. Il a lieu aussi dans les fièvres d'automne, et alors il est de mauvais augure ; dans les maladies vermineuses ; etc. Il faut sur-tout prendre garde de ne pas le confondre avec l'embonpoint naturel.

L'enflure de la face est, dans les maladies aiguës, un des signes du délire et de la frénésie ; elle précède aussi les hémorragies nasales, les apoplexies et les parotides.

Dans la petite-vérole, la face légèrement tuméfiée et rouge annonce une éruption heureuse ; mais si la tuméfaction et la rougeur sont excessives, on doit s'attendre à une petite-vérole confluente. Le gonflement médiocre de la face ne doit cesser que pour se porter successivement au tronc et aux extrémités, d'abord aux supérieures et puis aux inférieures. Si un tel gonflement s'affaisse avant le temps, on doit craindre que les forces vitales soient impuissantes pour fournir aux diverses périodes de la maladie et pour en amener une heureuse terminaison : c'est d'après ce signe que Sydenham, qui a d'ailleurs poussé peut-être trop loin l'emploi des méthodes rafraîchissantes, recourait aux toniques et à l'ensemble des moyens nécessaires pour relever les forces vitales et pour ranimer les mouvemens de la nature opprimée.

Le gonflement du visage qui survient à la fin d'une fièvre aiguë est ordinairement salutaire et critique. Cette espèce de crise est particulière aux fièvres malignes (1).

La tuméfaction avec une pâleur livide de la face, suivie d'ailleurs de l'affaiblissement de la voix, est un signe de léthargie. *Lethargici sub-tumidi et partes sub oculis elevatas habent,* dit Hippocrate (2).

La tuméfaction avec la couleur à-peu-près naturelle de la face est assez commune dans les phthisies même avancées. Cette tuméfaction le plus souvent légère ferait aisément croire à une amélioration de l'état du malade, à une sorte d'embonpoint, si on ne prenait en même temps en considération l'habitude générale du corps dont l'amaigrissement progressif est plus ou moins sensible. Cette tuméfaction dure ordinairement jusqu'à la mort.

La face prend un caractère de tuméfaction avec pâleur dans les maladies syphilitiques.

L'amaigrissement subit de la face, sans cause manifeste, est un mauvais signe. Il est, jusqu'à

----

(1) Du Pronostic dans les maladies aiguës, par M. Leroy. Montpellier, 1804, p. 57, § 252.

(2) Hipp. Coac. Prænot., p. 532, § I, n° 192.

un certain point, le type de la chûte des forces dans les maladies aiguës, lors du moins que cet amaigrissement n'est pas l'effet des veilles, des évacuations excessives, etc.

Les rides du visage sont en général un signe de vieillesse ; mais elles viennent aussi souvent par l'habitude du chagrin, sans compter qu'elles sont un symptôme passager des convulsions de la face, et l'effet d'un prompt amaigrissement : c'est un très-mauvais signe dans le cholera-morbus que les nombreuses rides du visage ; la maladie se termine presque toujours par la mort.

Les mouvemens insolites des muscles de la face, le spasme ou le relâchement extrême dont ils se trouvent atteints dans quelques circonstances, sont moins des signes pronostics que les symptômes de diverses affections nerveuses. Dans ces cas-là, ces mouvemens ne peuvent guère servir qu'à calculer la gravité de ces lésions diverses, presque toujours proportionnées à l'intensité de ces mouvemens.

Plus les mouvemens irréguliers des muscles de la face sont prononcés, et plus sont violentes les convulsions dont ils deviennent l'expression ou l'un des caractères.

Les mouvemens convulsifs de la face sont un signe mortel dans les maladies malignes.

Dans les maladies nerveuses, caractérisées par

un spasme violent, soit de l'économie, soit d'un organe en particulier, et dans quelques cas de maladie ataxique ou maligne très-forte, toute la figure se contracte en quelque sorte sur elle-même, les traits se rapetissent et se rapprochent, ils remontent tous vers le haut ; et l'on a ce que quelques personnes ont appelé la figure grippée, qui est en général d'un très-mauvais signe. La figure prend un caractère semblable, mais momentané, par une forte impression du froid à l'air libre.

C'est presque toujours un signe de mort que la figure fortement contournée, à moins que cet accident ne soit la suite de convulsions momentanées, de la paralysie ou de l'apoplexie ; dans ces deux derniers cas, c'est encore un signe de mauvais augure.

De tous ces caractères de la face, les plus fâcheux sont sans doute cet ensemble d'altérations auxquelles on a donné le nom de face hippocratique ; elle est presque toujours suivie de la mort, à moins que les symptômes qui la constituent ne soient l'effet d'un violent affaiblissement déterminé par des circonstances accidentelles. Il est cependant un des caractères de la face hippocratique qui n'est jamais la suite de ces affaiblissemens, et qui doit faire craindre une mort très prochaine, lorsqu'il est réuni aux autres ; c'est cette sorte de poussière qui recouvre la peau du visage et sur-tout les poils des narines et des cils.

Hippocrate trace ainsi les caractères de la décomposition de la face que l'on a appelée depuis face hippocratique : *Nasus acutus, oculi cavi, tempora collapsa, aures frigidæ ac contractæ et extremitates aurium reversæ, cutis circa frontem dura et circumtenta ac arida, color totius faciei pallidus aut etiam niger et lividus et plumbeus* (1).

Voici l'ensemble des signes qui composent, suivant moi, le tableau de la face hippocratique : le front ridé, froid et aride ; le bord de l'orbite proéminent ; les yeux caves, noyés, larmoyans, languissans et à demi fermés ; les paupières affaissées, pâles, noirâtres et comme sans mouvemens ; la pupille ridée et ne peignant point ou peignant mal les objets ; la conjonctive couverte d'un voile opaque ; les poils des cils, ainsi que ceux des narines, parsemés d'une sorte de poussière d'un blanc terne ; le nez alongé et aigu par le rapprochement des narines, bordées d'une couleur noirâtre ; les tempes creuses et ridées ; les oreilles froides et retirées en haut, leurs lobes étant renversés ; les lèvres flétries, pendantes, froides et tremblantes ; les pommettes enfoncées

----

(1) Hipp. Prænot. § 2, n° 5, p. 448. V. aussi Coac. Prænot. § 2, p. 540.

dans l'endroit qui correspond à la racine des dents molaires supérieures ; la peau terreuse, sèche ou couverte d'une sueur froide, et le teint verdâtre, livide et plombé ; le menton ridé et racorni.

Et telle est l'union de ces symptômes de la face hippocratique avec les approches de la mort, que feu M. Fouquet disait en avoir observé les caractères dans un grand nombre de criminels que l'on conduisait au supplice, même dans ceux qui montraient le plus de tranquillité d'ame.

Il ne faut pas croire que tous ces signes soient nécessaires pour caractériser la face hippocratique ; il suffit du plus grand nombre, ou du moins des principaux, pour en constituer l'existence.

J'ajoute aussi, comme un fait d'observation constante, que, de tous les signes de la face, après la poussière qui se répand sur le visage, sur les cils et sur les poils des narines, celui qui est plus intimement lié aux dangers de la mort est la constriction des narines ; caractère auquel se joignent presque toujours, ainsi que l'avait vu Cardan, l'enfoncement et les rides des joues ; de telle manière qu'il se fait un creux bien sensible entre le rebord orbitaire inférieur et l'arcade alvéolaire.

Quelques-uns des signes de la face hippocratique peuvent être produits par des veilles prolongées, par de violens chagrins, par de grandes fatigues, par des frayeurs extrêmes, par des évacuations excessives, par des douleurs intolérables, par l'asphyxie, etc. Il faut bien prendre garde de ne pas confondre la décomposition de la face produite par ces causes qui ne sont qu'accidentelles, et celle qui a lieu avec un ensemble plus ou moins imposant de signes mortels.

Hippocrate en avait fait la remarque en ces termes : *Interrogare oportet num vigilaverit homo, aut alvi excrementa valdè liquida sint, aut fames aliqua ipsum teneat. Et siquidem horum aliquid confiteatur minus grave esse putandum* (1). Prosper Alpin (2) donne à cette occasion les moyens de reconnaître les décompositions de la face produites par quelqu'une de ces causes accidentelles : il dit, d'après Galien, que les individus qui ont supporté des veilles prolongées ont les yeux ternes et sales ; que, chez eux, ainsi que chez ceux qui ont éprouvé des évacuations excessives, les paupières se soulèvent avec peine, et qu'il existe comme un état comateux, etc. Mais il n'y a pas de moyen plus sûr pour bien asseoir cette distinction fort

---

(1) Hipp. Prænotiones, § 2, n° 13, p. 448-49.

(2) P. Alpini, de præsag. vitâ et morte, lib. V, cap. III, p. 281-82.

importante d'ailleurs, que d'avoir égard à l'ensemble des symptômes de la maladie.

Quelquefois aussi la décomposition plus ou moins prononcée de la face arrive subitement au moment d'une crise salutaire, par suite du travail de la nature pour opérer la terminaison de la maladie. Alors elle se joint aux divers signes critiques ; et, loin d'avoir rien de fâcheux, elle confirme les espérances que l'on a d'une crise complète prochaine.

En général, la décomposition de la face, connue sous le nom de face hippocratique, est bien moins fâcheuse dans les maladies chroniques que dans les aiguës. Dans les affections de long cours, elle est comme l'effet naturel de la durée de la maladie et de l'affaiblissement qui en résulte.

A l'invasion des violens accès de fièvre intermittente, il existe une décomposition de la face qui a quelques-uns des caractères de la face hippocratique ; mais en y faisant attention, on distingue aisément cette décomposition, de la face vraiment hippocratique qui se déclare à l'invasion du troisième ou du quatrième accès de fièvre intermittente pernicieuse, qui doit se terminer par la mort : dans ce cas-ci, on trouve la rigidité de la peau du front, le sillonnement des tempes, les rides de la pupille et l'affaissement des yeux qui n'ont point lieu dans l'invasion des accès de fièvres intermittentes simples.

17

DES SIGNES DÉDUITS DE CHACUN DES TRAITS DE LA FACE EN PARTICULIER.

Ce n'est pas seulement dans l'ensemble des traits de la face, dans la physionomie, que le séméiologiste va puiser les sources de ses inductions ; chacun des traits, des linéamens du visage, considérés isolément, lui fournissent aussi des données nombreuses sur lesquelles il base avec plus ou moins de certitude ses pronostics.

SIGNES TIRÉS DU FRONT.

Le front, quoiqu'en apparence doué de peu de mobilité, est, parmi les traits de la face, un des plus expressifs, un des plus animés, si l'on peut s'exprimer de la sorte ; aussi fournit-il au séméiologiste un assez grand nombre de signes.

De même que la joie et l'espérance viennent se peindre sur le front en le rendant élevé, uni, découvert et serein, de même la tristesse et le chagrin y portent leur sombre empreinte par l'immobilité, l'affaissement et la flaccidité qu'ils impriment aux muscles et au tissu cutané de cette partie.

Dans la douleur, le front prend un caractère particulier que les artistes ont bien saisi. On pourrait, jusqu'à un certain point, reconnaître ainsi l'homme qui souffre sans avoir égard à

l'expression des autres traits. Considérez attentivement le front du Laocoon, et vous aurez une
idée satisfaisante des signes de la douleur. Dans
cet état, le front s'élargit par l'abaissement des
sourcils ; il se ride en plusieurs sens : mais les
rides longitudinales sont plus prononcées, et
elles viennent toutes se réunir vers la racine du
nez.

Les Anciens avaient pris dans la forme du
front une des bases de leur division des tempéramens : le front-large, découvert, uni et dont la
peau est garnie de beaucoup de tissu cellulaire,
appartenait au tempérament pituiteux ; au contraire, le front étroit, ridé et sec était le caractère
du bilieux, etc.

Le front est sec, sombre et ridé dans toutes
les maladies nerveuses, et ce caractère paraît
d'autant plus prononcé, que ces maladies sont
plus graves. La maladie connue sous le nom
de trismus offre le summum de cet état du
front : il est au contraire peu prononcé dans la
mélancolie.

Les rides considérables du front sont aussi
l'effet, et, par cela même, l'indice des fortes
convulsions.

Le front ridé et abattu, sec ou recouvert de
sueur froide qui fait partie de la face hippocratique, est un signe de mort, ou du moins de
frénésie prochaine, si l'on observe en même

temps quelques - uns des signes généraux du
délire : *Quod si prœtereà frons contrahatur
phreneticum* (1). Il faut cependant remarquer
que le front est ordinairement ridé, sec et abattu
chez les hypocondriaques et les hystériques,
chez les individus attaqués d'engorgemens considérables de la rate, du foie et des veines hémor-
roïdales. Ajoutons aussi que les rides du front
peuvent être devenues habituelles par suite de
travaux sérieux, d'un caractère morose et fortement réfléchi, de l'âge avancé, etc. C'est ici
le cas de rappeler cette sentence du père de la
médecine : *In morbis sic instituenda est faciei
consideratio, ut intelligas sit ne ipsa benè
valentium et sui similis nec ne; hœc enim
optima judicanda est* (2).

Toutes les affections de l'ame un peu fortes
modifient ou changent à leur manière la couleur
et la température du front. Ainsi les affections
tristes, celles qui ont pour effet de concentrer les
mouvemens à l'intérieur, rendent le front pâle
et froid; les affections contraires, fortement prononcées, le rendent rouge et chaud, etc.

Le front devient pâle et froid à la suite des
maladies graves et longues, après de grandes
hémorragies ou d'autres évacuations considé-

______

(1) Hipp. in Coac.

(2) Hipp. in Coac. Prænot., sect. 7, p. 448, t. 1.

rables, dès le début ou même pendant l'imminence des accès de fièvres intermittentes, dans les syncopes et les asphyxies, etc.

La pâleur du front est souvent un signe de convulsions prochaines, et quelquefois aussi un des symptômes précurseurs de l'invasion des maladies contagieuses fébriles.

Le front se montre rouge et chaud dans toutes les circonstances qui peuvent diriger vers la tête un mouvement fluxionnaire quelconque. Ainsi le front présente ces caractères dans la période d'irritation de toutes les maladies fébriles, dans la frénésie, dans le délire, dans la céphalalgie, dans le coryza, dans l'ophthalmie, dans l'otalgie, dans l'érysipèle de la face ; mais il offre les mêmes caractères, et il s'accompagne en outre de l'ensemble des signes critiques, aux approches des hémorragies nasales critiques, des parotides, des tumeurs ou abcès derrière les oreilles, de la diarrhée. Relativement à cette dernière crise, Hippocrate a dit : *Rubores circà nasum alvi humescentis signa sunt* (1).

La rougeur du front, accompagnée de difficultés de respirer, d'anxiétés précordiales, d'insomnies, de délire, de convulsions, annonce l'inflammation d'un organe essentiel à la vie, et même la mort.

---

(1) Hipp. Coac. Prænot., p. 541.

Si la rougeur du front existe depuis long-temps; s'il s'y mêle une couleur livide; si elle disparaît et reparaît alternativement, on doit craindre l'existence d'une lésion organique dans les viscères de la poitrine ou de l'abdomen, mais sur-tout dans le foie : *Præsente verò chronico rubicundo frontis colore, qui simul livore passim distinctus esse solet et potissimùm per intervalla accedit receditque, vitia viscerum in pectore abdomineque sitorum, ante omnia hepatis, exinde haud anceps augurari potest æstimatio* (1).

Il n'est pas rare de voir le front se couvrir de boutons et comme de pustules, soit dans les maladies aiguës, soit dans les maladies chroniques. Lorsque cette éruption arrive dans les maladies aiguës, et qu'elle n'est que momentanée, on peut presque toujours en augurer favorablement. C'est ainsi que, dans quelques circonstances, le front partage les éruptions critiques qui ont lieu sur les lèvres et le nez dans les fièvres intermittentes. Quand cette éruption est de longue durée, on doit soupçonner une maladie chronique du foie ou des viscères abdominaux. Quelquefois aussi ces boutons sont le

____

(1) De Fronte morbor. interprete, auctore J. L. Wilmans. Præside D. A. E. Buchnero : in-4°. 1755. Halæ Magdeburg., § 17, p. 27-8.

simple, résultat d'un état pléthorique et spécialement de l'engorgement des vaisseaux hémor-
roïdaux. Alors l'usage des sangsues est le meilleur moyen que l'on puisse employer (1).

Dans les maladies dartreuses, scorbutiques et
sur-tout vénériennes, le front se couvre de pustules plus ou moins nombreuses. Il faudrait bien
se garder de confondre ces pustules avec les boutons dont je viens de parler.

La tuméfaction générale du front dans la
petite-vérole est un des signes de l'imminence de
la période de suppuration.

Dans les syncopes un peu fortes chez les
hystériques et les hypocondriaques, et en général
dans tous les cas de maladies chroniques violentes, le front se recouvre quelquefois de
grosses gouttes de sueur froide. Ce symptôme
seul n'indique alors que la gravité de la maladie dont il est l'effet ou le produit. Mais dans

____

(1) Les personnes attaquées de ces boutons au front
demandent instamment qu'on les en débarrasse : au
moyen déjà indiqué, les sangsues, j'ai joint plusieurs
fois avec avantage les frictions avec la brosse anglaise
entre les deux épaules, ou bien l'application d'un large
emplâtre de poix de Bourgogne sur ces mêmes parties.
Souvent ces moyens ont eu pour résultat de faire porter
les boutons sur cet endroit, et d'en débarrasser le front
et le visage.

une maladie aiguë, grave, dans laquelle il y a
eu délire, convulsions, etc., c'est un signe
promptement mortel.

De légères démangeaisons au front laissent
craindre sur cette partie une éruption prochaine,
quelle qu'en soit la nature.

La céphalalgie frontale est un des symptômes
des fièvres catarrhales, et alors la douleur se
rapproche du nez; elle est aussi un des caractères des fièvres gastriques, et, dans ce cas, elle
a son siége au-dessus des orbites, etc. Mais la
douleur du front, considérée comme signe dans
les maladies aiguës, a, à la différence de l'intensité près, les mêmes significations que la rougeur, je dis dans les maladies aiguës.

SIGNES FOURNIS PAR LES YEUX.

J'ai dit plus haut que la figure est comme le
tableau mouvant des affections de l'ame; ici je
considérerai les yeux comme une petite face où
toutes les passions viennent se peindre avec des
caractères particuliers, et les maladies se manifester par des signes qui leur sont propres. Les
passions douces s'y décèlent par une expression
qui charme et qui attire; les passions fortes et
violentes, par des mouvemens qui effraient et
qui repoussent; enfin les passions tristes, par des
regards qui frappent et qui attendrissent. On a

répété bien souvent en morale que les yeux
étaient le miroir de l'ame ; on peut dire , avec
au moins autant de raison en médecine, qu'ils
sont aussi le miroir de la santé. Voici comment
s'exprime Hippocrate à ce sujet : *Ita valet corpus , sicuti valent oculi : cùm illi benè videntur
valere , corpus benè valet* (1).

Les yeux doivent être considérés par le séméïologiste , ou dans l'organe lui-même , ou
dans ses dépendances.

Les séméïologistes, dans l'étude des différentes
sources des signes , se sont peu arrêtés à la considération des sourcils ; ces parties peuvent cependant, sous plusieurs rapports , fournir aussi
quelques matériaux à la science du pronostic.
Les Anciens avaient regardé les sourcils arqués,
déliés et écartés l'un de l'autre , comme un des
caractères du tempérament pituiteux ; au contraire, ils considéraient les sourcils épais, noirs,
réunis et alongés, comme appartenant au tempérament bilieux. *Foes.* , en commentant la
section cinquième du livre 2ᵉ *de morbis vul-
garibus* , où le père de la médecine a consigné
ses connaissances en physiognomonie , dit que
les sourcils contribuent pour beaucoup dans
l'air de noblesse et de majesté qu'offre la figure

____

(1) Hipp. Epid. lib. III.

de l'homme. *Supercilia maximè fastum indicant ; et in iis animi pars.*

Les sourcils sont abattus sur les yeux dans les cas de prostration extrême des forces ; au contraire, ils sont relevés et fortement arqués lorsqu'il y a excès d'énergie vitale ; ce dernier état, dans les maladies aiguës, est un des signes du délire. Quant au premier état, l'abattement des sourcils, Hippocrate l'avait observé particulièrement dans les fièvres continues : *In febre non intermittente si labrum aut supercilium aut oculus aut nasus pervertatur...... imbecillo jam corpore, quidquid ex his evenerit, in propinquo mors est.* Aphor. 49, s. 4.

Les paupières par la couleur jaune qu'elles contractent quelquefois, deviennent aussi l'indice des différentes maladies appelées bilieuses ; et c'est souvent là que les premiers symptômes de ces maladies se manifestent : on peut en dire autant de quelques-unes des maladies du système lymphatique, dans lesquelles les paupières se tuméfient ; sont pâles, blanchâtres et couvertes de croûtes.

Les paupières pesantes qui permettent à peine d'ouvrir les yeux, et dont les mouvemens divers s'exécutent péniblement, sont le signe d'un affaissement extrême, et dans les maladies aiguës l'indice de la malignité.

Les paupières tremblantes sont le signe de

l'affaiblissement des muscles de cet organe, soit que cet affaiblissement provienne de veilles prolongées ou de l'intensité de la maladie. *Instabiles palpebræ sunt indices vigiliarum,* a dit Galien, en commentant les pronostics d'Hippocrate.

Ces sortes de mouvemens convulsifs des paupières précèdent souvent les maladies nerveuses les plus graves, l'épilepsie, par exemple. Il faut savoir cependant que chez quelques individus il existe un tremblement habituel des paupières, sans qu'on puisse alors en inférer aucun mauvais pronostic.

Les paupières imparfaitement serrées l'une contre l'autre et ne recouvrant que le blanc des yeux, enfoncées et s'ouvrant avec peine, indiquent la résolution des forces du muscle orbiculaire. Cela n'arrive guère qu'à la suite des maladies graves et longues : les malades ont toujours l'air de dormir, et cependant ils sont loin du repos que suppose le sommeil ; on les voit de temps en temps écarter les paupières et promener vaguement leurs regards. C'est de cet état qu'Hippocrate a dit : *Perniciosum et valdè mortale habeo hoc phænomœnon, nisi ita dormire æger consueverit, aut ex alvi profluvio fuerit, vel purgationi idem adscribendum sit* (1). Il faut bien faire attention à cette der-

____

(1) Hipp. Prænot. § III, p. 449.

nière période de la sentence d'Hippocrate ; en effet, cet état n'est pas rare à la suite des grandes évacuations, et en général après toutes les circonstances qui peuvent subitement abattre les forces vitales ; telles sont une grande opération chirurgicale, de violentes douleurs, un profond chagrin, etc.

Les paupières imparfaitement fermées pendant le sommeil sont, chez les enfans, un signe de la présence des vers dans les intestins, ainsi que l'ont observé Paul d'Ægine (*lib.* 4, *cap.* 57) et Avicenne (*lib.* 3, *p.* 16, *s.* 5, *c.* 2.).

Au contraire, les paupières trop fortement serrées l'une contre l'autre, et laissant à peine paraître l'organe de la vue, doivent être comptées comme un signe mortel, à moins que cet état des paupières ne soit la suite des veilles prolongées et des fatigues de toute espèce. Cet état des paupières peut être aussi l'effet de la sécrétion de la chassie, dont nous aurons occasion de parler plus bas. La difficulté d'ouvrir les paupières devient, dans quelques circonstances, un signe critique ou salutaire, d'après ce que dit Hippocrate dans ses Coaques : *Qui in febre continuâ muti jacent, clausis oculis, subinde conniventibus, siquidem è naribus sanguis fluxerit, aut vomuerint, et exinde loquantur et ad se redeant, servantur : quod si nihil horum eveniat , in difficilem redacti respirationem brevi moriuntur.*

La tuméfaction des paupières supérieures qui persiste seule à la suite des maladies est un signe de rechûte : *Tumores in supernis palpebris relicti , dum alia circumcircà gracilescunt , recidivas faciunt* (1). J'ai plusieurs fois noté la vérité de ce signe particulièrement à la suite des fièvres intermittentes.

L'engorgement œdémateux, l'infiltration des paupières sont d'un mauvais augure, lorsqu'ils sont de longue durée. On doit presque toujours craindre une hydropisie considérable, soit locale, soit générale.

L'amaigrissement des paupières est un signe de marasme. Aux approches de la mort, les paupières sont sales, terreuses, ridées, livides : ce sont là autant de signes qui font partie de la face hippocratique ; on peut même les ranger parmi les plus certains, les paupières ne se montrant dans cet état qu'à la dernière extrémité.

C'est aussi un très-mauvais signe que ces parties soient rouges avec induration et agglutination sur leurs bords : *Rubedo palpebrarum est signum epiphoræ* (2).

Ce que nous avons dit des sourcils s'applique

_____

(1) Hipp. Epid. s. 6, p. 821.

(2) Fienus, Simiotice, cap. 3, p. 162.

aussi en grande partie aux cils ; il faut cependant ajouter que les cils offrent un des signes les plus graves et les plus certains de la face hippocratique ; c'est lorsque les poils dont ils se composent, se recouvrent d'une poussière animale qui ne peut être autre chose que la matière sébacée fournie par les poils, et dont le refroidissement et le dépôt sont l'effet des approches de la mort et de l'inertie qui en est la suite. C'est un des signes de l'ophthalmie scrofuleuse que les cils se détachent, par suite de l'inflammation scrofuleuse, des bords des tarses.

La rétraction des cils en dedans est très-souvent une cause d'ophthalmie.

C'est sur-tout dans le pronostic des maladies du cerveau, que la considération des yeux devient utile : *Oculi societatis et vicinitatis jure cerebri affectiones præcipuè indicant* (1).

Le globe de l'œil enfoncé ou proéminent, fixe, ou toujours en mouvement, clignotant, ouvert ou fermé, varie aussi pour les signes qu'il fournit. Il en est de même de la grandeur inégale des yeux, de l'altération de leur couleur, de leur grandeur par l'écartement des paupières. L'œil proéminent, avec dilatation de la paupière, rougeur et intumescence de la face, ce qui constitue le visage hagard, indique le

---

(1) Duret, in Coac.

transport du sang au cerveau , et doit faire craindre une hémorragie , le délire , la suffocation, l'apoplexie et la mort : cet état se rencontre encore souvent dans les fortes angines. *Ab anginâ , oculos intumescere et ex orbitâ suâ quasi exire , est malum signum , quia magnitudinem constrictionis circà collum significat et suffocationem* (1). Le globe de l'œil est aussi proéminent avec dilatation de la pupille , sans qu'il soit nécessaire que la face soit rouge , dans les attaques prochaines d'hystéricie et d'épilepsie, chez les hydrophobes.

Les yeux sont caves et enfoncés dans tous les cas de grande prostration des forces ; c'est là un des caractères de la face hippocratique ; il faut cependant remarquer que cet état des yeux peut n'être que l'effet de violens chagrins, d'une forte préoccupation d'esprit , de veilles prolongées ou de douleurs physiques aiguës. L'onanisme, l'hystéricie , les abus des plaisirs vénériens , les grandes évacuations sont autant de circonstances qui sont accompagnées des yeux caves et enfoncés.

La fixité du globe de l'œil est le signe le plus sûr du délire ; cet état des yeux se rencontre particulièrement dans les frénésies. *Hebetatus*

______

(1) Fienus, Simiot. cap. 3 , § V, p. 161.

oculus vitiatusque , et concretus , immobilis-
que , malum (1).

Les contorsions du globe de l'œil sont le signe
des convulsions.

Le clignotement des yeux présente les mêmes
signes. Hippocrate, dans ses Coaques, a dit que
ce clignotement était un signe pernicieux, *ocu-*
los perpetuò nictare perniciosum est. Quelquefois le clignotement précède les hémorragies nasales : *Frequens palpebrarum nictatio narium*
hœmorragiam antecedit (2).

On observe quelquefois, mais sur-tout dans
les affections soporeuses des enfans, des mouvemens convulsifs dans les globes des yeux. Ce
dernier symptôme est aussi mortel lorsqu'il survient à la fin d'une maladie soit aiguë , soit
chronique. Quoique toujours très-grave il n'est
cependant pas si funeste au début d'une fièvre
aiguë, de la petite vérole par exemple ; durant
l'assoupissement léthargique qui suit ordinairement les convulsions épileptiques si familières
dans l'enfance ; au prélude de cette maladie (3).

———————————————

(1) Hipp. in prorrhet.

(2) De oculo ut signo Dissert. inaug. auct. Ch. Fr. E.
Oswald. Præside D. A. El. Büchnero. Halæ Magdeb.
in-4°. 1752, p. 16, § 14.

(3) Leroy, du Pronostic dans les maladies aiguës ,
§ 115, p. 35.

La grandeur des yeux comparés entre eux, ou comparés à ce qu'ils sont dans l'état naturel, peut aussi fournir quelques matériaux au pronostic.

C'est un très-mauvais signe que dans les maladies aiguës un des deux yeux se montre plus petit que l'autre, à moins que cela ne soit ainsi dans l'organisation des yeux. Hippocrate, dans ses Prénotions Coaques, a noté ce signe comme un des plus fâcheux : *Ex oculis alterum minorem esse perniciem denuntiat ;* et Galien, en commentant ce passage, avance que c'est un signe de l'extinction des facultés vitales.

Citons à ce sujet l'observation suivante de Stoll; il parle d'une fièvre putride qui régnait en mars 1779 (1).

Inter dormiendum ægri oculis non raro et præter consuetudinem connivebant. Quod si uterque oculus inæqualiter conniveret ægros magis periclitari judicabam. Et neque hoc, nec aliis annis, ullum novi sanatum, cui, in acutá febre, licet quædam comparerent non mala, quin etiam salutaria, alter oculus altero major fieret.

L'ouverture des yeux bien plus grande que

____

(1) Stoll, Rat. med., p. 3, p. 107. Viennæ Austriæ, 1780.

dans l'état naturel est un signe de délire ou de frénésie. Il y a presque toujours alors fluxion, mouvement désordonné vers le cerveau ; il faut remarquer que ce caractère des yeux s'observe également dans la colère ou la fureur.

La couleur jaune de la conjonctive est un des symptômes de l'ictère ou des maladies bilieuses : c'est sur cette partie que viennent ordinairement se manifester les premières traces de la couleur jaune. La conjonctive est d'un bleu livide dans les maladies organiques du cœur et des gros vaisseaux, et d'un vert plombé dans les obstructions des viscères abdominaux et particulièrement du foie.

La couleur rouge des yeux, à moins qu'elle ne s'accompagne de signes critiques, indique aussi une direction vicieuse et alarmante des mouvemens vers le cerveau ; ce signe est bien plus inquiétant s'il se joint aux douleurs de tête et au délire. *Qui morbi succussionem aut pulsationem inferunt capiti, et prærubros habent oculos, deliriumque movent manifestum, perniciosum. Hipp. in Coac.* Galien, en commentant le troisième livre des prorrhétiques, dit : *In febribus continuis oculorum ruborem accedentem, copiam sanguinis ostendere in capite, ex quâ oculi rubescunt.*

Cette rougeur des yeux est bien plus grave, si elle va jusqu'à produire sur la cornée transpa-

rente de petites veines engorgées et noirâtres ou
livides; c'est alors qu'elle doit laisser craindre la
gangrène, suivant la belle observation d'Houiller.

Remarquons cependant que la rougeur des
yeux accompagne souvent les mouvemens de colère, les ophthalmies, les violentes céphalalgies;
et que, dans tous ces cas, le pronostic n'est pas
aussi alarmant que je viens de le dire.

C'est un signe très-fâcheux que la cornée transparente devienne opaque : aux approches de la
mort, on la voit se couvrir d'une croûte plus
ou moins épaisse et d'un blanc mat, sans doute
parce qu'alors le froid de la mort laisse coaguler
sur la surface externe l'humeur muqueuse des-
tinée à la lubréfier. *Caligine obduci oculi, aut
eorum album rubescens, aut livescens, aut
nigris venis refertum, nihil probi præ se fert.
Coac. prænot.*

Fernel a aussi remarqué que dans l'éléphantiasis le blanc des yeux se recouvre d'une croûte
épaisse jaunâtre : *Si album in oculis flavescat,
et mirâ crassitie sicut ungue obtegatur, signum elephantiasis esse.*

La tuméfaction et la rougeur de la caroncule
lacrymale qui ne sont pas produites par une irritation locale accidentelle, sont un des signes du
délire, de l'apoplexie, des hémorragies nasales,
du vertige, de la céphalalgie.

L'état contraire de cette excroissance glanduleuse de l'œil, c'est-à-dire, l'affaissement et la pâleur laissent craindre un affaiblissement considérable.

Dans les diverses cachexies de l'économie, dans le scorbut, dans les hydropisies, dans les scrophules, il y a tuméfaction et pâleur des caroncules lacrymales.

Chez quelques individus le contour des yeux est naturellement formé par une excavation en forme de cercle de couleur bleuâtre, livide et plombée ; alors ce signe n'a aucune valeur : mais lorsqu'il est accidentel, il constitue un des caractères qui indiquent l'éruption prochaine des règles, les pertes blanches considérables, les hémorragies abondantes, les diarrhées fortes, les veilles prolongées, l'abus des plaisirs vénériens.

Cet état, accompagné de gonflement, se joint aussi aux diverses cachexies de l'économie, au scorbut, aux véroles constitutionnelles, aux diverses périodes de la phthisie ; enfin, on l'observe presque constamment aux approches de la chlorose : *Dum incipit languidâ chlorosi debilitari tenera virgo, mox laxissima illa sub palpebris loca tumere incipiunt* (1).

La dilatation de la pupille est un des signes des affections vermineuses, des maladies sopo-

____

(1) Gerard. Van-Swieten Commentar. ad Aphorism. Boerhaave, § 26.

reuses , de l'épilepsie , de l'atonie du cerveau , etc. Dans les maladies aiguës, cette même dilatation, suivie d'autres signes de déperdition des forces, est d'un fâcheux pronostic. Hippocrate en a donné des exemples dans ses Epidémies.

A tout ce que je viens de dire sur les signes des yeux, j'ajouterai comme récapitulation le passage suivant, emprunté du Traité de l'Expérience par Zimmermann.

Il y a plusieurs choses à observer dans les yeux. Boerhaave examinait les yeux des malades avec une loupe, pour voir si le sang passait dans les vaisseaux capillaires. Hippocrate considérait comme un mauvais signe que les malades évitassent la lumière, que les larmes leur coulassent involontairement, qu'il y eût un strabisme , qu'un œil parût plus petit que l'autre, que le blanc devînt rouge, que les artérioles y devinssent noirâtres, parussent trop saillantes ou s'enfonçassent trop.

Il regardait comme un signe mortel, que l'on aperçût le blanc de l'œil entre les paupières pendant le sommeil ; supposé cependant que le malade n'eût pas de diarrhée, ou qu'il n'eût pas coutume de dormir ainsi. Un médecin hollandais pense que rarement on voit un malade dormir de la sorte, dans les maladies aiguës, sans qu'il en meure. Zimmermann dit avoir vu dormir ainsi M. de Haller dans une fièvre aiguë dont il a été guéri.

Zimmermann a depuis remarqué le même phénomène dans les femmes hystériques, attaquées de fièvres aiguës : il l'a remarqué aussi très-communément dans les enfans, sans qu'il s'en suivît rien de fâcheux.

Cheyne veut qu'on étudie soigneusement les yeux dans les maladies chroniques. Quand ils paraissent ternes et languissans, sur-tout si la glande lacrymale est plus dure, plus large qu'à l'ordinaire et enflée, on peut avancer, selon Cheyne, que les nerfs sont dans un grand relâchement ; si cela arrive à une femme, elle aura de violentes suffocations de matrice. Je me rappelle, dit Zimmermann, une fort aimable dame qui avait dans le grand angle de l'œil une enflure jaunâtre, à demi transparente, large d'une ligne, et longue de deux à-peu-près, telle que Cheyne la décrit. Cette dame était très-sujette aux suffocations de matrice ; elle avait d'ailleurs une faible santé, malgré la vivacité de son tempérament.

Avant de terminer cet article sur la séméiotique des yeux, je crois devoir faire remarquer en général que tous les mauvais signes dont j'ai parlé, peuvent se présenter dans le commencement des maladies, et cependant ne rien présager de fâcheux. C'est ainsi, par exemple, que dès le principe d'une maladie, soit grave, soit légère, des vomissemens très-forts, l'abus des boissons spiritueuses, des veilles prolongées, peuvent donner lieu aux divers.états de l'organe de la vue que j'ai signalés.

Ex multâ vini potione, dit Galien, *nonnunquam et vomitione vehementi, inter initia morbi, lucem refugiunt, itidem lacrymant et pervertuntur oculi, aut sublimes fiunt, aut tument aut venulas habent rubras.*

Remarquons enfin qu'indépendamment de ces circonstances, ces mêmes signes peuvent exister, et cependant n'offrir rien d'inquiétant, au contraire. Il arrive en effet très-souvent qu'aux approches des crises, la plupart des signes rapportés se manifestent à l'observateur; et comme ils se présentent avec l'ensemble des conditions qui signalent la crise, et qui font reconnaître si elle doit être favorable ou funeste, alors le séméiologiste exercé n'accordera à ces signes que la valeur qu'ils empruntent des diverses circonstances au milieu desquelles ils se déclarent.

SIGNES DÉDUITS DE L'OREILLE EXTERNE.

Des oreilles. Les signes fournis par les oreilles, considérés comme organe extérieur, sont en petit nombre.

Pour que les oreilles se trouvent dans l'état naturel, il faut d'abord que les parties constituant l'oreille externe ne soient ni trop rouges, ni trop pâles; qu'elles offrent une température plutôt fraîche que chaude, et une excavation suffisante pour recevoir et transmettre convenablement le son; que le méat auditif externe, ni trop étroit, ni trop large, soit constamment humide et légèrement enduit de cerumen; et surtout qu'aucun corps trop dense n'obstrue les divers canaux auditifs.

Lorsque les oreilles deviennent très-rouges dans les maladies, on doit craindre un abcès dans ces organes : il faut cependant prendre garde que cette rougeur ne soit pas l'effet de la honte ou de la pudeur alarmée, ou bien d'un érysipèle commençant.

En général, la rougeur et la chaleur des oreilles sont le signe d'un dérangement quelconque de la santé, et l'on doit craindre une maladie prochaine chez les individus dont les oreilles offrent ce caractère.

Les oreilles sont rouges et chaudes dans tous les mouvemens fluxionnaires qui se portent vers la tête.

Lorsque, dans une maladie aiguë, les oreilles deviennent subitement rouges et chaudes, ou que ces caractères augmentent d'une manière bien prononcée, on peut s'attendre au délire ou aux convulsions.

Chez les individus atteints de manie, l'accès

est souvent annoncé par la rougeur et la chaleur des oreilles. Willis assure que les gardiens des fous ne se trompent jamais à ce signe.

Les oreilles deviennent pâles et froides dans tous les cas de maladies nerveuses, et lorsqu'il se fait une concentration vicieuse des mouvemens et des forces. Ainsi les oreilles sont pâles et froides dans la période fébrile des accès de fièvres intermittentes, aux approches des accès d'hystéricie ou d'hypocondrie, dans la chlorose, etc. Il faut remarquer que le froid ou une frayeur violente produisent le même effet.

Les oreilles deviennent froides et pâles, lorsque le délire, les convulsions et la manie sont sur le point de cesser.

Aux approches de la mort, les oreilles sont pâles et froides.

C'est d'un très-mauvais signe qu'au froid et à la pâleur des oreilles se joigne la rétraction de ces organes, de telle manière que la conque se porte plus ou moins en avant. Nous avons vu que c'était là un des caractères de la face hippocratique : *Aures frigidæ et pellucidæ et contractæ perniciosæ* (1).

C'est un très-mauvais signe que, dans les maladies aiguës, les oreilles prennent une couleur livide ou noire ; c'est un des phénomènes

____

(1) Hipp. in Coac. Prænot. n° 67, p. 538, § 11.

qui signalent le plus évidemment l'extinction
des forces et la mort prochaine : *Aures, oculi,
nares, os ægrotantis si fuerint nigra, et lingua
ingredine infecta, mortem significant* (1).

Il faut cependant remarquer que cet état de
l'oreille peut être produit par un froid extrême
qui aurait causé la mortification de cette partie, ainsi qu'on l'observe quelquefois dans les
pays très-froids : *Singulariter autem auris livida
atque nigricans simulque flaccida et contracta
judicari potest gelu adusta* (2).

Les oreilles pendantes et flasques sont le signe
d'une atonie extrême et d'une paralysie générale.

Les douleurs des oreilles sont un symptôme
ordinaire des maladies catarrhales, des fluxions
à la tête, des angines, etc. ; mais ces douleurs
dans les maladies aiguës, quand elles sont un
peu fortes, et qu'elles se trouvent accompagnées
d'autres mauvais signes, deviennent d'un fâcheux
augure. *Auris dolor pertinax cum febre aucta
et alio quodam signo maligno occidit et citiùs*

---

(1) J. C. Barchusen in collectis med. pract. gener.,
cap. 9, § 3, p. 360. Amstelod. 1715.

(2) De indiciis aurium in morbis Diss. inaugur.
auctore J. G. Dennewitz, Præside D. A. E. Buchnero.
Halæ Magdeb. in-4°. 1754.

delirio correptos (1). J'en ai vu plusieurs exemples dans les fièvres malignes, et Prosper Alpin cite en confirmation de cette proposition la mort de sa femme : *Plures vidi ita affectos periisse*, dit-il, *et speciatim Guadanginam meam dilectissimam uxorem ; in ipsá enim ardenti febre maligná vexatá principio hujusmodi dolor acutissimus apparuit* (2).

Les douleurs des oreilles sont quelquefois l'effet de la présence des vers dans cet organe. Sauvage en a cité un exemple, tiré du Journal de Médecine, année 1758.

Ces mêmes douleurs annoncent, dans quelques circonstances, la formation des parotides, ou de quelques abcès aux oreilles ; l'otalgie et la surdité.

Les douleurs rhumatismales des oreilles alternent très-souvent avec les coryza : *Rhumatismus aurium et coryza plus sæpè alternant* (3).

Quelques faits indiquent une sympathie assez étroite entre les dents et les oreilles ; les odontalgies se changent facilement en otalgies, et réciproquement : on voit aussi fréquemment ces

_____

(1) Hipp. Coac. Prænot. p. 538, n° 58.

(2) P. Alpini, de præsagiendâ vitâ et morte, lib. 5, cap. 8, p. 317.

(3) Klein, ouv. et édit. cités, p. 45.

deux lésions se compliquer entre elles. Hippocrate a consigné une observation analogue dans le passage suivant du livre *de morbis*. L'enfant mâle d'Athénas ayant éprouvé des douleurs de dents dans le côté gauche de la mâchoire supérieure, et dans le côté droit de l'inférieure, eut une suppuration par l'oreille droite dès l'instant que les douleurs cessèrent : *Athenadœ puero masculo doluit à sinistrâ parte inferus dens, supernus à dextrâ ; huic auris dextra suppurata est cum non amplius doleret.*

C'est un très-mauvais signe que les douleurs des oreilles qui surviennent chez les individus attaqués de maladies aiguës, sur-tout s'il se présente en même temps d'autres symptômes fâcheux : on en aura un exemple dans l'observation du fils de Cydès, qui délira la nuit du quatrième au cinquième jour de sa maladie, et qui éprouva de fortes douleurs d'oreilles avec céphalalgie intense.

Les oreilles deviennent quelquefois le siége de tumeurs dont la signification varie. C'est un très-bon signe que ces tumeurs arrivent à l'époque des crises, accompagnées de signes critiques salutaires et d'un soulagement marqué. Dans le cas contraire, ces tumeurs sont mortelles, sur-tout s'il y a tension aux hypocondres : *Tumores circà aurem ex plurimis graveolentibus cum*

febre acutâ et præcordio intento tardiùs exci-
tati occidunt (1).

Lorsque ces tumeurs disparaissent avant le temps, et sans que la maladie ait été jugée d'une manière complète, on peut s'attendre à une re-chûte, à moins que ces tumeurs n'aient été remplacées par une évacuation quelconque, ainsi qu'on le voit dans la maladie de Clazomène. Les tumeurs qu'il avait aux oreilles ne diminuaient pas et ne suppuraient point ; mais elles étaient douloureuses. Au bout de quatre à cinq jours, c'est-à-dire le trente-unième de la maladie, il se manifesta des urines épaisses et des selles abondantes; les tumeurs se dissipèrent (2).

SIGNES FOURNIS PAR LE NEZ.

Les physionomistes ont tenu un très-grand compte de l'examen de cet organe : Aristote, dans sa Physiognomonie, assure que le nez élargi et dont les narines sont très-ouvertes, est un des caractères de la magnanimité, du courage; et il se fonde particulièrement sur ce que c'est là le caractère du nez chez le lion. Suivant quelques personnes, le nez pointu est l'indice de la finesse de l'esprit et de la vivacité de l'imagination. Il ne

____

(1) Hipp. Coac. Prænot. p. 539, n° 81.
(2) Hipp. Epidem. liv. 1, s. 3, 10ᵉ malade.

serait pas difficile de citer des exemples qui ten-
draient à prouver que la grandeur du nez s'est
trouvée souvent en raison directe de l'étendue
des facultés intellectuelles : j'ai aussi lu quelque
part que les habitans de certaines nations bar-
bares choisissaient leur chef parmi les individus
qui avaient le plus grand nez. Mais ce n'est pas
ici le lieu de s'étendre plus au long sur ces considérations dont Hippocrate, Galien, Vallesius
et d'autres médecins ont fait également mention.

Le nez, par les variations de son volume, de
sa couleur et de sa température, par la mobilité
augmentée ou diminuée de ses parties et par les
lésions dont il devient assez souvent le siége,
fournit un ensemble d'inductions séméiotiques
dont il ne faut pas négliger la connaissance. *Nasum posse graves omninò atque funestos in
morbis ominari eventus,* dit le Docteur Roll (1).

Le nez augmente de volume dans tous les cas
de mouvemens fluxionnaires considérables à la
face, et particulièrement dans le coryza ; il augmente aussi de volume dans les scrophules, dans
le scorbut porté à un certain degré, dans l'éléphantiasis, etc.; dans ce dernier cas cependant
il devient aigu, et la destruction de la cloison des
narines est assez constante.

____

(1) Diss. de morbor. sign. quæ à narib us desumun-
tur, Præside Buchnero. Halæ, 1754, p. 16.

D'un autre côté, le nez diminue de volume et devient effilé, pointu dans toutes les affections spasmodiques violentes, dans l'amaigrissement et la consomption quelle qu'en soit la cause, dans la phthisie, etc.

Dans les maladies aiguës, le nez comprimé, effilé, pointu, est un très-mauvais signe; nous avons vu que c'était là un des caractères de la face hippocratique, et le père de la médecine a dit expressément : *Nasus autus seu compressus in morbis signum lethale* (1).

La pâleur et le refroidissement du nez, des narines sur-tout, indiquent la débilité des facultés vitales ou même un danger extrême si ce signe est réuni à d'autres de mauvaise nature. Chez les individus atteints de fièvres intermittentes, chez les hypocondriaques et chez les hystériques, la pâleur et le refroidissement du nez sont un des prodromes les plus constans de l'invasion prochaine de l'accès. Ce même état du nez a encore lieu chez les femmes mal réglées, aux approches du flux menstruel, chez les chlorotiques, et enfin chez les individus qui ont souffert pendant long-temps le froid de l'atmosphère ou qui ont éprouvé une frayeur violente.

La rougeur et la chaleur du nez sont au contraire une preuve de la direction vicieuse des

____

(1) Hipp. in prognost.

mouvemens et des forces vers la tête, et l'on peut craindre alors le délire, la frénésie ou une hémorragie nasale ; ajoutons cependant qu'un violent accès de colère, l'abus des liqueurs spiritueuses et quelques autres circonstances accidentelles produisent également la rougeur et la chaleur du nez, sans qu'il en résulte rien de fâcheux pour le pronostic.

La couleur livide et noirâtre du nez est un signe promptement mortel à raison de l'extinction des forces vitales ou de la gangrène avancée que cet état suppose : *Livescens vero ex his palpebra aut labium aut nasus brevi lethale est* (1).

La couleur d'un verd jaunâtre répandue sur les ailes du nez est, dans l'état aigu, l'indice d'une fièvre bilieuse, et dans l'état chronique le signe d'une lésion organique de l'estomac et sur-tout du foie.

Parmi les mouvemens irréguliers que le nez peut avoir soufferts, il faut compter sans doute comme le plus grave les contorsions de cet organe soit à droite, soit à gauche ; c'est un signe de convulsions prochaines ou même de la mort : *In febre non intermittente si nasus pervertatur, debili jam existente corpore, lethale* (2). Remar-

----

(1) Hipp. Coac. Prænot., § 2, n° 109, p. 540.
(2) Hipp. Aphor. 49, s. 4.

quez toutefois que par un vice de conformation
soit naturel, soit acquis, quelques individus ont
le nez légèrement contourné; cette contorsion
n'aurait non plus aucune signification si elle était
le résultat d'un accès de paralysie ou d'apoplexie,
ce qui arrive très-souvent, chez les vieillards sur-
tout; aussi Hippocrate dit-il : *in febre non intermittente*, c'est-à-dire dans une maladie aiguë.

C'est un très-mauvais signe que les ailes du
nez se trouvent dans un état de paralysie absolue, en sorte que l'introduction de l'air ait lieu
d'une manière pénible (1); à moins cependant
que cet état des ailes du nez ne soit l'effet ou
la suite d'un coup, d'une blessure, d'une paralysie générale, de l'apoplexie, etc.

Le mouvement fréquent, rapide et comme
convulsif des ailes du nez, est l'indice d'une
respiration très-laborieuse, et par conséquent le
signe de l'extinction des forces, d'un état spasmodique grave ou d'une complication maligne
(ataxique) très-forte.

Les ailes du nez sont rapprochées, comprimées
par suite de la paralysie des muscles dilatateurs
des narines; aussi cet état des narines précède-
t-il souvent la paralysie et les apoplexies : *Pinnæ
autem narium compressæ incipientem paraly-*

---

(1) Dethardingius, Fundamenta Semiologiæ medicæ : aphorism. 238, p. 106. Hafniæ, 1740.

sim musculorum faciei indicant, à quibus na-rium pinnæ diducuntur : frequenter, ajoute le même auteur, *prima imminentis apoplexiæ signa in facie conspiciuntur* (1).

On observe encore une certaine contraction des ailes du nez dans les derniers degrés de l'asthme et de la phthisie; cette contraction a lieu par suite de la lésion de la respiration et de l'état d'irritation générale de l'économie.

Les narines arquées et extrêmement relevées, en sorte que le nez paraisse épaté, gros et court, est un mauvais signe, s'il est accidentel dans une maladie aiguë et accompagné d'ailleurs d'autres symptômes de mauvaise nature : *Pinnæ narium arcuatæ, et veluti elevatæ, cum naso simo et facie malâ periculum mortis portendunt, ut frequenti nostrâ constat observatione* (2).

Une douleur légère du nez, accompagnée de prurit, est le signe de l'invasion prochaine d'un érysipèle à la face, d'une hémorragie nasale, soit critique, soit symptomatique, suivant l'ensemble des signes qui s'y joignent, enfin de la présence des vers dans le canal alimentaire : *Pruriens na-sus jure meritòque frequens vermium index.... sed et alii morbi, verbi caussâ catarrhales, pru-*

---

(1) Van-Swieten, Comm. in Aphor. Boerrh. 1020.

(2) Baglivi, Prax. med., lib. 1, cap. XIII, § 9, p. 146.

riginosum efficiunt nasum. (1). Waldschmidt assure aussi que le prurit continuel des narines est le signe de l'invasion prochaine de la synoque simple : *Pruritus narium est infaillibile signum synochi simplicis.*

C'est un très-mauvais signe dans les maladies aiguës que ce prurit continuel des narines, qui fait que les malades y portent sans cesse les doigts pour le frotter ou pour le nettoyer sans raison ni motif; on doit craindre alors chez les adultes sur-tout, et lorsque-rien n'annonce ni un coryza ni une hémorragie critique, ou le délire ou la mort : *Et si infirmus assiduè mittit digitum suum ad nasum suum, quasi mundificat ipsum absque causâ, est signum non bonum* (2).

Les narines comme les lèvres se recouvrent intérieurement et sur leurs bords d'éruptions critiques salutaires, du troisième au septième accès des fièvres intermittentes.

Dans les fièvres putrides on voit également se

---

(1) S. Aug. Clauswitz. *Diss. de pruriente naso frequenti vermium indice, Præside D. A. El. Buchnero.* Halæ, 1757, § 15, p. 25. V. aussi l'excellent Traité de Vandenbosch, *Histor. constit. Epidem. verminos*, p. 369, *et passim.*

(2) Avicennæ Opera lib. IV, sect. II, tract. 1, cap. 35 : signa sumpta ex parte nasi, p. 443. Venetiis, apud Juntas, 1582.

former quelquefois sur ces parties la croûte fuligineuse qui enduit la langue, les lèvres et les
dents.

La fétidité des narines est un mauvais signe
dans les maladies putrides (adynamiques) et
malignes (ataxiques) ; j'ai cependant vu guérir
plusieurs malades qui avaient offert ce signe
fâcheux.

La fétidité des narines est souvent le résultat
de la stagnation du mucus corrompu, le symptôme d'un ozène vénérien ou autre, de la carie
des os unguis, d'un ulcère, d'un polype, etc. Cette
puanteur est alors d'un mauvais présage, en raison des lésions qu'elle suppose : *Fœtor narium
qui à polypo, ozœná, sarcomate, corruptione
ossis, vel humorum stagnantium, prœdictionem
in eorum malorum conditione habet* (1).

Les ailes du nez deviennent minces et sèches
à la suite de longues maladies, après des travaux
pénibles, des veilles prolongées, dans la syncope,
et enfin aux approches de la mort.

C'est un signe très-alarmant que dans les maladies aiguës les boissons soient rendues par les
narines aussitôt ou en même temps que les malades les avalent ; cela suppose ou une atonie paralytique ou un resserrement spasmodique des
organes de la déglutition, et la mort en est

______

(1) Klein, interpr. clinicus, edit, cit., p. 255.

souvent la suite prochaine. Ce symptôme a lieu cependant dans les angines, dans les engorgemens des amygdales, dans les ulcères rongeans du palais ; et alors ce signe n'a d'autre signification que celle de la maladie elle-même.

Si le nez ayant été sec et bouché dans le cours de la maladie commence à s'humecter ; si, peu après, le malade se débarrasse en se mouchant des mucosités épaisses qui tenaient le nez fermé ; s'il reprend la faculté de respirer par les narines, on peut assurer que la coction a lieu, que la crise commence, et que la terminaison heureuse de la maladie ne tardera pas à être complète (1).

SIGNES TIRÉS DES TEMPES.

Il semble que la face, dans ses différentes parties, présente les signes considérés quant à leur nombre et quant à leur importance, en raison directe de la mobilité et de la vitalité de ces parties : aussi voyons-nous que les tempes n'ont offert aux méditations des praticiens qu'un petit nombre de signes. Cependant ces parties, en tant qu'elles fournissent passage aux artères temporales, qui se trouvent assez superficielles dans cet endroit pour que leurs battemens puissent être facilement aperçus, deviennent d'une

____

(1) Leroy, du Pronostic dans les maladies aiguës, s. 3, p. 63.

assez importante considération, ainsi que j'ai eu plusieurs fois occasion de m'en convaincre.

Les tempes sont les deux parties latérales de la tête, occupant l'espace compris entre l'oreille, les yeux et le front : mais dans ces parties ce sont sur-tout les artères temporales qui deviennent une source abondante de signes; j'ai cependant compté au nombre des caractères de la face hippocratique, l'affaissement, l'excavation et les rides des tempes. C'est particulièrement dans les morts à la suite de la phthisie que ce phénomène est le plus prononcé.

Il est en outre remarquable que c'est presque toujours sur les tempes que portent les premières traces de l'amaigrissement provenant de la consomption ; et c'est à ce phénomène que l'on doit le type particulier qu'affecte la figure dans ces circonstances ; elle devient effilée et bien plus saillante en avant, par l'effet même de l'excavation des tempes.

Cet affaissement, cette excavation et les rides des tempes se trouvent déterminés par tous les agens débilitans ; ainsi les veilles prolongées, les évacuations considérables, les fatigues très-fortes sont autant de causes qui donnent lieu à ce phénomène, dans l'appréciation duquel elles doivent toutes être tenues en grand compte. En effet, si dans le principe d'une maladie quelconque l'affaissement, l'excavation des tempes existent à la suite des causes ci-dessus mentionnées ou d'autres analogues, le pronostic sera bien moins fâcheux que si ce phénomène appartenait à la nature même de la maladie, sur l'issue de laquelle on doit concevoir alors de fortes craintes.

Ce phénomène deviendra un signe bien moins alarmant à la fin de la maladie et au commencement de la convalescence, que lorsqu'il se présente dans la première période de la maladie, et cela par les mêmes raisons : *Qui quidem*, dit Vallesius (*temporum collapsus*), *si mox inter initia citrà omnem occasionem hæc facit, non magnus solùm sed malignus est ; neque sinè maximâ coloris debilitate, ac proindè nil aliud significatur quàm mors. Si verò, postquàm dies multos urens febris corpus confecit, hæc incipiant apparere, minùs est mirandum et minorem malignitatem indicat* (1).

J'ai dit ailleurs que l'on pouvait ranger parmi les prodromes généraux des maladies, c'est-à-dire, parmi les signes qui caractérisent l'imminence des maladies, le resserrement, l'astriction des tempes ; et je peux citer à l'appui de cette observation l'opinion de Celse, qui, dans son chapitre *de signis adversæ valetudinis futuræ*, cite spécialement le symptôme dont je viens de

---

(1) Vallesius Commentaria, lib. 4 Epidem. p. 427.

faire mention : *Protinùs timeri debet*, dit-il,
(*adversa valetudo futura*), *si.... tempora as-
tricta sunt*, *etc.* Par cette constriction, il faut entendre un sentiment de resserrement dont les
malades se plaignent dans les tempes ; sentiment
qui se trouve le plus souvent lié aux fortes céphalalgies, aux violens accès de migraine.

A l'excavation et à l'affaissement des tempes,
se joint aussi fréquemment le changement de la
couleur de ces parties qui perdent souvent, en
même temps, leur couleur naturelle pour devenir plus ou moins pâles. Ce phénomène qui suit
presque constamment l'affaissement, l'excavation,
ou même qui les précède, a les mêmes significations, à l'intensité et à la gravité du signe près;
ces altérations supposent toutes l'affaiblissement
des facultés vitales.

Les tempes sont, de toutes les parties de la
face, celles où vont se marquer le plus prompt-
tement les traces de l'affaiblissement. A toutes
les preuves que j'ai données de cette assertion,
j'ajouterai la considération suivante ; savoir : que
les cheveux placés sur les tempes sont assez ordinairement ceux qui blanchissent les premiers ;
cette observation avait été faite par Aristote
(Hist. générale des animaux): *Canities citiùs in
iis partibus (temporibus) quàm in aliis apparet.*

Le mouvement fébrile, par l'agitation qu'il
excite dans tout le système artériel, se manifeste,

par conséquent, aussi à l'aide du battement des artères temporales ; et lorsque la direction des mouvemens et des forces se fait spécialement vers la tête, la fièvre est plus caractérisée vers les artères temporales, ou plutôt c'est là que les pulsations sont plus marquées. Ce phénomène n'avait point échappé à Hippocrate qui, donnant beaucoup moins que nous aux spéculations et aux calculs de l'imagination, s'attachait aussi bien davantage à saisir les divers phénomènes des maladies. Dans le septième livre des Epidémies, en faisant l'histoire des maladies du commencement de l'automne, *post Canem*, comme il le dit, *ad ortum scilicet Arcturi*, il parle de la maladie de Pythodore en ces termes : *Febris usquè ad decimam quartam obscura fuit, in temporibus verò erat, etc.*

Huxham, en parlant des fièvres éminemment malignes, et en en décrivant les symptômes, dit que quelquefois on sent une douleur fixe très-vive, soit dans une, soit dans les deux tempes. Ordinairement les artères temporales battent fortement et les malades éprouvent un tintement d'oreilles très-incommode : Ce symptôme est, ajoute-t-il, un signe qui annonce le délire (1).

Il se manifeste souvent parmi les prodromes du tétanos, une douleur aux tempes d'autant

____

(1) Huxham, de feb., cap. 8, p. 98.

plus violente, que les malades ont à faire de plus grands efforts pour ouvrir la bouche : *Temporum dolor et magis eo tempore crescens quo hiscere atque os aperire voluerint patientes* (1).

Un sentiment de pesanteur vers les tempes précède souvent les battemens violens, les pulsations accélérées des artères temporales ; dans quelques cas aussi, ce sentiment de pesanteur est le signe précurseur des hémorragies nasales : cela a particulièrement lieu lorsqu'à ce symptôme se joignent la céphalalgie, des douleurs du cou, l'obscurcissement de la vue, la tension des hypocondres, etc. : *In ardentibus autem acutisque febribus quos colli dolor, temporum gravitas, oculorum caligo et hypocondrii etiam contentio, neque cum dolore corripit, his è naribus sanguis erumpit* (2).

Le battement accéléré des artères temporales avec rougeur des tempes, élévation et tension des hypocondres et de la région précordiale, doivent laisser craindre, en général, une maladie longue, laquelle se terminera le plus souvent par une hémorragie nasale, par le hoquet ou par les convulsions : *Si, circà tempora venæ sive arteriæ (hæc enim nomina sæpè confundit*

---

(1) Cælius Aurelianus, de morb. acut. et chron., lib. III, cap. VI, p. 206.

(2) Galen. Commentar. in Epidem.

Hipp.) pulsarint adeò vehementer ut ab œgro percipiantur et ab astantibus conspici possint, morbus diuturnus significatur, et qui non solvetur nisi per ea quæ referuntur in textu, id est, per sanguinem è naribus fundendum, per singultum, per nervorum resolutiones (1).

Le corps humain, considéré autant par rapport à ses sympathies qu'à cause de son organisation, a été divisé par Bordeu en deux parties perpendiculaires ou latérales qu'il a appelées l'homme droit et l'homme gauche; et en deux parties horizontales ou transversales, qui constituent l'homme supérieur et l'homme inférieur : un grand nombre de faits viennent confirmer la vérité de ces deux divisions; je citerai seulement le suivant, comme se rattachant naturellement au sujet qui nous occupe.

Dans beaucoup de maladies, on observe, de la part de la nature, une tendance plus ou moins prononcée des mouvemens, tantôt vers les parties supérieures, et tantôt vers les parties inférieures du corps. Cette considération devient, dans un grand nombre de cas, une source d'indications que le praticien ne doit pas négliger; souvent même c'est à ces seules indications qu'il doit borner ses vues thérapeutiques. Quoi qu'il en soit, je remarquerai à ce sujet qu'un des

______

(1) Prosp. Martian. Commentar. in Epidem.

caractères les plus certains de la tendance
vicieuse des mouvemens vers les parties supérieures, est la réplétion et le battement accéléré
des artères temporales : et comme on doit craindre, dans cette supposition, le délire ou l'apoplexie, il est bien important d'employer les
révulsifs nécessaires pour appeler les mouvemens vers les parties inférieures ; à moins, toutefois, que des contre-indications suffisantes, en
présentant cette direction supérieure des mouvemens comme utile et salutaire, n'engagent le
praticien à se contenter de suivre, d'épier ces
mouvemens de la nature, pour les modérer
seulement dans le cas où ils deviendraient excessifs.

SIGNES TIRÉS DES POMMETTES.

Indépendamment des diverses lésions dont ces
parties peuvent devenir le siége, telles que les
tumeurs, les abcès, les exostoses, etc., elles sont
encore susceptibles de fournir des signes pronostics dans les maladies en général, par les changemens variés qu'elles éprouvent suivant les circonstances.

Et d'abord les pommettes, considérées comme
une partie assez étendue de la face, partagent
avec celle-ci la plupart des signes généraux ou
communs que j'ai déjà fait connaître ; sans comp-

ter qu'elles sont aussi la source ou le siége de quelques signes particuliers que je vais indiquer.

Parmi ces signes particuliers, il en est un non moins surprenant par sa nature que par la constance de son apparition dans tous les cas d'irritation forte, d'inflammation, ou même de suppuration des organes pulmonaires ; je veux parler de la chaleur et de la rougeur des pommettes; et si l'une des pommettes est plus rouge que l'autre, on peut présumer que c'est le poumon de ce côté qui est spécialement, ou même exclusivement malade.

C'est précisément lorsque tout le corps, et principalement la figure, parviennent au plus haut degré de l'amaigrissement et de la pâleur, lorsque les extrémités et particulièrement la face éprouvent un refroidissement considérable, que les pommettes acquièrent une chaleur et une rougeur d'autant plus remarquables, qu'elles contrastent davantage avec les parties qui les environnent. On a beau parler du spasme, de l'oppression du poumon, de la constriction des extrémités papillaires de la peau et du réseau vasculaire dont ces extrémités sont entourées ; rien, ni en anatomie, ni en physiologie, ne peut fournir une explication suffisante de ce phénomène, dont nous devons nous contenter de noter l'existence avec les plus anciens observateurs : *Purulenti qui ex pleuritide aut peripneumoniâ hujusmodi sunt* (1), *febres habent interdiù leves, de nocte fortiores, ac nihil expuunt, commemorabilè sudant circà collum et jugulum, cavantur oculi,* MALÆ RUBENT, *manuum verò extimi calent digiti et exasperantur, ungues adunci fiunt, pedes refrigerantur et tument, pustulæ toto erumpunt corpore, cibos jubent facessere.* Outre le fait d'observation qui nous occupe, ce passage est encore instructif, sous ce rapport, qu'en peu de mots il donne le tableau exact de la phthisie parvenue à la dernière période.

On trouve, dans les Epidémies du père de la médecine, plusieurs observations particulières à l'appui de cette assertion générale. Entr'autres faits de ce genre, je citerai Méton (2) et l'épouse de Polycrate (3). Cette dernière observation m'a paru présenter un fait de phthisie laryngée dégénérée ensuite en phthisie pulmonaire.

La rougeur et la chaleur d'une des pommettes, l'autre étant pâle et froide, sont l'indice cer-

---

(1) Hippocrate aurait pu dire simplement *purulenti*, c'est-à-dire, *phthisici :* son addition prouve cependant qu'il avait connu cette espèce particulière de phthisie, qui est le résultat de l'inflammation du poumon; espèce dont un auteur moderne a prétendu nier l'existence.

(2) Hipp. Epidem. lib. 7, § 47, p. 862.

(3) *Ibid.* § VII, p. 831.

tain de l'ataxie ou malignité dans les maladies aiguës.

La rougeur et la chaleur des pommettes ont cependant lieu dans d'autres circonstances, et particulièrement lorsqu'il se fait un mouvement fluxionnaire vers la tête : mais alors il n'y a pas nécessairement amaigrissement ni pâleur extrême des autres parties. Cette rougeur et cette chaleur des pommettes peuvent encore être l'indice d'un érysipèle, d'un abcès dont ces parties vont être le siége ; le signe du début de la période de chaleur dans les fièvres ; etc.

A la chaleur et à la rougeur des pommettes, se joint aussi quelquefois la tuméfaction de ces parties ; on le voit chez les personnes ivres, chez les apoplectiques, ou même chez les individus qui se livrent au sommeil après avoir beaucoup mangé : *Léthargicis apparent genœ sublimes*, a dit Hippocrate dans ses Coaques.

La rougeur avec gonflement des pommettes, est souvent l'effet de l'odontalgie ou d'un dépôt dans le sinus maxillaire causé par une dent gâtée. Alors tous les accidens cèdent à l'arrachement de la dent, et au dégorgement du sinus.

La rougeur des pommettes, même chez les individus bien portans, est d'un mauvais augure, sur-tout si elle augmente après les repas ; ce signe accompagne presque toujours les obstructions anciennes des viscères, et leur terminaison par la suppuration. On le rencontre aussi chez les femmes attaquées de squirrhe, de cancer ou d'ulcère, soit aux mamelles, soit à la matrice; dans ce cas, la rougeur des pommettes se joint constamment à l'amaigrissement et à la décoloration de la face. Baglivi a dit à-peu-près dans ce sens : *Obstructione viscerum laborantibus, si facies naturalem adhuc servat colorem, talium hominum curationem suscipito ; nam facilè sanabuntur. Si verò facies à naturali statu multum recesserit, et pallor cum macie omnia occupaverint, si poteris, curationem non suscipias, taliter enim affecti non sanantur : uteri tamen cancro affectis aliter se res habet ; in iis namque faciei color à naturali non recedit, sed genas perpetuo roseas* (1).

Nous avons encore fréquemment observé cet état des pommettes, c'est-à-dire leur rougeur avec chaleur, chez les hypocondriaques, chez les hystériques et chez les individus atteints habituellement d'hémorroïdes, sur-tout internes.

La pâleur extrême des pommettes, avec refroidissement, est un signe certain de l'affaiblissement excessif des facultés vitales : *Vulgò quoque*, dit Houlier dans ses Commentaires sur les Coaques, *genarum colorem lividum observant in signis lethalibus, quotiès quasi contusæ et*

***

(1) Baglivi, Prax. méd., § 2, p. 136, lib. 1.

*sugillatæ apparent, ut in moribundis, jam
frigidum sudantibus, contingit ; modo ne id
peculiari naturâ ægri, aut mærore et lacrymis
evenerit.*

La lividité des pommettes, à la suite de la
rougeur aiguë de ces parties, est un signe certain
de la dégénération gangréneuse des poumons.

Les pommettes deviennent enflées et acquièrent un blanc livide dans la cachexie, dans les
œdématies et dans les épanchemens de la cavité
abdominale ou de la cavité thorachique, mais
sur-tout dans les maladies organiques du cœur
et des gros vaisseaux.

Il se déclare sur ces parties des taches livides
et noirâtres dans les dernières périodes de quelques maladies aiguës, et c'est alors un signe de
mort prochaine : *Similiter maculæ genarum
lividæ vel nigricantes in acutis febribus mortem denuntiant* (1).

Les pommettes, comme les autres parties de
la face, et même du corps, deviennent le siége
de taches jaunâtres, qui, lorsqu'elles ne sont pas
de nature vénérienne, indiquent un embarras,
une obstruction dans le foie.

C'est sur les pommettes que se placent, chez
les femmes, les taches de même nature qui
sont le plus souvent l'effet de la grossesse.

____

(1) Gruner, ouv. cité, p. 586.

20

Les rides se forment sur les pommettes plus rarement et d'une manière moins prononcée que sur d'autres parties de la face ; mais elles s'y forment quelquefois sans offrir rien de particulier quant à leur signification.

SIGNES TIRÉS DES MACHOIRES.

C'est sur-tout pour les affections convulsives que les signes déduits des mâchoires deviennent d'une considération importante. Dans ces cas là les mâchoires peuvent être fortement serrées l'une contre l'autre, en sorte que l'inférieure s'appuie avec force contre la supérieure ; ou bien l'inférieure peut être dans un état de relâchement, dans une sorte de paralysie ; enfin, celle-ci peut se luxer. Ces divers accidens sont toujours d'un mauvais augure.

Cela est particulièrement vrai pour les cas de tétanos : *Inter symptomata*, dit Duret, d'après Hippocrate, *in tetano exorta, nullum cita morte atque crudeli funestius, quàm maxillarum coarctatio, luxatio et cibi per nares exclusio* (1).

Outre que le resserrement des mâchoires indique l'existence de violentes convulsions et un

____

(1) Hipp. Coac. Prænot. — Duret, in Coac. Hippocrat., p. 231.

état spasmodique fortement prononcé, ce resserrement a encore le grave inconvénient de s'opposer à l'introduction d'aucun médicament, d'aucun aliment dans la bouche et par suite dans l'estomac ; ce qui est très-fâcheux.

Ce resserrement de la mâchoire ne se rencontre pas seulement dans les affections tétaniques, dans les *trismus*, etc., on le retrouve encore dans le plus grand nombre des convulsions intenses, et particulièrement dans les convulsions des enfans; *Cervicis duritas et dolor prægrandis maxillarum, item coarctatio, venarumque jugularium pulsus fortis, unà chordarum distentio, mortifera sunt hæc* (1).

Lorsque cette affection tétanique des mâchoires a lieu à la suite des grandes opérations ou des blessures considérables, c'est toujours d'un mauvais augure; et très-souvent la mort en est la suite.

Ce spasme de la mâchoire inférieure survient quelquefois dans les affections spasmodiques des adultes; celui-ci est de peu de durée et de bien moins mauvais augure. Ce resserrement des mâchoires est aussi quelquefois l'effet de la métastase d'une affection rhumatismale sur cette partie, et alors on a bien moins à craindre. Klein rapporte avoir vu un resserrement spasmodique de la mâ

____

(1) Hipp. Coac.

choire qui a duré deux ans, et qui était causé par la présence d'une dent cariée.

J'ai eu à donner mes soins à trois enfans attaqués de l'asthme spasmodique, décrit par Millar. Tous les trois m'ont présenté, comme symptôme épigénomène de la maladie, le resserrement convulsif des mâchoires porté à un très-haut degré : deux de ces enfans sont morts; le troisième a été guéri.

D'un autre côté, l'abaissement, le relâchement, la chûte et même la luxation de la mâchoire inférieure peuvent tenir aux mêmes causes et devenir de la même valeur quant au pronostic : *Opistothono detentis resolutæ maxillæ mortem afferunt* (1). Ce même relâchement de la mâchoire inférieure est également à craindre dans les enfans lorsqu'il arrive à la suite de violentes colères, de frayeurs subites, et enfin après des convulsions causées par les vers, par les chûtes, par les blessures, par le travail de la dentition, ou par toute autre circonstance : et alors la cause qui donne lieu aux convulsions, suivant qu'elle est plus ou moins aisée à détruire, devient la mesure du danger attaché au relâchement de la mâchoire. Ainsi, par exemple, on a moins à craindre lorsque la présence des vers est l'unique

____

(1) Klein, ouv. et édit. cités, p. 76.

cause des convulsions, que lorsque ces convulsions sont dues au travail de la dentition.

Ce que j'ai déjà dit du spasme et du relâchement des mâchoires, s'applique également à la luxation de la mâchoire : *In tetano et opistothono maxillas luxari funestum* (1). Il est inutile de remarquer qu'Hippocrate n'a dû parler ici que de la mâchoire inférieure, la seule susceptible de luxation ; encore cet accident n'arrive-t-il que rarement et par l'effet d'une contraction violente et soutenue des muscles abaisseurs de la mâchoire, lesquels muscles sont infiniment moindres que les releveurs quant à leur force de cohésion et de contraction. Hippocrate savait bien que la mâchoire supérieure ne jouit d'aucun mouvement : *Quiescit*, dit-il, *innectitur enim capiti, sed non insinuatur ut articulus. At maxilla inferior movetur ut quæ, articulorum modo, cum superiore et capiti committatur* (2).

On peut aussi assurer que, dans quelques cas, la luxation de la mâchoire inférieure est un des premiers symptômes des affections tétaniques, par la même raison que l'on compte parmi les prodromes des mêmes affections, la douleur des tempes augmentant à mesure que les malades

---

(1) Hipp. Coac. Prænot.

(2) Hipp. lib. de articul.

cherchent à bâiller ou à ouvrir la bouche; la douleur et le resserrement des muscles des joues, etc. (1).

Dans les cas d'affection tétanique, la luxation de la mâchoire inférieure est d'autant plus fâcheuse, qu'il est plus difficile d'y remédier promptement; et que pour remédier à cette luxation, il faut nécessairement surmonter ou détruire l'état convulsif des muscles abaisseurs qui a produit et qui entretient encore cette luxation.

Les mâchoires sont encore susceptibles de mouvemens convulsifs, d'une sorte de tremblement qui a lieu sans accident fâcheux, dans quelques cas de dérangement de l'économie, et particulièrement dans le froid fébrile, dans les accès d'hystéricie, et dans ce que le vulgaire appelle attaques de nerfs. Mais ce tremblement des mâchoires appartient aussi quelquefois à des maladies plus graves; on le rencontre dans quelques cas de convulsions des enfans et même des adultes, et alors il indique toujours la gravité de ces mêmes convulsions. Il peut être aussi l'effet des vomissemens portés à un trop haut degré ou même des empoisonnemens. Il peut enfin n'être que le symptôme de la plénitude de l'estomac, ainsi que je l'ai observé une fois dans une fièvre

____

(1) Cælius Aurelianus, lib. 3, cap. 5, p. 206, Signa spasmi instantis.

bilieuse, et ainsi que l'avait déjà vu Sarcone dans l'épidémie de Naples. Le tremblement de la mâchoire ou de la lèvre inférieure, dit cet habile observateur, joint à un certain sentiment de frisson, indiquait constamment qu'il existait dans l'estomac des matières saburrales qu'il fallait évacuer. Galien a vu ce tremblement de la mâchoire inférieure arriver au moment où la nature préparait des vomissemens critiques.

Les convulsions de la mâchoire inférieure, dans les maladies aiguës en général, sont d'un très-mauvais augure ; ce sont ces mouvemens convulsifs donnant lieu à des grincemens de dents qui, réunis à d'autres signes de la même nature, indiquent toujours le délire ou la mort.

Les mâchoires deviennent le siége de diverses maladies dont je ne dois pas m'occuper ici : elles deviennent aussi le siége de douleurs, soit ostéo-copes, soit nerveuses, déterminées par les diverses causes capables de produire ces mêmes douleurs sur les autres parties du corps; mais elles n'offrent rien de bien remarquable. On lit dans les Coaques d'Hippocrate le passage suivant : *Sævi maxillarum dolores excessuri ossis periculum adferunt.* Ces douleurs intenses, qui doivent faire craindre des exostoses, suivant Hippocrate, peuvent aussi être l'effet des vices arthritique, syphilitique, etc., invétérés ; et ne point être suivies d'exostoses : ce passage m'a toujours paru trop vague pour offrir le degré d'intérêt attaché aux prénotions et au pronostic du père de la médecine.

Je ne crois pas devoir terminer cet article sur les signes tirés de la considération des mâchoires, sans dire, pour ceux des médecins qui prennent à tâche de méditer les ouvrages d'Hippocrate, que, dans les écrits du père de la médecine, on trouve très-souvent le mot *maxilla* γένυς employé pour désigner tantôt l'une des deux mâchoires, tantôt les deux à la fois, et très-souvent aussi, ce mot employé en parlant des joues. Cette dernière signification adoptée également par Galien, par Pline, par Celse et par plusieurs auteurs latins, pourrait sur-tout induire en erreur : *Maxillæ*, (dit Galien, *in lib. 2, progn.*) *et propter calorem in pulmone, et propter tussim acrem rubescunt.*

Hippocrate en rendant compte de la maladie de Méton, au livre sept des Épidémies, s'exprimé ainsi : *Apprehendebant quandòque illum calores tenues ; sudores exigui fiebant ad noctem ; spiritus in febre densus, maxillarum rubor; etc.* Certainement dans tous ces passages que l'on pourrait multiplier beaucoup, le mot *maxilla* désigne les joues et non pas les mâchoires. Cependant en général le mot *maxillæ*, au pluriel sur-tout, est employé pour désigner les deux mâchoires.

SIGNES TIRÉS DES LÈVRES ET DE LA BOUCHE.

Les principaux signes fournis par les lèvres, se déduisent de leurs mouvemens convulsifs, de leur écartement par le relâchement de la lèvre inférieure, de l'altération de leur couleur et des éruptions dont elles deviennent le siége.

Labri concussio biliosam alvum prorupturam ostendit (1). Ce qu'Hippocrate avance là relativement aux évacuations alvines, on peut le dire aussi du vomissement, qui est non-seulement précédé du tremblement des lèvres, mais qui en est aussi accompagné : ceci est sur-tout vrai des violens vomissemens, de ceux qui se font avec des convulsions fortes : *Palpitatio labiorum jamjàm futuri vomitûs prœnuntia* (2).

Le tremblement des lèvres est quelquefois l'indice d'un vomissement critique, sur-tout dans les maladies bilieuses, Galien en a fait la remarque dans son livre des Crises, et on en voit un exemple dans la maladie de Chœrion, cinquième malade du liv. 3 des Épidémies : au troisième jour d'une fièvre bilieuse très-forte, Chœrion éprouva beaucoup de fièvre, du frisson, un tremblement de toute la tête, mais sur-tout de la mâchoire,

----

(1) Hipp. in Coacis.

(2) Duret, in Hippocratis Coacis, p. 57.

inférieure; et dès le commencement de sa maladie, il eut des déjections de bile toute pure, qui se renouvelèrent à plusieurs reprises. Cet état des lèvres peut aussi annoncer des déjections alvines bilieuses critiques : Galien en a également fait la remarque dans son troisième livre des Crises, d'après l'opinion émise par Hippocrate dans les Prénotions Coaques, passage déjà cité.

Parmi ces mouvemens convulsifs, ceux dans lesquels la lèvre inférieure se renverse accidentellement durant le cours d'une maladie aiguë, doivent être sans doute considérés comme les plus graves : *In febre non intermittente si labium pervertatur, si non videat, vel non audiat debili jàm existente corpore, mors proxima est* (1).

J'ai vu plusieurs malades guéris après avoir présenté ce signe, et Hippocrate lui-même en offre quelques exemples, un entre autres dans la maladie de Pythion, qui demeurait proche le temple de Cérès (2).

Si, après certains efforts violens de la part de la nature ou de l'art, il survient, dans le cours des maladies aiguës, des mouvemens convulsifs des lèvres, c'est d'un très-mauvais augure, et la mort en est ordinairement la suite; si d'ail-

---

(1) Hipp. Aphor. 49, s. 4.
(2) Hipp. lib. III, Epid. s. 1, ægr. 1.

leurs la gravité des autres signes s'accorde avec celui-ci. Klein a dit à-peu-près dans le même sens : *Si post insignissimam virium luctam particularis obvenit convulsio, spasmus V. g. labiorum, mors in propinquo est* (1).

Les mouvemens convulsifs des lèvres sont très-fréquens chez les enfans; ils ont lieu pour les plus légères douleurs même de colique, et n'offrent rien d'inquiétant.

Il n'est pas rare de voir au commencement des accès de tétanos, ou dans le principe des attaques d'hystéricie, les lèvres plus ou moins tremblantes: quelquefois même les légères contractions qu'elles offrent se bornent à donner à la bouche l'air du sourire; dans l'un et l'autre cas, on doit craindre des convulsions violentes. Mais ce signe est encore plus fâcheux dans les maladies aiguës; il est presque toujours suivi du délire.

L'écartement des lèvres, par suite de l'abaissement de la lèvre inférieure, se rencontre souvent chez les vieillards, quelquefois même chez les adultes d'un tempérament lymphatique très-prononcé, et dont les chairs sont flasques et molles. Mais ce même relâchement, accompagné sur-tout de tremblement dans les maladies aiguës, et chez les individus qui n'en ont pas l'habitude, est d'un très-mauvais augure; il est le signe d'une grande

––––––––––

(1) Klein, l. c.

prostration des facultés vitales, et d'une mort prochaine : cet état de la lèvre inférieure se présente dans quelques cas à la suite des apoplexies, de celles sur-tout qui doivent se terminer par la paralysie.

Le changement de couleur des lèvres se fait de plusieurs manières et par l'effet de différentes causes. Aux approches d'une attaque d'apoplexie sanguine forte, ou encore pendant l'attaque elle-même, les lèvres se montrent d'un rouge très-vermeil. Cette couleur rouge des lèvres se présente aussi dans les fièvres inflammatoires générales, dans les phlegmasies partielles des viscères, et sur-tout dans celles du poumon.

Les lèvres prennent une teinte noirâtre dans les maladies putrides, indépendamment des croûtes fuligineuses dont elles se couvrent dans ce cas, aussi bien que dans les fièvres ardentes et bilieuses, dans les maladies typhoïdes, etc. Cet enduit fuligineux par sa quantité, par l'intensité de sa couleur, et par la force de son adhérence, fait connaître l'intensité de la maladie, et les dangers qu'elle laisse craindre.

La couleur livide des lèvres, sans cause physique manifeste, doit faire craindre le sphacèle de quelque viscère interne, sur-tout si l'on a précédemment observé les symptômes qui caractérisent l'inflammation de ces mêmes viscères. J'ai plusieurs fois remarqué cette couleur livide des lèvres dans les maladies aiguës de la poitrine qui se terminent par le sphacèle.

Dans les maladies organiques du cœur et des gros vaisseaux, sur-tout dans les anévrismes de ces parties, les lèvres prennent une couleur bleue foncée.

Dans toutes les maladies lymphatiques, les lèvres se tuméfient et acquièrent un caractère comme œdémateux; ce caractère, un peu plus prononcé, doit être rangé parmi les signes de l'imminence des maladies par épanchement séreux, des hydropisies. L'engorgement habituel de la lèvre inférieure est spécialement un des signes de l'état scrophuleux.

Les lèvres blanchâtres appartiennent à tous les cas de faiblesse extrême; ainsi on range la décoloration des lèvres parmi les symptômes de la face hippocratique. Il faut cependant remarquer que les lèvres sont aussi fortement décolorées pendant le frisson des fièvres intermittentes, dans l'état spasmodique des accès d'hystéricie, et même dans l'état de santé par la seule impression d'un froid intense. Les lèvres sont encore momentanément décolorées chez les individus qui viennent de manger une assez grande quantité de substances, soit acides, soit acerbes, des fruits non mûrs, de boire des liqueurs aigres, du vinaigre par exemple, etc.

Les lèvres se chargent d'écumes dans l'apoplexie, et même dans quelques cas d'épilepsie: dans ces deux circonstances ce signe indique toujours que la maladie est grave.

Les lèvres deviennent sèches, ridées et gercées en parfaite santé par le passage fréquent et subit du froid au chaud; mais cet état des lèvres se rencontre aussi comme signe dans quelques cas pathologiques: on l'observe durant le cours des fortes maladies putrides, pendant les inflammations violentes des viscères, et surtout du poumon, dans les fièvres éruptives considérables, dans quelques fièvres malignes; et toujours cet état des lèvres indique une grande chaleur intérieure avec sécheresse extrême: on le combat efficacement par l'usage des boissons suffisamment acidulées et sucrées.

Enfin, les lèvres se couvrent de diverses éruptions présentant des significations différentes suivant les circonstances qui les accompagnent.

Ainsi, par exemple, c'est un bon signe qu'après un ou plusieurs accès de fièvre intermittente, le bord des lèvres se couvre de croûtes ou d'efflorescences croûteuses, sur-tout si l'ensemble des symptômes diminue d'intensité; rarement alors la maladie est de longue durée: c'est là une observation si fréquemment répétée, qu'elle est devenue populaire. Elle remonte même jusqu'au temps d'Hippocrate, qui avait déjà dit: *Febres in quibus labra ulcerantur fortassis cessant* (1). On doit trouver dans le mot *fortassis* la sage restriction avec laquelle il convient de recevoir cette prédiction qui souffre bien quelques exceptions ; car quelquefois ces efflorescences des lèvres sont l'effet d'une grande inflammation interne , de l'inflammation du poumon, par exemple, ainsi que je l'ai vu dans plusieurs circonstances ; et elle précède, dans quelques cas, la dégénérescence d'une fièvre éphémère ou d'une fièvre intermittente en fièvre putride. Avicenne a dit à ce sujet : *Scissio labrorum in febribus acutis significat super-fluitatem inflammationis ;* ailleurs il dit aussi : *Pustulæ labrorum in tertianâ signum sunt salutis prognosticum.* Averrhoes avait fait les mêmes remarques.

Les lèvres, sur-tout dans leurs commissures, se couvrent de légères exulcérations qui peuvent être l'unique résultat de la malpropreté ; mais ces ulcérations sont aussi, dans quelques circonstances , le signe de l'existence d'un vice scorbutique, de la maladie aphtheuse ou d'une affection syphilitique, suivant le caractère et la ténacité de ces ulcères.

Enfin ces ulcérations peuvent être symptomatiques d'une maladie bilieuse chronique. Hippocrate nous en a transmis un exemple dans

____

(1) Hipp. de Morb. popular. lib. VI, ad finem.

l'histoire de la maladie de Cranor le gram-
mairien (1).

C'est un très-mauvais signe que de dormir la
bouche ouverte, à moins qu'on n'en ait contracté
l'habitude, ou que l'obstruction, soit accidentelle, soit habituelle des narines n'en impose
l'obligation ; c'est le signe d'une prostration funeste des forces : *Lethale est et hiantem semper
dormire* (2).

Avoir la bouche continuellement fermée et
de manière que les assistans puissent à peine
l'ouvrir, est le signe d'un état spasmodique violent et l'indice d'un délire grave : cet état s'observe aussi dans quelques cas de manie ; alors la
maladie est opiniâtre.

Lorsque dans les accès d'apoplexie toute la
bouche est gonflée, livide, décolorée et excessivement humectée par une salive épaisse et
écumeuse, la mort est ordinairement inévitable.

La bouche livide et couverte d'aphthes est chez
les phthisiques le signe d'une fin très-prochaine.

Dans les fièvres muqueuses et mucoso-ner-
veuses les aphthes indiquent très-souvent la présence des vers.

La difficulté ou la gêne qu'on éprouve pour
ouvrir la bouche est souvent le signe du déve-

---

(1) Hipp. Epid. lib. 4.

(2) Hipp. Prænot. § III, n° 13, p. 450

loppement très-prochain ou même commencé des parotides.

SIGNES TIRÉS DE LA LANGUE.

La langue par les variations de son volume, de sa couleur et de sa température, par le sédiment dont elle se couvre, par sa sécheresse et son humidité augmentées ou diminuées, par les dérangemens dont elle est susceptible sous le rapport de ses mouvemens et de sa sensibilité, enfin par les lésions de sa propre substance, est une source d'autant plus abondante de signes, que sa vitalité est portée au plus haut degré, et qu'elle entretient des rapports de sympathie ou de voisinage avec les organes les plus essentiels à la vie, et spécialement avec les organes de la respiration et de la digestion. De tous les temps on a senti l'importance des signes tirés de l'examen de la langue: mais de tous les temps aussi, et sur-tout depuis Galien, dont les idées à cet égard ont été renouvelées par Baglivi, on en a exagéré la valeur; ou, pour parler d'une manière plus précise, on n'a pas assez insisté sur les circonstances, sur les exceptions nombreuses qui peuvent atténuer la valeur de ces signes. Je m'attacherai sur-tout à signaler ces circonstances, ces exceptions; et l'on verra combien il est utile de n'en pas négliger la connaissance.

Dans son état naturel, la langue a un volume proportionné à la cavité qui la contient; l'égalité de ses surfaces est à peine rompue par les papilles ou houpes nerveuses, et par les vaisseaux qui vont se distribuer dans toute sa substance; elle est d'un rouge assez vif excepté à sa base, toujours plus ou moins blanchâtre; elle offre une grande souplesse, une température modérée, une humidité suffisante; elle jouit de la pleine liberté des mouvemens nécessaires à la parole, à la mastication, à la déglutition; elle a toute la sensibilité inséparable d'une bonne dégustation.

Le volume de la langue prend quelquefois un développement tel qu'elle est à peine contenue dans la bouche, ou même qu'elle en sort continuellement. Cette tuméfaction de la langue qui constitue une maladie, devient symptôme et signe dans certains cas pathologiques. Cette augmentation de volume est toujours d'un mauvais signe dans les maladies aiguës, à moins que, jointe à des signes critiques, elle ne se termine par la suppuration : *Linguæ inflammatio aliquando vel per se, vel cum aliis morbis obvenit in suppurationem abiens; talem notavi criticam in febre auctâ malignâ bibonis* (1).

La tuméfaction de la langue a lieu dans la petite-vérole et dans la fièvre aphtheuse (muguet)

____

(1) Klein, ouv. et édit. cités, p. 236.

sans que cette tuméfaction ajoute rien au pronostic général de la maladie (1).

Cette tuméfaction dans les angines graves peut amener la suffocation ; elle est sur-tout promptement suivie de la mort si elle se dissipe subitement sans cause connue : *Anginosi in linguis tumores citra signa disparentes perniciosi* (2).

La tuméfaction de la langue est d'un mauvais signe dans la péripneumonie ou la pleurésie ; elle indique la gravité de la maladie et l'intensité de l'inflammation (3).

L'augmentation de volume de la langue d'ailleurs blanche et recouverte de mucosités blanchâtres épaisses, conservant sur ses bords comme frangés les diverses impressions, et jusqu'à la forme des dents, souvent avec ulcération, se présente dans les maladies aiguës comme un des symptômes caractéristiques des fièvres catarrhales, sans rien ajouter à la gravité de la maladie.

Cet état de la langue est aussi quelquefois symptomatique d'une affection vénérienne profonde.

L'abus du vin et des liqueurs spiritueuses,

____

(1) Sur le Muguet, par F. J. Double, Journal général de Médecine, t. XVIII, p. 13.

(2) Hipp. Coac. Prænot. § III, t. 1, n° 109, p. 556.

(3) On en voit un exemple dans Bonnet, *Sepulchret. anatom.*, lib. 1, s. 21, obs. 27.

certains poisons, le mercure à très-forte dose, produisent souvent une augmentation considérable du volume de la langue.

Au contraire, le resserrement de la langue, sa rétraction et par suite la diminution de son volume sont le signe d'un état spasmodique considérable, et le prodrome d'un délire violent ou même mortel; la langue a quelquefois ce caractère dans les fièvres malignes graves et dans les maladies pestilentielles.

La langue devient comme ratatinée toutes les fois qu'elle acquiert une sécheresse extrême; j'aurai bientôt occasion de m'occuper de cet état de la langue et de ses signes.

La langue conserve quelquefois sa couleur naturelle et son état ordinaire dans les fièvres malignes, même à des époques très-avancées de la maladie; c'est souvent dans les cas les plus graves que ce caractère se montre d'une manière plus manifeste: *Jam observavi in febribus malignis nec magnam sitim esse nec linguæ ariditatem, nec calorem magnum; unde sæpè morbus multò major est opinione* (1).

La langue blanche et chargée d'un sédiment de la même couleur doit faire craindre en général la surcharge des premières voies et servir d'indication à l'emploi des évacuans soit émétiques,

____

(1) Ballon. Oper., t. II, p. 40.

soit purgatifs: mais il faut bien prendre garde de ne pas trop accorder de valeur à ce signe; on commettrait des fautes graves si l'on se décidait d'après cet état seul de la langue; de tous les signes c'est un de ceux qui ont le plus besoin d'être vérifiés et confirmés par le concours de plusieurs et par l'ensemble des circonstances dans lesquelles ils ont lieu : *Ut lingua medicum rariùs fallat attendere is debet quo morbi tempore, quo ordine se excipiant quæ apparent; num progressum habeant in pejus, aut retrogressum in melius* (1). Lorsque la blancheur sédimenteuse de la langue, même dans les fièvres gastriques, se manifeste ou prend de l'accroissement vers la fin de la maladie, et au moment où tous les autres symptômes diminuent ou disparaissent, c'est un signe favorable et que l'on aurait tort d'attaquer par les évacuans; il suffit de soutenir alors les forces de la nature par des amers et de légers toniques.

La blancheur de la langue avec un léger sédiment de la même couleur est un signe de l'invasion prochaine de toute maladie aiguë : *Linguæ sordes et albedo febrem continuam significant* (2).

____

(1) Rega accurata medendi Methodus, p. 254, Aph. 530, in-8°. Lovanii, 1737.

(2) Fienus, Simiot., pars altera, cap. III, § X, p. 168.

J'ai eu bien souvent occasion de vérifier cette assertion. Il est peu de maladies dans le principe desquelles la langue ne se montre blanche pendant plus ou moins de temps sans qu'il existe pour cela d'état gastrique essentiel ; l'on voit déjà combien il faut restreindre l'administration des évacuans d'après ce seul état de la langue.

On peut dire plus généralement que cet état de la langue est l'indice d'un affaiblissement plus ou moins considérable des organes digestifs quelle qu'en soit d'ailleurs la cause ; or la diète, les convalescences, l'usage des boissons mucilagineuses, le sommeil dans le jour quand on n'en a pas l'habitude, une indigestion même légère, l'administration intempestive des évacuans, etc., sont autant de circonstances dans lesquelles la langue devient blanche et chargée d'un sédiment de la même nature. Certains individus ont, même dans l'état de santé parfaite, la langue toujours blanche et chargée.

La langue se montre blanche et sédimenteuse dans les fièvres muqueuses, dans toutes les maladies du système lymphatique, dans toutes les maladies nerveuses par atonie, dans un grand nombre de maladies épidémiques (1), dans les fièvres intermittentes, dans les fièvres rhumatismales, dans la plupart des maladies chroniques

______

(1) Sarcone, ouv. cité, t. 2, § 462.

et spécialement dans celles qui intéressent d'une manière soit primitive, soit secondaire, les organes qui servent à la digestion.

Dans les fièvres bilieuses gastriques, la langue au lieu de se dépouiller vers la fin de la maladie devient quelquefois villeuse, hérissée par les redressemens de ses papilles; alors la langue ne reprend que lentement son état naturel; la crise est imparfaite; il y a souvent rechûte ou du moins convalescence longue et pénible; le malade se traîne difficilement; il mange sans goût comme sans appétit (1).

La rougeur excessive de la langue est le signe d'un état inflammatoire général ou local. Cette rougeur est très-mauvaise dans les inflammations de la gorge et sur-tout du poumon. La femme qui demeurait chez Ariston fut atteinte d'angines; elle eut la langue rouge et sèche dès le principe de la maladie, elle mourut le cinquième jour (2). J'ai cependant vu la langue blanche et pâle dans plusieurs cas de péripneumonie, terminés les uns par la mort, les autres par la guérison. Stoll rapporte l'histoire d'un

____

(1) V. l'excellent Mémoire de M. Clos, ayant pour titre : Notes sur la Séméiotique de la langue, extrait par M. Cattet dans le tome XXXII, p. 356 de la Bibliothèque médicale.

(2) Hipp. Epid., lib. III, ægr. 7, p. 718, t. 1.

tailleur qui succomba à une péripneumonie,
pendant le cours de laquelle la langue avait été
humectée et blanchâtre : *Lingua humida mo-
dice albescens* (1). Hippocrate regardait cet état
de la langue comme très-commun dans les péripneumonies : *Lingua qualis est peripneumonicis cum pallore albicans*, dit-il, en rapportant
l'histoire de la maladie du fils de Cydis (2);
ailleurs on lit ces mots : *Peripneumonicis quibus lingua tota alba ac aspera sit ambæ pulmonis partes inflammatæ sunt ; quibus verò
dimidium una, juxtà quam apparet* (3). Cette
partie de la sentence du père de la médecine se
présente bien moins souvent dans la pratique;
le professeur Fouquet nous en citait des exemples, et Bordeu, dans les premières pages de ses
recherches sur le tissu muqueux, a commenté ce
passage et en a confirmé la vérité.

Quant aux opinions relatives à la couleur de
la langue, rouge suivant les uns, et blanche suivant les autres dans les péripneumonies, mes observations particulières les accordent assez bien
l'une et l'autre. J'ai vu en effet le plus ordinairement la langue blanche dans le principe de la

______

(1) Rat. med., p. 1, p. 220.

(2) Hipp. Epid. lib. 7, § 5, p. 830.

(3) Hipp. Coac. prænot., p. 560, n° 176, § III.

maladie devenir rouge à une époque plus avancée, et je trouve cette même observation consignée dans Cœlius Aurelianus : *Lingua aspera ac primò subalbida dehinc rubra* (1).

Dans la première période des fièvres putrides ou malignes simples, la langue est rouge et comme sanguinolente sans être encore sèche ; souvent aussi elle est sillonnée où gercée en divers sens ou même déprimée vers la ligne médiane. On peut alors assurer qu'il se déclarera une fièvre putride, à moins que par les secours de l'art ou de la nature la maladie n'avorte, ce qu'on obtient le plus souvent à l'aide des évacuans et des toniques convenablement administrés.

La rougeur de la langue dans les maladies inflammatoires est d'un heureux présage ; on peut présumer du moins qu'il n'existe pas de complication grave.

La rougeur de la langue avec sécheresse, dans les maladies chroniques, est le signe d'une irritation considérable de tout le système.

La rougeur de la langue qui survient subitement dans le cours d'une maladie aiguë, sans aucun signe de coction ni de crise, est d'un

---

(1) De Morb. acut. et chron., lib. II, cap. XXVII. Symptomata Peripneumoniæ, p. 138.

très-mauvais augure; presque toujours le délire ne tarde pas à se manifester.

La rougeur de la langue est un des caractères de l'invasion des maladies éruptives : c'est un très-bon signe dans ces maladies que la rougeur cesse au troisième ou quatrième jour, et qu'alors la langue devienne blanche et humide.

La langue est d'un rouge éclatant, elle devient brune et sèche dans les fièvres ardentes et dans toutes les maladies qui tendent à la putridité.

La couleur brune et noire avec sécheresse ou humidité, quelle qu'en soit d'ailleurs la cause, est un des caractères de la putridité. Il faut soupçonner cet état morbifique, soit comme maladie essentielle, soit comme complication, dans la plupart des cas où cette altération de la langue se manifeste : ajoutons cependant que, dans certains faits de scorbut, dans quelques circonstances d'affections chroniques du foie et de l'estomac, dans l'ictère chronique, dans les fortes inflammations du poumon ou d'un des points du canal alimentaire, la langue offre également cette couleur, et qu'alors le danger est lié à la gravité de la maladie, toujours présumée très-forte.

D'après Vandenbosch, quelques praticiens, Selle, et le docteur Clos entre autres, ont pensé que, dans les maladies aiguës, la langue noire était le signe d'une complication vermineuse. M. Clos a été même plus loin : suivant lui, la langue noire, lisse, sans épaisseur ni rougeur, est un signe de l'existence des vers dans les intestins ; et la langue rouge, sèche et lisse, annonce la présence de ces animaux dans l'estomac (1). Vandenbosch (2), Selle (3) et M. Clos lui - même ont fait cette observation dans des fièvres catarrhales, rémittentes putrides, rémittentes vermineuses, lentes nerveuses, etc. ; et ils n'ont pas vu que cet état de la langue tenait à la complication fébrile, et non pas aux vers. Qui est-ce qui n'a pas observé que, dans les maladies vermineuses simples, la langue est blanche, parsemée de points légèrement rouges, et que presque toujours les évacuans entraînent une plus ou moins grande quantité de vers ; sans que la langue soit ni noire et lisse, ni rouge et sèche ? Sans doute les anthelmintiques réussissent dans les fièvres pétéchiales, dans les lentes nerveuses, ils agissent comme toniques, évacuans, antiputrides ; et s'il y a des vers évacués, c'est que, dans ces maladies comme dans presque toutes celles qui intéressent plus ou moins le canal alimentaire, il y a congestion vermineuse, mais sans qu'elle soit liée à la langue noire et lisse ;

____

(1) Clos, lieu cité.

(2) Vandenbosch Histor. constit. Epidem. verminos. p. 67, 73, 313-14, et passim.

(3) Selle, Rudimenta Pyrethol. Method., p. 271.

puisque, dans les cas de maladies vermineuses simples, on ne rencontre jamais ce caractère de la langue.

La couleur brune et noire que la langue prend si fréquemment dans les derniers temps de la phthisie, ainsi que je l'ai remarqué très-souvent, est un signe funeste : lorsque cela a lieu, la mort n'est pas éloignée.

Remarquez cependant que, dans quelques cas de maladies aiguës, ce caractère de la langue doit être considéré comme une sorte d'excrétion dépurative. Alors il se présente aux époques critiques au milieu d'un nombre suffisant de signes décrétoires, et il est lui-même un des indices de la crise qui aura lieu très-prochainement : *Si verò lingua valdè nigrescat, in quartâ decimâ die judicationem fore significat* (1).

La couleur brune et noire de la langue, accompagnée d'une aridité telle que le malade ne puisse pas l'avancer pour la montrer, ou que, après l'avoir montrée, il ne puisse pas la rentrer, est le signe d'un délire très-prochain et d'un danger extrême.

La langue n'est pas toujours jaune dans l'ictère, ni même dans la fièvre jaune.

La langue est jaune, ou même verdâtre, dans les maladies bilieuses : et assez souvent l'intensité

____

(1) Hipp. Coac. Prænot., p. 542, § II, n° 139.

de cette douleur donne la mesure de la gravité de la maladie.

La langue comme plombée, dans les hydropisies, est un signe de mort prochaine : *Hydropicis desperatis, si facies plumbea evadat, mors ostia pulsat* (1).

La lividité de la langue est un très-mauvais signe dans tous les cas : elle indique la dégénérescence gangréneuse ou la terminaison par le sphacèle dans les phlegmasies locales, et spécialement dans les phlegmasies du poumon et de l'estomac.

La lividité de la langue est un signe mortel dans les maladies aphtheuses (2).

Je ne terminerai pas ce qui a rapport au pronostic tiré de la couleur chargée de la langue, sans faire remarquer que certains alimens, plusieurs boissons et quelques médicamens impriment à la langue différentes modifications de couleur qui pourraient d'abord en imposer au praticien. Lorsqu'on a quelques soupçons à cet égard, il faut engager le malade à se rincer plusieurs fois la bouche avec de l'eau. Souvent aussi un mauvais régime, des médicamens contre-indiqués donnent à la langue une couleur rouge

____

(1) Baglivi, Prax. med., lib. 1, p. 64.

(2) Ketelaer, Diss. de aphthis nostratibus, etc., p. 25, 39, et les Considér. méd. sur le muguet, par F. J. Double, l. c.

ou noire, une température chaude, de la sécheresse ou de l'humidité, etc. Le séméiologiste doit apporter les plus grands soins à établir ces distinctions. Sydenham nous en a donné l'exemple dans son Historique de l'épidémie de 1673-4-5. *Quod si excalefieret æger ultrà ordinariam febris sortem, lingua aridissima erat cum flavedine subfusca* (1).

C'est un bon signe dans les maladies aiguës, que la langue se montre chargée d'un léger enduit blanchâtre et humide : cet état de la langue exclut toute crainte de spasme violent, d'inflammation soit générale, soit locale, et même de complication grave.

L'enduit blanchâtre, plus ou moins épais, que l'on remarque également et dans les fièvres muqueuses et dans les fièvres bilieuses, quoique le plus souvent dans ces dernières l'enduit soit jaunâtre ; cet enduit, dis-je, se sèche quelquefois, noircit et devient très-tenace : dans ces cas, la maladie prend une intensité alarmante, et se complique d'adynamie : tous les praticiens en ont vu des exemples (2).

---

(1) Th. Sydenham Opera, t. 1, cap. II, p. 136 : in-4°. Genevæ, 1749.

(2) V. entre autres Kloekhoff Opuscul. med. Histor. febr. epidem. Culemburgensium, anni 1741, in-8°. Trajecti ad Rhenum, 1747, p. 86-7.

Cet enduit se montre farineux ou semblable, soit à du lait caillé, soit à du lard ; dans ces mêmes maladies muqueuses devenues ou prêtes à devenir malignes très-graves : presque toujours alors il y a des nausées fatigantes, des vomissemens continuels, des déjections alvines très-liquides ; et la mort en est la suite la plus ordinaire (1).

Tant que l'enduit de la langue devient de jour en jour plus épais, plus sec, d'une couleur plus foncée, on doit en conclure que la maladie est encore dans la période de l'accroissement.

Ce n'est que dans les fièvres aiguës les plus dangereuses que cet enduit prend une couleur rouge, brune, noire ; que la langue devient absolument sèche et rude, et que les dents antérieures se couvrent d'un limon sec et noirâtre.

Lorsque la langue commence à s'humecter sur ses bords et à sa pointe, que l'étendue de la croûte fuligineuse ou autre diminue par degrés, que toute la bouche s'humecte, que les gencives reprennent leur couleur vermeille, de tels signes sont très-favorables ; ils indiquent une terminaison heureuse très-prochaine (2).

____

(1) Sarcone, l. c., et J. G. Roedereri et Car. J. Wagleri Tractatus de morbo mucoso, et particulièrement l'observation 11ᵉ, s. 3, p. 210.

(2) Duret, in Coac., p. 135. — Leroy, du Pronost. dans les malad. aig., 3ᵉ s., p. 62.

En général, plus l'enduit qui recouvre la langue est épais et adhérent, et plus la maladie doit être grave et longue.

C'est rarement un bon signe que la disparition complète subite de cet enduit; presque toujours alors la langue redevient assez promptement blanche, jaune et noire, et alors la maladie est nécessairement longue; souvent même elle se termine par la mort (1).

La langue lisse, rougeâtre et plus chaude qu'à l'ordinaire, ou rendue inégale par le développement, par l'élévation extraordinaire de ses papilles; la langue sèche et raboteuse comme l'est naturellement celle des bœufs; enfin la langue sèche, lisse et brune sont, dans les maladies aiguës, autant de signes certains d'une complication putride.

La langue est villeuse, c'est-à-dire que ses papilles sont légèrement saillantes au milieu de l'enduit blanchâtre qui la recouvre, dans un grand nombre de maladies aiguës bénignes, dans quelques cas de fièvre gastrique, dans les congestions vermineuses des enfans, dans l'hystéricie et l'hypocondrie commençantes, etc.; et dans aucun cas ce caractère de la langue n'offre rien de bien inquiétant.

La langue est molle et humide dans l'état de

____

(1) Clos, l. c.

santé, elle est dure et sèche sans sédiment dans tous les cas de spasme considérable de la poitrine ou du canal alimentaire, ou même dans les inflammations violentes de ces parties, dans la fièvre inflammatoire forte, et dans l'état d'imminence du délire qui survient aux maladies aiguës.

Dans les maladies muqueuses et dans les affections catarrhales chroniques la langue est extrêmement molle et excessivement humide : ici la mollesse et l'humidité sont en raison de l'intensité et des dangers de la maladie.

Dans les maladies fébriles la langue sèche est souvent l'indice d'un écoulement abondant des urines, et plus souvent encore le signe de déjections alvines copieuses; la langue est aride et sèche dans presque toutes les diarrhées et les dyssenteries. Hermocrate qui mourut au vingt-septième jour d'une fièvre maligne, eut à plusieurs reprises la langue sèche ; et cet état de la langue fut constamment suivi d'urines et de selles copieuses (1).

La sécheresse de la langue est toujours un mauvais signe dans les fièvres nerveuses.

La langue sèche, raboteuse et comme brûlée sans que le malade se plaigne d'altération forte, est un des caractères des fièvres ardentes très-

____

(1) Hipp. Epid. lib. III, s. 1, ægr. 2.

aiguës, et plus généralement le signe du délire et de la mort prochaine.

La sécheresse de la langue est un des signes qui annoncent la période de chaleur commençante dans les fièvres intermittentes.

Souvent la langue n'est sèche que parce que le malade a l'habitude ou éprouve momentanément la nécessité de dormir la bouche ouverte : il faut tenir compte de ces circonstances qui modifient singulièrement la valeur de ce signe.

La langue fortement sillonnée ou fendue est le dernier point de l'état de sécheresse, et a les mêmes significations. On remarque ces sortes de gerçures quelquefois sanguinolentes à la langue dans les fièvres inflammatoires violentes, dans les complications fortes d'adynamie, dans le scorbut aigu, dans la petite vérole, dans les dyssenteries graves.

Le mouvement continuel de la langue, ses tremblemens insolites devenus sur-tout sensibles quand les malades font des efforts pour la montrer au médecin, sont autant de signes fâcheux : *Signa malignitatis in acutis sunt tremores insoliti linguæ*.....(1).

La paralysie avec insensibilité de la langue à la suite de l'apoplexie ou d'une paralysie gé-

____

(1) Boerhaav. Instit. med., cap. de signis morbor., § 919.

nérale n'a d'autre danger que celui de la maladie primitive ; mais la paralysie de la langue purement symptomatique, et survenant dans le cours d'une fièvre maligne, annonce le plus grand danger.

L'irrégularité et la difficulté des mouvemens de la langue supposent dans tous les cas une prostration considérable des forces ; et si cette prostration se trouve confirmée par un ensemble suffisant de signes, il faut craindre le délire et la mort.

Une lésion considérable du système nerveux qui a son siége dans le cerveau, aussi bien qu'une forte secousse produite sur l'estomac par un poison violent, par un émétique un peu actif, donnent lieu à des mouvemens irréguliers de la langue ou à son immobilité absolue.

La langue ainsi que les lèvres sont susceptibles de devenir le siége de ces ulcérations critiques qui ont lieu si souvent du troisième au septième accès des fièvres intermittentes.

La syphilis, le cancer déterminent souvent sur la langue des duretés, des tumeurs et des ulcérations dont les dangers ne sont autres que ceux de la maladie principale, à moins cependant que ces lésions ne soient assez considérables pour imprimer à la langue un volume tel qu'on puisse craindre la suffocation.

Dans quelques circonstances la langue se re-

couvre d'un nombre considérable d'aphthes et
de tubercules. Cet état de la langue, joint à la
couleur blanche et à un gonflement léger, ayant
lieu vers la fin des maladies, annonce une terminaison favorable ; mais si ces ulcérations sont
noirâtres, affaissées, et si elles gagnent les parties environnantes, c'est d'un très-mauvais signe.

Dans les ulcérations qui se manifestent sur les
bords de la langue, il faut s'assurer s'il n'existe
pas quelque dent cariée, éraillée ou dérangée
qui en soit la cause déterminante : *Quibus autem in obliquá linguæ parte ulcus fit diutur-
num in his dentes considerare oportet, an
quis juxtá illam ulceris partem acutior sit* (1).

Les aphthes de la langue et de la bouche sont
souvent le signe d'une phlogose, soit essentielle,
soit symptomatique dans un des organes de la
respiration ou de la digestion. Dans ces cas-là
les aphthes sont presque toujours un mauvais
signe.

Je me suis convaincu plusieurs fois que les
aphthes de la langue n'étaient que le symptôme,
l'effet de la présence des vers soit dans l'estomac,
soit dans les intestins ; et je trouve cette observation consignée par Vandenbosch (2).

---

(1) Hipp. Prædict., lib. 2, art. 99.
(2) Histor. constit. epidem. verminosæ, passim.

SIGNES TIRÉS DES DENTS ET DES GENCIVES.

Dans l'état de santé parfaite, les dents des adultes sont en géneral fortes et épaisses, solidement implantées dans leur alvéole, d'un beau blanc d'ivoire et se salissant difficilement. Hippocrate avait noté les avantages qui résultent de l'épaisseur et de la force des dents. Aristote, Pline et Vallesius ont confirmé par leurs commentaires la vérité de cette assertion (1).

Il existe entre les dents, les oreilles, les yeux et les intestins, des rapports sympathiques bien constatés par une foule de cas pathologiques, dans lesquels les affections de ces divers organes se transportent des uns aux autres. Ainsi les maux de dents font cesser les maux d'yeux, etc.

Chez les individus atteints de phthisie, les dents sont ordinairement minces ; elles sont surtout d'un blanc de lait très-remarquable. Cette proposition ne doit être admise qu'avec de grandes restrictions.

Il y a bien peu de phthisiques qui n'aient pas quelque dent cariée.

Les dents sales, brunes ou cariées, sont l'indice d'un estomac faible et de l'habitude de mau-

---

(1) V. Fienus, Simiot., pars altera, cap. 3, § IX, p. 167.

vaises digestions : *Qui naturâ sunt stomacho debiles et difficulter cibos coquunt luridos et conspurcatos dentes habent cum aliquali fœtore oris* (1).

Les dents extrêmement sèches sont un signe de malignité dans les maladies aiguës. Il est peu de fièvres malignes qui n'offrent ce caractère des dents à l'époque de la crudité de la maladie , et même vers la fin quand elle doit se terminer par la mort: *Perniciosum est et resiccari dentes* (2).

Les matières glutineuses qui recouvrent les dents dans les maladies aiguës , laissent craindre les complications putrides. Ces complications se trouvent portées au plus haut degré , si ces matières ont acquis un caractère fuligineux. C'est ainsi qu'il faut entendre cet aphorisme d'Hippocrate : *Quibus ad dentes glutinosus humor obnascitur, iis vehementiores fiunt febres* (3). Et cet autre passage des Épidémies : *Quibus dentes undiquaque lentore obducuntur malum suspectare licet.* Enfin le passage suivant de Celse : *Mali morbi testimonium est habere humorem glutinosum dentibus inhærentem* (4).

---

(1) Baglivi, Prax. med., lib. 1, p. 64. Voyez aussi *Canones de Medicinâ solidor.* 13-14, p. 476.

(2) Hipp. Coac. Prænot., § 2, nº 153, p. 543, t. 1.

(3) Hipp. Aphor. 53, s. 4.

(4) *Id.* Epidem. lib. 4, nº 27. — Celsi, de re med., lib. 2, c. 4, p. 51.

Dans les maladies vénériennes, dans les affections rhumatismales ou goutteuses, dans le scorbut, l'extraction des dents, même cariées, n'a aucun effet contre l'odontalgie dépendante de ces maladies primitives.

Les vapeurs mercurielles, quelle que soit leur origine, noircissent les dents et les rendent douloureuses. On peut facilement remédier à ces accidens.

L'odontalgie est le plus souvent l'effet de la carie des dents.

Le gonflement de la mâchoire, de la joue ou des gencives, fait cesser ou du moins diminue beaucoup la douleur des dents.

Il ne faut pas oublier que, même dans les maladies aiguës, l'odontalgie produit souvent l'augmentation de la fièvre, l'insomnie et même le délire.

Le grincement des dents qui a lieu pendant le sommeil ou pendant la veille est, chez les individus atteints de maladies aiguës, le signe d'un délire très-prochain; et chez ceux qui sont déjà dans le délire le signe d'une mort certaine, à moins cependant que le grincement des dents ne soit le résultat d'une habitude contractée dès l'enfance, ainsi que cela a lieu très-souvent : *Dentes collidere aut stridere quibus non familiare id est à pueris, furiosum ac lethale est;*

jam verò delirans si hoc faciat penitus lethale est (1).

C'est un des signes du délire actuellement existant, et même des convulsions, que de mouvoir les dents les unes contre les autres, et de leur faire exécuter les divers mouvemens de la manducation sans raison ni motif.

Le grincement des dents chez les enfans qui ne sont pas malades, ou qui ne le sont que légèrement, peut être le signe de l'existence des vers : *Accidit habentibus vermes stridor dentium, præcipuè nocte* (2).

Le claquement involontaire des dents, tel qu'il a lieu au début de la période du froid des accès de fièvres intermittentes, est, dans les maladies aiguës, un signe de convulsions commençantes. On remarque aussi ce claquement des dents durant le cours des attaques d'hystéricie et de plusieurs maladies nerveuses.

Les dents sont, ou plutôt paraissent être, molles dans les cas de faiblesse extrême, après une forte purgation, et à la suite d'une diète assez long-temps prolongée.

L'usage ou plutôt l'abus du mercure, les affections scorbutiques graves, la vieillesse rendent les dents mobiles et tremblantes dans leurs al-

---

(1) Hipp. Coac. Prænot., § 2, n° 151-2, p. 543.

(2) Avicennæ, l. c, p. 351, E.

véoles. On a aussi remarqué cet accident à la suite de maladies aiguës violentes.

Dans tous les cas de consomption forte, dans le scorbut, dans les scrophules, dans l'éléphantiasis, les dents semblent avoir pris un alongement plus ou moins considérable; mais ce sont les gencives qui se sont abaissées, et qui ont diminué de volume.

Les gencives sont pâles et affaissées dans tous les cas d'amaigrissement considérable; elles sont pâles et comme gorgées de mucosité dans les maladies catarrhales, dans les affections scrophuleuses.

Le scorbut se manifeste sur-tout aux gencives qui deviennent tantôt pâles et affaissées (cela a lieu le plus souvent dans la première période du scorbut asthénique), tantôt rouges et gonflées, ce qui se présente dans la première période du scorbut sthénique. Quelquefois elles sont rongées et saignant très-facilement; d'autres fois intactes et sanieuses ou purulentes; chez certains malades, elles sont diminuées de volume, de manière à recouvrir à peine les bords alvéolaires; chez plusieurs, les gencives sont au contraire tuméfiées et elles recouvrent la presque totalité des dents.

Les gencives saignantes sont encore le signe d'une lésion organique du foie ou d'une affection hémorroïdaire grave.

Les démangeaisons continues des gencives sont, chez les enfans, un des signes du travail commencé de la dentition.

La couleur rouge, brune ou même noirâtre des gencives, est un des signes de la putridité imminente; la putridité est confirmée, et le danger assez grand, si les gencives se recouvrent d'un enduit fuligineux.

C'est en général le signe d'un affaiblissement considérable de l'estomac, que le saignement fréquent des gencives dans l'état de santé; et l'on doit craindre les complications de putridité, lorsque ce saignement se présente dans les maladies aiguës.

On a vu cependant le saignement des gencives servir de crise dans quelques cas de maladies aiguës. Amatus Lusitanus cite un fait de fièvre ardente terminée par une sorte d'hémorragie des gencives; il sortit plus de cinq livres de sang par cette voie. Dodonœus parle également d'une hémorragie critique des gencives dans une maladie éruptive.

SIGNES FOURNIS PAR LE MENTON.

Le menton devient aussi le siége des éruptions, ou des efflorescences croûteuses dont j'ai fait mention en parlant des lèvres : dans l'un et l'autre cas, elles ont les mêmes significations, tout comme elles reconnaissent les mêmes causes. Enfin, dans l'un et l'autre cas, ces éruptions peuvent constituer ce qu'on appelle vulgairement la gourme des enfans ; et alors cette éruption, tant qu'elle n'est pas brusquement répercutée soit par l'art, soit par la nature, est toujours d'un bon augure.

Ces ulcérations du menton ont lieu quelquefois par le seul effet de la présence d'une ou de plusieurs dents cariées. Beniveni a recueilli une observation d'ulcère au menton, guéri par l'arrachement d'une dent cariée. J'ai aussi eu l'occasion de voir un fait entièrement semblable ; du moins est-il certain que l'éruption croûteuse qui avait résisté aux moyens les mieux entendus, guérit spontanément aussitôt que le malade se fut débarrassé d'une dent cariée qui le faisait souffrir depuis long-temps.

C'est un très-bon signe qu'à la fin des maladies, soit aiguës, soit chroniques, le menton se recouvre d'écailles furfuracées : on peut assurer alors que la maladie est entièrement jugée.

Le menton pointu lorsqu'il ne fait pas partie des traits habituels de l'individu, et qu'il se joint d'ailleurs à l'extrême amaigrissement de la face, est un des symptômes de la face hippocratique. Je ferai remarquer cependant que, par l'effet de la vieillesse et particulièrement par l'usure des dents, le menton devient plus saillant en avant, ce qui rend à la fois les joues creuses ; il ne faudrait pas confondre cet état du menton avec l'état analogue que produisent les maladies graves ou longues.

C'est un fort mauvais signe dans toutes les affections convulsives et particulièrement dans le tétanos, que le menton reste collé contre le sternum : cet état du menton a également lieu, jusqu'à un certain point, chez les vieillards, par suite de l'affaiblissement des muscles extenseurs de la tête.

On n'a pas, je pense, assez étudié les modifications que les divers états des maladies impriment à la barbe, quant à l'accroissement et à la couleur des poils ; cette partie fournirait peut-être plusieurs signes importans. J'ai déjà remarqué qu'aux approches de la mort les poils de la barbe se recouvrent du gluten pulvérulent que l'on a remarqué dans les cils et dans les paupières, et dont j'ai parlé ailleurs.

La chûte des poils du menton est un très-mauvais signe chez les malades attaqués d'éléphantiasis : lorsque cela a lieu, la maladie dure depuis long-temps, et la terminaison fatale n'est pas éloignée (1).

Dans les premiers temps de la maladie véné-

---

(1) Lommius, Observ. medicinal., p. 59.

rienne, la dépilation du menton n'était pas un symptôme très-rare, et il était funeste (1).

La dépilation du menton, dans les maladies aiguës, est fort rare ; elle annonce un affaiblissement funeste, et ordinairement mortel. J'ai cependant vu, dans un cas de causus très-grave, la dépilation de la barbe et de presque tout le corps servir comme de crise salutaire à la maladie.

Ce serait sans doute ici le cas de parler des parotides, si les signes tirés de ces sortes de tumeurs ne devaient pas trouver plus naturellement leur place dans la série des signes que l'on peut déduire des mouvemens automatiques ou spontanés de la nature.

J'ai encore quelques observations particulières sur les signes de la barbe ; mais elles ne se sont pas assez souvent confirmées sous mes yeux pour pouvoir faire partie de cet ouvrage.

SIGNES TIRÉS DU COU, DU DOS ET DES ÉPAULES.

Le cou court, alongé et grêle, joint à des épaules étroites et saillantes, laisse soupçonner des dispositions constitutionnelles à la phthisie ; et alors la maladie est bien plus grave, et ses ravages sont beaucoup plus rapides.

______

(1) Zacutus Lusitanus, Opera omnia, t. 1 ; lib. 1, p. 124. Lugduni, 1644.

Au contraire, le cou court, gros et rouge, avec des épaules fortes et très-larges, est le signe constant d'une disposition plus ou moins forte aux maladies soporeuses et à l'apoplexie.

Dans quelques circonstances il se développe une tumeur plus ou moins considérable sur la partie extérieure et antérieure du cou, entre la peau et la trachée-artère, par le gonflement de la glande tyroïde et du tissu cellulaire environnant; cet état du cou est un des signes du goître dont les degrés varient à l'infini.

Ce gonflement du cou est quelquefois symptomatique de la grossesse ou du travail de la puberté dans le sexe sur-tout, et alors il se dissipe avec l'accouchement ou l'apparition régulière de la menstruation.

J'ai dans ce moment - ci sous les yeux le fait d'un gonflement extraordinaire du cou, résultant d'un engorgement considérable de la cavité cérébrale, chez une fille dont toutes les fonctions de relation, ou les fonctions appartenant à la vie animale se trouvent dans un état d'asthénie considérable venue à la suite d'une frayeur et de la suppression des règles; tandis qu'au contraire les fonctions de la vie organique sont dans l'état d'intégrité la plus parfaite.

Le développement insolite des artères carotides, et leurs battemens accélérés et plus sensibles qu'à l'ordinaire, sont le signe d'un mouvement vicieux du sang vers le cerveau, de la stagnation de ce liquide dans la cavité cérébrale, et de l'embarras de la circulation dans ces parties.

Il faut remarquer cependant que cet état des carotides peut indiquer une hémorragie nasale critique : l'époque à laquelle ces symptômes ont lieu, l'ensemble des signes avec lesquels ils se manifestent en décèlent aisément la nature et les significations.

C'est un très-bon signe dans les angines, que la rougeur et la tuméfaction du cou : il y a alors moins de danger pour la suffocation ; la déglutition est aussi moins gênée. *Anginœ quœ, neque in collo, neque in faucibus quicquam conspicuum faciunt, verum suffocationem vehementem ac spirandi difficultatem inducunt, eadem die et tertia occidunt* (1).

C'est un très-mauvais signe que cette rougeur disparaisse subitement et sans cause, la maladie n'étant pas jugée ; on doit craindre quelque métastase fâcheuse. La métastase aura lieu sur la poitrine si la respiration devient gênée, et s'il survient de l'oppression ; elle se fera sur le cerveau s'il se déclare un état comateux ou le délire. *Funestum etiam signum est si quœ in exterioribus colli partibus est inflammatio, subito cum*

***

(1) Hipp. Coac. Prænot., § III, n° 96, p. 555.

pectoris gravitate, deliriis aut indelebili in somnum propensione disparet, morbum enim ad pulmones ipsumque cerebrum sese convertisse arguit (1).

Les douleurs spasmodiques du cou sont le signe de l'état nerveux des maladies typhoïdes et de la gravité de ces maladies. Souvent aussi il se déclare des douleurs semblables au début de ce genre d'affections dont elles constituent un des prodromes, de la même manière qu'elles en sont également à cette époque un signe fâcheux et ordinairement mortel. Hippocrate nous en a laissé un exemple dans l'histoire de la maladie de Silénus qui, au début d'une fièvre très-aiguë, éprouva une tension douloureuse au cou, et mourut le onzième jour (2).

Voici comment le père de la médecine a établi ce précepte séméiotique : *Collum durum et dolens perniciosum est* (3). Ailleurs il dit : *Colli dolor malum quidem in omni febre, potissimum autem in his quibus timor est ne insaniant* (4); à l'appui de cette sentence on peut citer la maladie du frénétique, qui, dès les premiers jours

____

(1) Pezold, de Progn. in feb. acut., § 56, p. 63-4.
(2) Hipp. Epid. lib. 1, s. 3, ægr. 2.
(3) Hipp. Coac. s. 2, n° 196. —
(4) Hipp. lib. prædict., s. 9.

de sa maladie, sentit des pesanteurs douloureuses au cou, délira fortement, et mourut le quatrième jour (1). On peut citer encore la femme de Cysique, très-probablement atteinte d'une fièvre puerpérale ataxique; elle éprouva le premier jour des pesanteurs douloureuses au cou, elle mourut le dix-septième (2).

Ce signe, les douleurs spasmodiques, les pesanteurs douloureuses du cou, n'est cependant pas constamment mortel. Je l'ai observé sur plusieurs malades qui ont résisté à des fièvres putrides malignes très-graves, et Hippocrate cite lui-même deux faits dans lesquels la guérison a eu lieu malgré l'existence bien constatée de ce signe; il est vrai qu'il se manifeste alors avec un ensemble de signes favorables. Tel est le cas de la femme d'Epicrate, atteinte d'une fièvre puerpérale compliquée; le deuxième jour de sa maladie elle eut des douleurs au cou, elle fut guérie le quatre-vingtième (3). On peut citer également l'histoire de la maladie de Mélidie; dès le premier jour elle ressentit des douleurs spasmodiques au cou, la crise eut lieu le onzième par les sueurs (4).

Les douleurs spasmodiques du cou se dé-

____

(1) Hipp. Epid. lib. 3, s. 2, ægr. 4.
(2) Hipp. Epid. lib. 3, s. 3, ægr. 14.
(3) Hipp. Epid. lib. 1, s. 3, ægr. 5.
(4) Hipp. Epid. lib. 1, s. 3, ægr. 14.

clarent très-ordinairement peu avant l'invasion de la période fébrile des fièvres intermittentes.

La rigidité douloureuse du cou est un des signes des affections tétaniques.

Dans quelques cas d'angine de poitrine, la douleur spasmodique du sternum s'étend jusqu'aux deux côtés du cou ; alors la maladie est très-avancée et le danger imminent.

Le dos est fréquemment le siége de douleurs, dont la nature varie autant que les causes qui leur donnent naissance ; les plus graves sont celles qui durent à-peu-près constamment, qui existent avec une oppression particulière et de la toux, qui répondent au sternum, etc.; elles laissent craindre une lésion considérable du poumon.

Une affection rhumatismale ou goutteuse vague, fixée sur le dos, y détermine des douleurs superficielles aiguës, qui augmentent le soir et par la chaleur du lit ; ces douleurs sont peu inquiétantes.

Il n'est pas rare de voir dans les maladies hystériques ou hypocondriaques, des douleurs très-fortes au dos ; je me suis convaincu très-souvent de l'existence de ce signe trop généralement méconnu et que Sydenham avait fidèlement observé : *Dolor dorsi creberrime sævit*, dit-il (1).

____

(1) Sydenham, Opera, t. 1, processus integri in morb. omnib. curand., p. 490.

Mais la considération du dos est sur-tout importante aux yeux du séméiologiste par les éruptions de diverse nature dont cette partie est si souvent le siége.

C'est une chose très-avantageuse dans l'état de santé, que le dos soit couvert de boutons, et l'on doit se garder de rien faire pour les répercuter.

Dans les maladies aiguës ou chroniques, les éruptions qui se forment sur cette partie sont généralement d'un bon augure ; l'on n'a pas assez fait attention à ce signe.

C'est un mauvais signe que cette éruption de rouge ou jaune devienne brune et livide : l'éruption qui offre ce caractère est presque toujours mortelle ; Galien rapporte cependant que dans une épidémie qu'il a observée, tous les malades qui avaient eu cette éruption formée de boutons noirs avaient été guéris (1).

La répercussion de ces boutons, ou leur rentrée subite et sans raison connue, quelle qu'en soit la nature ou la cause, est toujours fâcheuse.

SIGNES TIRÉS DE LA POITRINE.

La poitrine, comme toutes les autres parties du corps humain, devient, dans les maladies, la source d'une foule de signes, sur-tout depuis qu'Avenbrugger a joint à l'examen de l'extérieur

______

(1) Galen. Opera, lib. 5, Meth. med.

du thorax la percussion de cette cavité, dont l'objet est de nous faire connaître l'état des organes qu'elle renferme. Ainsi, les signes fournis par la poitrine considérée sous ce point de vue peuvent provenir ou de l'examen de l'extérieur de la poitrine, ou de l'état de cette cavité elle-même ; état qui se trouve assez sûrement indiqué par la percussion.

Ces deux considérations divisent naturellement notre sujet en deux points bien distincts, et que je vais examiner successivement.

1º La région de la poitrine embrasse les parties de cette cavité dans leurs régions antérieure, postérieure, et latérales. L'examen extérieur de ces diverses parties offre les signes suivans :

La poitrine est carrée, large, bien arquée, médiocrement charnue et pourvue de cartilages ordinairement non ossifiés aux côtes, et au sternum chez les individus sains, robustes et régulièrement organisés.

La poitrine resserrée laisse craindre l'asthme et la phthisie ; ces deux maladies, lorsqu'elles arrivent accidentellement chez des individus ainsi conformés, suivent une marche bien plus rapide, et présentent bien plus de danger.

Les bosses placées sur l'une des régions du thorax, quel que soit leur siége, gênent l'action, le libre développement du poumon ; c'est ainsi qu'elles donnent lieu aux diverses maladies des

poumons et du cœur qu'on leur voit si souvent
produire. Ces accidens sont encore plus funestes
lorsque les bosses de la poitrine se forment avant
la puberté, parce qu'alors les poumons et le cœur
prenant encore de l'accroissement, la gêne que
ces organes éprouvent est d'autant plus considérable. C'est ainsi qu'il faut entendre l'aphorisme suivant d'Hippocrate, dont la rédaction
devrait peut-être recevoir quelques modifications : *Qui gibbi ex asthmate aut tussi fiunt
ante pubertatem, moriuntur* (1) ; sous ce rapport, qu'il n'est guère possible que ni l'une ni
l'autre de ces deux maladies, l'asthme et la toux,
puissent rendre bossus. L'expérience prouve
seulement que, par quelque accident que ce
soit, on peut devenir bossu lorsqu'on est déjà
attaqué d'asthme ou de toux ; de même que
l'on peut être attaqué d'asthme ou de toux
lorsqu'on est déjà bossu : cette dernière proposition est bien plus évidente et se réalise bien

---

(1) Il est remarquable que cet aphorisme a singulièrement occupé tous les commentateurs d'Hippocrate ;
et il faut convenir que, tel qu'il est dans les différentes
versions du texte grec, il présente toujours un sens ,
sinon faux, du moins obscur. On pourrait, ce me
semble, le traduire ainsi : *Qui præter anhelationem et
tussim ante pubertatem gibbi fiunt, moriuntur ante
provectam ætatem.*

plus souvent, parce que les bosses à la poitrine peuvent à elles seules être la cause et de l'asthme et de la toux, sans que cependant cela doive être ainsi nécessairement; car il y a des bossus qui n'ont jamais été asthmatiques. Bonnet, entr'autres, en a cité un fait remarquable dans son *Sepulchretum anatomicum* (1); et tous les praticiens ont pu en observer un plus ou moins grand nombre de faits.

En général, les bossus parviennent rarement à un âge avancé : chez eux, les forces vitales ont une énergie bien moindre, par suite de la lésion de la respiration, et leurs maladies offrent toujours de grands dangers.

Les mamelles fermes et d'une médiocre grosseur constituent chez les femmes un des principaux signes de la santé.

La flaccidité des mamelles, qu'il ne faut considérer le plus souvent chez les femmes que comme un agrément de moins, indique, si elle arrive rapidement dans une maladie soit aiguë, soit chronique, un affaiblissement plus ou moins considérable, et dans quelques cas très-rares, il est vrai, une lésion de la matrice.

L'ossification des cartilages des côtes et du

____

(1) Lib. II, s. XII, t. I, obs. 7, p. 911.

sternum gêne jusqu'à un certain point la respi-
tion, et donne lieu aux maladies qui résultent
des divers dérangemens de cette fonction.

La prolongation, la rentrée et la luxation
en dedans de l'appendice xiphoïde du sternum, par la compression qu'éprouve l'estomac, produisent des vomissemens fréquens, et
par suite la consomption. J'ai, dans mon recueil d'observations, un cas de vomissement,
avec fièvre hectique et consomption, que l'on
prit pour une affection du pylore ; la maladie
fut longue, le malade mourut, et, à l'ouverture,
on trouva l'extrémité pylorique de l'estomac
dans l'état sain ; l'estomac avait été fortement
comprimé antérieurement par l'appendice xiphoïde que nous trouvâmes considérablement
déprimée en dedans. Du reste, ces faits ne sont
pas très-rares : on en voit des exemples dans Bar-
bette, *Anat. pract.* ; Bartholin, *epist.* ; Brouzet,
sur l'Education des enfans ; Codronchius, *Dissert. de morbo novo , prolapsu nempe cartila-
ginis mucronatœ* ; Pison, *de medic. Brasil.* ;
Septanus, *de malis à prolapsu mucronatœ car-
tilaginis* ; Schenkius, *observ. lib.* 11, etc.

La dépression, jointe à l'ossification du sternum, donne lieu aux difficultés de respirer, à
l'asthme, à la consomption et à la mort. On rencontre très-rarement ce vice de conformation
de la poitrine. Les docteurs Vater et Arnold en

ont rapporté un exemple (1) aussi curieux par la rareté du fait en lui-même, que par les moyens ingénieux qu'on a opposés à la maladie. A l'aide d'une sorte de corset lacé on fit comme une poitrine artificielle qui, comprimant les côtes, faisait élever le sternum ; dès-lors le malade n'éprouva plus de difficulté de respirer ni de toux que lorsqu'il faisait cesser la compression de ce corset. Il s'habitua à le porter la nuit comme le jour ; tous les accidens disparurent, et le sternum se releva insensiblement.

En général, une chaleur plus grande portée sur telle ou telle autre partie indique que c'est là le siége de la maladie : *Et quâ corporis parte calor inest aut frigus, ibi morbus est* (2). Cela est également vrai de la poitrine en particulier ; le point extérieur de cette cavité qui offrira un centre de chaleur plus grand, indiquera une lésion quelconque dans la partie intérieure qui lui correspond. Avicenne voulait que l'on reconnût le côté où s'est fait l'épanchement dans les empièmes par ce moyen-là seulement. Il conseillait d'appliquer un linge humide sur la poitrine, et de voir l'endroit où le linge se séchait plus vîte ; il assurait que c'était là le siége

____

(1) Voyez les thèses de Méd. prat. de Haller, t. 2, pag. 129 et suiv.

(2) Hipp. Aphor. 39, s. 4.

de la maladie, et que la collection du pus se trouvait de ce côté-là.

Si la poitrine est chaude, et que les extrémités et le reste du tronc soient froids, et *vice versâ*, il y a nécessairement trouble, irrégularité dans les mouvemens de la circulation ; cet état se rencontre quelquefois dans les fièvres malignes ; et lorsqu'il a lieu, on doit toujours mal augurer de l'issue de la maladie.

Les douleurs superficielles des parois de la poitrine sont le plus souvent de nature rhumatismale. Quelquefois cependant celles du sternum et des épaules sont les signes d'une lésion du poumon, quoiqu'elles puissent également dépendre d'une maladie des os eux-mêmes ; et alors on les reconnaît par les symptômes caractéristiques de ces affections.

Une douleur particulière avec sentiment de gêne et d'anxiété à la partie moyenne ou inférieure du sternum doit faire craindre l'angine de poitrine, maladie rare, il est vrai, mais le plus souvent funeste.

C'est un très-bon signe, dans le cas d'inflammation interne d'un ou de plusieurs organes de la poitrine, qu'il se manifeste à l'extérieur de cette cavité des rougeurs et de la douleur. C'est presque toujours l'indice d'une métastase favorable, sur-tout si les autres accidens de la maladie diminuent en proportion ; car ce serait un mauvais signe si cette dernière circonstance n'avait point lieu : cela prouverait au contraire l'augmentation de la maladie. *Ab anginâ detento tumor et rubor in pectore superveniens, bonum : forás enim vertitur morbus* (1).

Ce que je viens de dire des rougeurs et de la douleur s'applique également aux œdèmes, aux érysipèles et autres éruptions : *Bonum quoque est si in pectore magnum œdema oriatur aut insigne erysipelas* (2).

C'est au contraire un très-mauvais signe que la poitrine prenne subitement, dans ces mêmes maladies, une couleur livide ; qu'elle se couvre de vésicules incolores et affaissées ; et que les accidens de la maladie acquièrent en même temps de l'intensité : on doit craindre une mauvaise terminaison de l'inflammation ou même la gangrène.

Il en est de même de la cessation subite, et sans cause manifeste, des douleurs internes de la poitrine qui ont lieu dans la pleurésie ou la péripneumonie ; la maladie alors dégénère le plus souvent en maligne.

Un gonflement pâteux, œdémateux observé vers l'angle des dernières fausses côtes dans la région de la partie déclive et postérieure de la

----

(1) Hipp. Aphor. 49, s. 7.

(2) Aretæus, de caus. et sign. morb., lib. 1, cap. 7.

poitrine, lors des tumeurs ou des épanchemens sanguins, séreux ou purulens de cette cavité, est, *cœteris consentientibus*, non-seulement un caractère sûr de ces lésions, mais même le signe d'une crise prochaine, de l'ouverture de ces abcès. J'ai vu trois fois de pareilles crises très-salutaires.

La région du cœur elle-même, considérée spécialement sous le rapport des battemens ou des palpitations dont elle est le siége, et qui deviennent sensibles, soit au tact, soit même à la vue, peut fournir une série de signes que le médecin ne doit point négliger. M. Corvisart qui, dans son beau traité des maladies du cœur, a réuni tout ce que sa propre expérience et les observations des médecins recommandables ont pu lui fournir sur ce sujet, s'exprime ainsi : « Le caractère des battemens du cœur ou des gros vaisseaux, souvent sensibles à la vue, soit dans la région du cœur, soit dans les parties voisines, au-dessus du sternum, dans le côté droit du thorax, vers la région épigastrique ; l'irrégularité de ces battemens, une sorte de bruissement, un trouble particulier de la circulation, quand il y a rétrécissement des orifices ; l'état des parois de la poitrine, quelquefois plus arrondies, plus saillantes que dans l'état naturel, et qui semblent soulevées continuellement ou de temps en temps par un corps contenu dans

la cavité qu'elles circonscrivent . . . .,
sont autant de symptômes qui se présentent à
l'observation du praticien pour diriger ses recherches et le mettre sur la voie de découvrir la
nature de la maladie (1). »

Les palpitations du cœur dépendent ou d'une
lésion organique du cœur ou de ses annexes,
ou d'un état nerveux, soit local, soit universel,
ou enfin elles sont symptomatiques d'une autre
maladie.

En général, les palpitations constantes et qui
durent depuis plus ou moins de temps, appartiennent à la première classe; elles se rencontrent à des degrés divers et sous différentes modifications dans toutes les maladies organiques
du cœur; et le danger qu'elles présentent est
le même que celui qui suit la maladie primitive.
Parmi ces palpitations, les plus fâcheuses sont
celles qui tiennent aux anévrismes du cœur, à
l'ossification d'une de ses parties, à la présence
de concrétions polypeuses, etc. Bremius rapporte que l'empereur Maximilien fut pendant
long-temps sujet aux palpitations; après sa
mort on trouva un calcul dans le cœur.

Aux palpitations dépendantes d'un état ner-

____

(1) Essai sur les maladies organiques du cœur et des
gros vaisseaux, extrait des Leçons cliniques de J. N.
Corvisart, etc. Corollaires, p. 375.

veux appartiennent toutes les palpitations momentanées qui suivent les affections morales,
les exercices violens, les divers obstacles plus ou
moins considérables à la libre circulation du
sang ; telles sont la grossesse, les maladies hystériques et hypocondriaques, la syncope, etc.
Par rapport à la syncope, je remarquerai que
de même qu'elle donne lieu aux palpitations, de même les palpitations, quelle que
soit d'ailleurs la cause qui les détermine, peuvent amener la syncope ; et ces sortes de palpitations, poussées ainsi à ce haut degré d'intensité, sont toujours à redouter, parce que le
malade peut mourir au milieu même de ces
syncopes. Mercatus a dit, en parlant des palpitations : *Quod sanè accidens majoris mali præsagium esse solet, nam facilis ab eo ad cardialgiam syncopemve commeatus.*

Aux palpitations symptomatiques d'une autre
maladie, il faut rapporter les palpitations que
détermine la présence des vers ; celles qui ont
lieu dans les fièvres malignes, dans le scorbut,
dans les irrégularités de la menstruation, etc.

Ceux qui, dès leur enfance, sont très-sujets
aux palpitations du cœur, vieillissent rarement ;
ils périssent souvent au milieu des syncopes qui
en sont la suite.

Si les palpitations sont fréquentes, fortes,
opiniâtres, accompagnées d'oppression et de dif

ficulté de respirer presqu'insurmontables, avec
des défaillances fréquentes, des pulsations irrégulières du pouls, des soubresauts des tendons, etc., on a tout à craindre pour les jours
du malade. Il survient presque toujours des
syncopes, des convulsions, ou même le catarrhe suffocant et la mort.

Les palpitations qui, dans les maladies aiguës,
se présentent avec l'ensemble des signes de coction, lorsque d'ailleurs les palpitations ne dépendent point d'autre cause, annoncent que la crise
sera favorable. Dans le cas contraire, ce serait
un indice que la maladie voudrait changer de
nature, et devenir plus grave.

Chez les individus pléthoriques, et sur-tout
dans l'âge de la jeunesse, on voit souvent les
palpitations plus ou moins légères précéder les
hémorragies ou même les hémoptysies.

Les palpitations viennent à la suite d'un mouvement métastatique des humeurs, après la suppression d'une évacuation habituelle, d'une hémorragie par exemple, à l'époque de la rentrée
d'une éruption plus ou moins ancienne, soit
que la répercussion ait été spontanée, soit qu'elle
ait été provoquée par l'art; on doit toujours
craindre que la poitrine ou la région du cœur
lui-même ne devienne le siége d'une lésion quelconque. On a vu quelquefois, dans ce cas, sur-

venir même assez promptement l'oppression, les syncopes et la mort.

En général, il ne faut point négliger les palpitations dont les retours sont plus ou moins fréquens, et les accès plus ou moins prolongés, quelle que soit d'ailleurs la nature de la cause qui détermine ces accidens ; parce qu'on doit toujours craindre que, par suite de cette direction vicieuse des mouvemens vitaux, le cœur ne finisse par être attaqué dans son organisation.

2° A tous ces signes je joindrai ceux qui résultent de la percussion de la poitrine, d'après la méthode d'Avenbrugger, méthode que M. Corvisart a heureusement remise en pratique, dont il a plusieurs fois vanté l'utilité dans l'ouvrage déjà cité, et qu'il a fait connaître plus amplement ensuite, en donnant une traduction du traité d'Avenbrugger, enrichie de notes et de commentaires très-étendus (1).

Le pronostic aussi bien que le diagnostic des maladies de la poitrine offrent les plus grandes difficultés ; et de tous les temps, les médecins ont employé tous leurs efforts à étendre les lu-

____

(1) Nouvelle Méthode pour reconnaître les maladies internes de la poitrine, par la percussion de cette cavité, par Avenbrugger : traduit du latin et commenté par J. N. Corvisart, premier Médecin de S. M. l'Empereur et Roi, etc. : in-8°. Paris, 1808.

mières de la science sur ce sujet. Avant qu'A-
venbrugger eût découvert la méthode de percuter la poitrine, Hippocrate avait cherché à
atteindre le même but par un moyen analogue ;
ainsi, au lieu de percuter la poitrine, il la faisait
secouer, et il tirait des conclusions plus ou moins
souvent confirmées par l'expérience, de la nature du son qui résultait de ces sortes de mouvemens. Le moyen employé par Hippocrate est
loin sans doute de présenter la même ressource
que la méthode d'Avenbrugger, dont toutefois
on n'a pas encore assez répété les expériences
et confirmé les observations : aussi ne citerai-je
le procédé d'Hippocrate que comme un trait
historique, et pour arriver ainsi à la méthode
d'Avenbrugger.

*Pus in thorace esse , ægrum concutiendo ,
intelliges ,* a dit Hippocrate, dans le livre *de
Morbis.* Plus bas, dans le même livre, il ajoute:
*Priùs quam biberit (æger) in firmo sedili col-
locato ; ibi tunc, altero humero manibus com-
prehenso, ipsum concutito ; et, arrectis manibus ad costas admotis , attendito num quid
undecumque indicium sit de seipso.*

Enfin, dans le livre des Coaques , on trouve
ce passage : *Inter empyrios quibus concussis
humeris multus fit strepitus , parciùs illi pus
habent, quam quibus exiguus ; modo spirent
faciliùs et meliùs sint colorati. At quibus ne*

minimus quidem infertur, sed fortis dyspnœa lividique ungues, pleni sunt illi pure ac desperati.

Ainsi Hippocrate pensait qu'une légère collection de pus ou d'eau dans la poitrine devait produire, par la secousse, plus de bruit, et un bruit moins sourd qu'une plus grande quantité de cette matière ; mais on voit que, même dans cette hypothèse, le bruit produit par l'entière plénitude de la poitrine devait se confondre avec le bruit rendu par la poitrine entièrement libre, l'exploration ne se faisant que par la secousse.

Quoi qu'il en soit, du reste, du degré de confiance que mérite ce moyen d'exploration, quoi qu'il en soit aussi de l'importance qu'Hippocrate lui a donnée, il faut remarquer que le père de la médecine cherchait toujours à éclairer et à confirmer les signes résultant de cet examen, par l'ensemble des autres symptômes constatés par l'observation : ainsi, dans la première période de la dernière sentence, il ajoute : *modo spirent faciliùs et meliùs sint colorati ;* dans la seconde, il ajoute aussi : *sed fortis dyspnœa lividique ungues.*

Avenbrugger a fait connaître sa méthode de percussion de la poitrine, dans un ouvrage publié *ad hoc*, sous le titre : *Leopoldi Avenbrugger, medicinæ doctoris in cæsareo regio nosocomio nationum hispani medici ordinarii*

inventum novum ex percussione thoracis hu-
mani, ut signo abstrusos interni pectoris mor-
bos detegendi. Vindob. 1761.

Après Avenbrugger, quelques praticiens ont cherché à éclairer de ce moyen le diagnostic et le pronostic des maladies de la poitrine. Un des ouvrages dans lesquels cette méthode est le plus souvent citée, ce sont les Instituts de médecine de Burserius de Kanifeld. Stoll s'est également servi avec succès de ce moyen auxiliaire pour s'éclairer dans le diagnostic et le pronostic des maladies de la poitrine ; mais aucun médecin n'a poussé les recherches, à cet égard, aussi loin que M. Corvisart, dans l'ouvrage que je viens de citer.

La percussion de la poitrine se fait avec l'extrémité des doigts de la main, réunis ensemble et serrés l'un contre l'autre : on frappe ainsi sur la poitrine recouverte de la chemise. Avenbrugger veut que la main exploratrice soit munie d'un gant d'étoffe, et non de peau ; mais je me suis convaincu, par quelques essais, que cette précaution devient sinon nuisible, du moins inutile. Il est plus commode, plus décent et plus avantageux d'interposer la chemise entre les parois de la poitrine et la main exploratrice.

Lorsqu'on percute ainsi la poitrine, si les différentes parties de cette cavité sont saines et ne contiennent aucun liquide épanché, aucun corps étranger, on entend un bruit que l'on a voulu en vain comparer au son d'un tambour recouvert et voilé, à celui que rend un tonneau vide, etc. ; et, au fait, non-seulement il ne peut être comparé à aucun autre, mais encore il varie suivant les lieux de la poitrine que l'on explore.

Ce n'est que par beaucoup d'usage, et en s'essayant souvent sur soi-même et sur les autres, que l'on parvient à bien connaître la nature particulière du son de la poitrine percutée dans l'état sain et dans ses diverses parties. Ainsi, en frappant sur le sternum et l'épine du dos, on obtient un son, à peu de chose près, également clair et sonore : ce son perd de son éclat sur les côtés de la poitrine, et particulièrement du côté gauche, vers la région du cœur, où il devient plus plein. Le son est encore plus obscur à la partie postérieure de la poitrine, dans la région correspondante aux omoplates. Toutes ces considérations générales sont encore très-variables, suivant l'embonpoint ou l'amaigrissement des individus, et suivant aussi l'épaisseur, soit naturelle, soit morbifique, des tégumens qui peuvent être œdématiés, infiltrés, etc. En général, la percussion fournit des résultats moins certains chez les femmes ; et ce moyen d'exploration est bien plus borné chez elles, à cause de la plus ou moins grande densité des mamelles qui recouvrent leur poitrine.

Quel que soit d'ailleurs l'endroit de la cavité thorachique qu'on percute, il faut que le malade soit placé de manière à ce que cette partie devienne, autant que possible, la plus saillante et la plus élevée.

Si le son que l'on obtient par la percussion qui doit être faite en frappant doucement plusieurs coups sur le même endroit, assez distans les uns des autres, et durant les différens actes de la respiration, pour bien saisir la nature et l'étendue du son; si ce bruit rendu est, dis-je, éloigné de celui qui a lieu dans l'état naturel, on est en droit de soupçonner alors une lésion d'autant plus forte, que le son sera plus différent.

Le son obscur ou mat, et inégal, indique l'extravasation d'un liquide dans la cavité de la poitrine. Cela arrive assez fréquemment dans les fièvres aiguës, dans les inflammations de poitrine et dans les affections exanthématiques, sur-tout vers la fin de la maladie, lorsque les évacuations spontanées ou provoquées par l'art ne répondent pas à la gravité de la maladie, et sont insuffisantes pour la juger complètement. De toutes ces maladies exanthématiques, la scarlatine est celle dans laquelle ces sortes d'accidens sont le plus communs.

J'ai vu ce signe se présenter encore aux jours indicateurs des fausses inflammations de la poitrine, c'est-à-dire, vers le quatrième jour des pleurésies, des péripneumonies bilieuses, catarrhales et muqueuses ; sans doute parce qu'alors la plèvre, les poumons, ou les deux à la fois, sont abreuvés d'humidité.

Le contraire a lieu dans les inflammations fortes ou vraies du médiastin, du péricarde et du cœur ; ainsi, l'inflammation de la poitrine doit être regardée comme d'autant plus dangereuse, suivant que le son produit par la percussion est plus sonore, et qu'il est fourni par une plus grande étendue des parois thorachiques. C'est un signe de mort que toute la poitrine, le sternum, les côtes et le dos ne rendent point de son du tout, et que celui qui sort de la région du cœur soit semblable au bruit que rend un morceau de chair ou la cuisse elle-même que l'on frappe.

Le son, plus ou moins éloigné du naturel, sur-tout dans les maladies de longue durée, peut dépendre d'un grand nombre de circonstances étrangères à la maladie ; cette considération infirme ou aggrave singulièrement les conclusions trop rigoureuses que l'on pourrait être tenté de déduire de ce moyen d'exploration. Ainsi, des adhérences entre les plèvres costale et pulmonaire, entièrement étrangères à la maladie actuelle, et qui peuvent avoir lieu dans certains cas sans aucun état maladif existant présente-

ment, altèrent le son naturel de la cavité thorachique, et le rapprochent plus ou moins de celui
que rend cette cavité dans des lésions déterminées. Ensuite, il est d'expérience que la poitrine,
relativement faible, des tailleurs, des perru-
quiers, des meûniers, des cordonniers, des tisserands, etc., ne rend qu'un son plus ou moins
mat dans l'état de santé ordinaire comme dans
les diverses maladies dont ces individus peuvent
être atteints, etc. D'un autre côté, il faut remarquer que toutes les affections non organiques
de la poitrine, c'est-à-dire, celles qui sont symptomatiques de la lésion d'un autre organe, d'un
état nerveux, etc., se trouvent hors du domaine
de la percussion thorachique ; ainsi, les toux
stomacales, les toux convulsives des enfans, celles
des femmes enceintes, l'asthme hystérique et
hypocondriaque, l'asthme nerveux des vieillards,
et même les phthisies nerveuses ou dépendantes
soit de légères squirrhosités, soit de l'ulcération
des poumons, ne sauraient être caractérisées par
la percussion de la poitrine, et l'on en sentira
aisément les raisons.

Dans l'état de santé, le son que produit la
percussion de la partie occupée par le cœur est
extrêmement variable (1).

Mais l'hydropisie de poitrine, de quelque côté

____

(1) Corvisart, ouv. cité, p. 12.

que se soit fait l'épanchement, se reconnaît facilement même par la seule percussion. En effet, le côté malade doit être rempli d'eau, et par conséquent ne peut point rendre de son par la percussion ; aussi est-ce là ce qui arrive. Dans les cas d'hydropisie du péricarde, la percussion sur la région du cœur donne un son comme étouffé et très-obtus, à-peu-près le même que celui que rendrait un lambeau de chair. Dans les épanchemens sanguins, le lieu qui est devenu le siége de l'épanchement ne rend aucun son.

Le bruit que la percussion de la poitrine fait entendre, a dit M. Corvisart, livre cité, dans certaines maladies du cœur, est quelquefois seulement un peu moins sonore que dans l'état naturel ; et c'est encore l'indice d'un état contre nature moins prononcé des viscères contenus dans cette capacité. Mais la pratique apprend à connaître le degré de résonnance qui dénote une poitrine dont les organes ne sont en rien dégénérés de leur état naturel ; elle apprend aussi à estimer en quelque sorte la solidité du corps étranger qui fait que la poitrine ne résonne point, et ce corps peut être un squirrhe, une concrétion lymphatique, un polype, une ossification, etc,

Le refoulement des viscères abdominaux dans la cavité thorachique altère le son de cette cavité jusqu'à l'endroit où le refoulement a lieu, sans qu'il y ait pour cela aucune maladie dans les organes ou les viscères de la poitrine.

La percussion de la poitrine est encore un moyen de s'assurer si les maladies de cette cavité ont été complètement jugées ; cela a lieu ainsi, lorsque la poitrine, sur ses différens points, rend des sons entièrement naturels : alors on est certain qu'elle contient le volume d'air que sa capacité peut renfermer, sans aucune diminution ni altération. Je vais rapporter quelques sentences extraites de l'ouvrage même d'Avenbrugger.

Plus, a dit cet auteur, le son rendu par un des points de la poitrine est mat ou étouffé, plus il se rapproche du son rendu par un morceau de chair percutée, et plus la maladie est grave.

Le danger de la maladie est d'autant plus grand, que l'espace des parois de la poitrine qui rend un son de cette nature est plus étendu.

Il y a plus à craindre lorsque la lésion indiquée par la percussion de la poitrine a son siége sur le côté gauche, et moins au contraire lorsqu'elle est placée sur le côté droit.

Il y a moins de danger si le son mat et étouffé provient de la partie supérieure du thorax, depuis la clavicule jusqu'à la quatrième côte, que s'il naît de la partie inférieure de cette cavité.

Le danger est plus grand, si le dos ou la partie postérieure de la poitrine ne résonne

point, que si cela avait lieu à la partie antérieure.

C'est un signe de mort que la totalité d'un
des côtés de la poitrine ne rende point de son :
le pronostic est semblable, si la même chose a
lieu sur le sternum, ainsi que sur la région du
cœur.

Tels sont en général les signes que le médecin
peut obtenir de la considération et de la juste
appréciation des deux points que je viens
d'examiner. J'ajouterai, par rapport à la percussion de la poitrine, qu'il serait ridicule de vouloir appliquer ce moyen de juger les maladies à
toutes sortes de lésions ; et que l'on doit bien se
garder de l'employer trop légèrement, et d'exa-
gérer les avantages qu'il peut présenter. C'est-là
une seule source de signes que le médecin
emploiera comme toutes les autres, mais jamais
d'une manière exclusive ; il faut toujours que
les indices qu'on en déduit se trouvent confirmés
par l'ensemble des autres signes ou symptômes.
Avenbrugger lui-même n'a pas suivi d'autre
marche, malgré l'enthousiasme dont il n'a pu
se défendre entièrement pour sa propre découverte ; c'est aussi là la marche que suivent les
médecins éclairés qui recourent plus ou moins
souvent à la percussion du thorax.

Enfin, dans l'emploi de ce moyen d'exploration comme dans tout ce qui a rapport à l'exa-

men et à l'interrogation des malades, le médecin doit user de la plus grande prudence et de beaucoup de circonspection. La percussion de la poitrine non-seulement peut, dans quelques cas, blesser la pudeur des malades, mais elle peut encore les fatiguer et leur devenir pénible, si l'on insistait trop sur ce genre de perquisition. L'une des premières règles de la diététique, c'est que la plus grande tranquillité entre comme un des premiers moyens accessoires dans le traitement de la plupart des maladies; et c'est précisément aux malades chez lesquels la percussion peut être le plus utile, que cette tranquillité devient aussi le plus nécessaire.

Du reste, les conseils relatifs à la meilleure méthode de percussion qui appartiennent à la pathologie générale; les résultats que l'on peut déduire de la percussion pour la connaissance des maladies qui sont du ressort du diagnostic médical, ne doivent que jusqu'à un certain point trouver place ici : on consultera avec avantage pour ces divers objets l'excellent ouvrage de M. Corvisart; j'ai dû me borner à considérer la percussion dans ses relations avec le pronostic.

SIGNES TIRÉS DE LA RÉGION ABDOMINALE EN GÉNÉRAL.

Qui manibus contrectavit ventrem ac venas, minùs falli potest quàm qui non contrecta-

vit (1). Telle est l'importance qu'Hippocrate attachait à l'examen de ces parties, qu'il les plaçait à côté de l'exploration du pouls relativement à leurs résultats séméïotiques; encore semblait-il donner une préférence marquée aux signes de l'abdomen, sur lesquels il s'est étendu bien plus longuement que sur ceux du pouls qu'il avait, il est vrai, beaucoup moins connus et moins étudiés que les médecins modernes.

Baglivi a dit dans le même sens : *Qui benè noverit hypochondriorum statum in morbis, quàm benè curare noverit, quàm benè presagire* (2).

Il serait facile de citer plusieurs passages des commentaires de Vallésius sur les épidémies d'Hippocrate; d'autres de la séméïotique de Gruner, etc.; et tous ayant pour objet de propager et de fortifier cette proposition.

L'abdomen est en effet une source abondante de signes, et si l'on fait attention que c'est dans cette cavité que sont placés les nombreux organes de deux des principales fonctions de la vie, la digestion et la génération; si l'on réfléchit que c'est sur un des points de la région abdominale que des physiologistes d'un grand mérite ont placé le centre principal de la vie organique, centre que

______

(1) Hipp. lib. II Prædictor., § V, n° 7, p. 490.

(2) Bagliv., Prax. med., lib. 1, p. 62.

l'on a aussi appelé le trépied de la vie; si l'on se
rappelle que c'est dans ces parties que vont se
distribuer les principales ramifications du grand
nerf sympathique; si l'on pense enfin que par
suite de leur influence sur l'économie, il n'est
pas une de ces parties qui ne soit plus ou moins
intéressée dans les maladies même les plus légères,
on ne sera plus étonné du vaste champ que ce
sujet offre au séméiologiste. Aussi l'on voit presque toujours le médecin qui n'a point adopté, par
habitude ou par calcul, un ordre plus ou moins
méthodique d'examiner et d'interroger les malades; on le voit, dis-je, passer immédiatement
de l'exploration du pouls à l'examen de la région
abdominale.

Lorsqu'on veut se livrer à des recherches approfondies sur la nature et la valeur des signes
que l'abdomen présente, on trouve qu'il règne
un vague désespérant dans les auteurs qui ont
abordé ce point de séméiotique, et cela parce
que tous ayant suivi machinalement Hippocrate, ils se sont mis peu en peine d'en saisir
le véritable sens; ils n'ont fait qu'en copier le
texte.

Or Hippocrate, qui n'avait point en anatomie
les notions précises des modernes, a successivement désigné diverses parties de la région abdominale par le même mot, tout comme il a donné
différens noms à la même partie; ainsi par exem-

ple, il a parlé de toutes en général et de quelques-unes en particulier sous les noms de *venter*, *prœcordia*, *hypochondria*, *ilia*, etc.; par le mot *hypochondria*, il a désigné quelquefois l'hypocondre droit seulement, etc. Pour rétablir le texte d'Hippocrate dans son sens naturel, je donnerai aux diverses parties de l'abdomen les noms qui leur appartiennent, en attachant rigoureusement à chacune de ces parties les signes qui leur sont relatifs.

Je comprendrai d'abord par l'expression *région abdominale* toutes les parties contenues entre le diaphragme et les organes génitaux inclusivement : et comme par rapport à l'ensemble des signes que ces parties fournissent dans les maladies, il en est qui sont communs à toutes, et d'autres qui sont fournis séparément par chacune d'elles, je traiterai d'abord de leurs signes communs, et je passerai ensuite à leurs signes particuliers examinés successivement dans l'ordre suivant lequel ces parties se présentent quand on est auprès du malade.

Je commencerai cet article, qui sera divisé lui-même en plusieurs fragmens, par quelques considérations sur la meilleure manière d'explorer l'abdomen.

Indépendamment des précautions générales et de la grande attention qu'exige en séméiotique l'appréciation de chaque signe, cette même appréciation suppose encore des notions particulières relatives à l'examen de quelques-uns de ces signes considérés isolément. Je me suis étendu assez longuement sur la bonne méthode de percussion de la poitrine : ailleurs je ferai connaître le seul procédé qu'il soit permis de suivre pour tâter le pouls, ceux qu'il convient de mettre en usage pour juger les crachats, etc. ; à présent je vais donner quelques conseils sur la meilleure manière d'explorer l'abdomen.

On peut ramener à deux points principaux les résultats que se propose d'obtenir le séméiologiste qui examine le bas-ventre ; il cherche en effet à reconnaître l'état des organes contenus dans cette cavité et la quantité aussi bien que la nature des fluides qu'elle peut renfermer. Dans le premier cas, il faut mettre les muscles des parois abdominales dans le plus haut point de relâchement possible pour donner à la pression de ces parties toute l'étendue dont elle est susceptible. Dans l'autre cas, au contraire, il faut ramener les muscles des parois de la cavité abdominale à un certain degré d'extension, afin que ces parois étant fixes en quelque sorte, le mouvement des fluides devienne plus sensible par le moyen qui doit les mettre en jeu.

Dans le premier cas, le malade sera couché de manière à avoir la tête penchée sur la poitrine, les bras jetés de côté, le ventre légèrement courbé sur lui-même et spécialement du côté qu'on explore, les cuisses fléchies sur le bassin et les jambes sur les cuisses, les talons rapprochés et les genoux écartés ; il évitera sur-tout dans cette position tout effort, toute gêne et toute contrainte. C'est dans cet état que le médecin pourra procéder avec fruit aux recherches qu'il lui est si important de faire sur ces parties.

A l'exemple de Bianchi et de Piquer, je ne me dispenserai pas de prémunir les médecins contre une erreur que l'inexpérience pourrait aisément faire commettre, et qui consiste à prendre pour une tumeur squirrheuse ou autre l'une des vertèbres de l'épine du dos, lesquelles se présentent assez facilement pendant cette exploration. Cette erreur a été commise par un médecin dont parle Bianchi (1). En examinant l'abdomen d'une femme qu'il croyait attaquée d'obstructions, il appuya si fortement ses doigts sur la région abdominale, qu'il parvint à toucher une des vertèbres de l'épine du dos, et il prit cette dureté pour une tumeur squirrheuse ; la malade était considérablement amaigrie. Dans une circonstance j'ai eu à redresser une erreur semblable.

Dans le deuxième cas, c'est-à-dire lorsqu'il s'agit de s'assurer de l'existence d'un fluide dans la ca-

---

(1) Hist. Hepat., part. 3, de obstruct. Hepat., pag. 325.

pacité de l'abdomen et de la quantité de ce fluide,
je fais, autant que cela est possible, tenir le malade
debout; et puis, suivant l'usage, ayant appuyé
assez fortement le plat d'une main contre un des
côtés de l'abdomen, je frappe légèrement et à
plusieurs petits coups éloignés sur l'autre côté. Je
répète cette même manœuvre à diverses reprises
et en changeant de côté ; par ce moyen je distingue
presque toujours facilement la fluctuation.

Je me suis convaincu dans plusieurs cas que,
pour ce genre d'exploration de l'abdomen, il ne
fallait pas que les parois abdominales fussent dans
un trop grand état de relâchement ; et qu'au contraire un certain degré de tension rendait la fluctuation plus sensible. Aussi, quand je ne peux
pas faire tenir le malade debout, je cherche toujours à donner à tout le corps une situation à-peu-
près exactement horizontale, et j'obtiens ainsi les
mêmes avantages.

Les principales sources des signes que la région abdominale fournit au séméiologiste, consistent dans l'augmentation ou la diminution du
volume, de la tension, de la sensibilité et de la
température de l'abdomen, dans les battemens ou
pulsations, les tumeurs et les épanchemens dont
cette cavité devient le siége.

C'est une chose très-heureuse dans les maladies,
à quelques périodes qu'elles soient parvenues,
que la région abdominale se présente dans l'état

naturel, état qui consiste le plus ordinairement dans les conditions suivantes : nulle tuméfaction, nulle rénitence sur aucune des parties de cette cavité; égalité des parois, quant à l'élévation ; absence des douleurs et des pulsations ; mollesse douce et uniforme au tact dans tous les points ; chaleur animale légèrement augmentée.

J'ai dit que c'était là l'état naturel le plus ordinaire, parce que chez quelques individus, même en pleine santé, on remarque dans les muscles abdominaux une rigidité telle qu'ils cèdent difficilement à la pression. Il arrive aussi quelquefois que, par défaut de conformation, un des points de la région abdominale offre plus d'élévation que les autres, etc.; il suffit d'être prévenu de la possibilité de ces divers changemens, pour ne point s'y laisser tromper.

Afin d'éloigner toute erreur dans l'appréciation des signes de l'abdomen, il faut ne pas oublier qu'il reste souvent ballonné pendant plus ou moins long-temps à la suite des couches, et que ce genre de tuméfaction, sans douleur ni maladie, ne cesse guère qu'à un second accouchement, lorsque sa durée s'est prolongée jusqu'à un certain point.

Enfin l'excessive obésité et d'autres circonstances rendent, chez quelques individus, l'abdomen bien plus volumineux qu'il ne semblerait devoir l'être d'après les proportions ordinaires du corps humain.

Si, indépendamment de ces considérations, le volume de l'abdomen paraît augmenté dans tous ses points; s'il est distendu sans douleur, et que, quand on le frappe légèrement, il résonne comme un tambour, il y a alors ce genre de météorisme qui appartient aux maladies venteuses, et spécialement à la tympanite. Dans ce cas, le météorisme est presque toujours suivi de borborygmes qui en font reconnaître le caractère peu fâcheux. L'éruption des vents, par haut et par bas, en est la solution la plus heureuse : *In febribus alvo inflatâ, si flatus liberum exitum non habeant malum. Hipp. in Coac.*

Le météorisme de l'abdomen, accompagné de dureté et de peu ou même point de douleur, est, dans les maladies aiguës en général, le caractère de la période d'irritation ou de crudité; et alors, comme le météorisme se trouve en rapport avec l'état de la maladie, il n'ajoute rien au pronostic; la diminution de cette tension est un des signes les plus certains de la cessation de cette période de la maladie; elle indique aussi que la coction a commencé. Ce météorisme est au contraire très-fâcheux lorsqu'il s'annonce dès la période d'imminence de la maladie, ou qu'il se continue pendant la période de coction; il indique alors que la maladie sera grave, qu'il y aura du délire, et enfin il doit faire craindre une terminaison fâcheuse.

La région abdominale peut être considérablement tendue sans douleur ni dureté, et cependant être le prélude, avec d'autres signes analogues, d'une fièvre grave; cela arrive particulièrement dans le début des fièvres putrides malignes. On en voit un exemple dans le deuxième malade du troisième livre des Épidémies d'Hippocrate (*Hermocrates*); le premier jour il eut les hypocondres tendus sans dureté ni douleur, *distensio mollis*, et il succomba le vingt-septième jour à une maladie très-aiguë, et que l'on ne peut point s'empêcher de caractériser de fièvre putride maligne (adynamico-ataxique). On en voit un autre exemple dans le huitième malade du même livre (le jeune homme qui demeurait sur la place des Menteurs); il mourut le septième jour de sa maladie, après avoir présenté, le troisième, le symptôme qui nous occupe. Enfin, on en voit un autre exemple dans le douzième malade du premier livre.

Dans certains cas, la tension de l'abdomen a lieu, quoique sans inflammation ni douleur, avec une extrême rigidité, que le tact exercé du praticien sait bien saisir et apprécier. Cet état de l'abdomen dans les fièvres aiguës est d'un mauvais signe; il précède ou accompagne le délire, les convulsions et la mort.

Si le météorisme de la région abdominale n'a lieu que sur quelques points de cette région, ou si, occupant toute cette étendue, il est cependant peu considérable, s'il n'est point compliqué de douleurs qui puissent faire suspecter l'inflammation de quelque viscère du bas-ventre, il n'y a rien de dangereux; on l'observe tous les jours dans des maladies qui se terminent très-heureusement.

Le météorisme qui, sans aucun autre signe fâcheux, se manifeste dans la première période des maladies gastriques, se dissipe ordinairement par les selles spontanées ou provoquées par l'art, après la période de coction. Cette sorte de météorisme critique se présente au milieu des autres signes qui annoncent une crise; il est suivi de borborygmes, de pesanteurs dans les lombes, de lassitudes dans les extrémités inférieures, et il est toujours le signe d'une crise salutaire, d'une évacuation critique par le vomissement ou par les selles.

C'est encore un signe salutaire que le météorisme qui, dans les maladies aiguës, se présente au milieu de ces perturbations plus ou moins violentes qui se manifestent à l'époque de la crise, et qui sont le signe certain du travail de la nature pour juger la maladie.

Mais c'est un très-mauvais signe que, dans les maladies aiguës, la région abdominale reste tendue après d'abondantes évacuations alvines, sur-tout dans les maladies bilieuses et dans les putrides. On peut presque toujours assurer que la maladie sera très-longue, et qu'elle se jugera mal.

Le gonflement et la tension des hypocondres qui surviennent immédiatement après la cessation, sur-tout subite, d'une diarrhée qui a duré quelque temps, sont d'un mauvais augure.

Le météorisme considérable de l'abdomen avec douleurs est presque toujours suivi de la suppression de quelque évacuation importante.

Le météorisme douloureux de l'abdomen accompagne presque toujours, ou même précède, les évacuations alvines fréquentes et abondantes, celles même qui sont critiques ; il est aussi, dans certaines circonstances, le résultat de l'abus des purgatifs.

Le météorisme avec douleurs est en général le signe d'une inflammation plus ou moins forte, fixée sur un ou plusieurs des viscères de la région abdominale, sur-tout si à ces symptômes se joint le refroidissement des extrémités inférieures. C'est toujours le viscère qui correspond au point le plus météorisé, le plus dur et le plus douloureux, qui est le siége principal de la phlegmasie : on en a un exemple dans la péritonite.

Il faut cependant bien prendre garde de ne pas considérer cet état seul de l'abdomen comme un signe constant et suffisant d'inflammation, et

sur-tout éviter d'employer, d'après l'indication
de ce seul signe, les délayans, les émolliens, les
saignées, etc. Ce météorisme peut être l'effet
d'une maladie rhumatismale, d'un amas de vents,
d'une congestion gastrique, etc. Galien en avait
fait la remarque : *Quandòque*, dit-il, *inten-
duntur ilia sinè inflammatione propriè nomi-
natâ* (1). Ajoutons que ce même météorisme
avec douleurs est très-fréquent dans les maladies putrides : tous les praticiens ont pu l'observer. Sarcone, dans son Histoire de la maladie
de Naples, a particulièrement insisté sur cette
vérité, qu'il a noyée dans plusieurs pages de
raisonnemens hypothétiques, qu'on est tout
étonné de lire dans un si bon ouvrage d'ailleurs.

La tension, la dureté et la douleur des hypocondres qui dépendent de l'inflammation des
muscles abdominaux, sont bien moins graves
que celles qui sont produites par l'inflammation
d'un ou de plusieurs viscères. Avec un peu
d'habitude, il est assez aisé de distinguer ces
deux états, du moins dans leur principe : le premier a ses caractères superficiels et placés dans
l'intérieur des tégumens ; on les sent sans appuyer
fortement sur les parois de l'abdomen : l'autre,
au contraire, a ses caractères, c'est-à-dire, la
tumeur, la douleur, etc., placés plus profondé-

____

(1) Galen. Comment. in Prognost.

ment ; et ce n'est qu'en appuyant assez fortement, qu'on les rend sensibles au tact. J'ai eu
fréquemment occasion de bien apprécier ces
deux modifications, en mettant en opposition,
d'un côté, l'état de la région abdominale observé
dans les douleurs rhumatismales fixées sur les
muscles abdominaux ; et, de l'autre, l'état de ces
mêmes parties dans les phlegmasies des viscères
de cette cavité.

Le météorisme, avec ramollissement et insensibilité de la région abdominale, est d'un très-
mauvais augure ; il offre un des caractères de la
paralysie du tube intestinal, et le signe de l'atonie générale qui précède la mort. Dans un grand
nombre de maladies, il est, le plus souvent, accompagné de l'émission involontaire des urines,
du dévoiement colliquatif, etc.

Un état spasmodique fortement fixé sur un
des viscères de la région abdominale, l'inflammation aiguë ou chronique, l'engorgement, les
obstructions de ces organes, sont autant de causes
qui peuvent déterminer des tumeurs plus ou
moins volumineuses, sur un ou plusieurs points
de la région abdominale ; et alors le danger n'est
autre que celui qui tient à la maladie principale.
Ces mêmes tumeurs, tenant aussi aux mêmes
causes, peuvent se manifester d'une manière critique à la suite de maladies aiguës ou chroniques, et alors le danger est en raison de l'im-

portance du viscère lésé. A toutes ces causes de tumeurs sur des points indéterminés des parois de l'abdomen, s'en joint une autre moins commune, il est vrai, mais sur la possibilité de l'existence de laquelle il est bon que les médecins apprennent à compter, pour rendre leur pronostic plus assuré ; c'est la formation d'abcès plus ou moins considérables dans l'épaisseur des muscles abdominaux, ou entre les muscles et le péritoine, maladie dont il existe plusieurs exemples. Bonnet en rapporte une observation dans son *Sepulchretum anatomicum*, l. 3, s. 17, obs. 29.

L'état contraire de la région abdominale, c'est-à-dire, la diminution de son volume, donne lieu à des signes qu'il est important de connaître. L'amaigrissement excessif des parois abdominales, suivi de rigidité et de tension, est d'un très-mauvais présage, sur-tout dans les phthisies, le marasme et la consomption. Cet état annonce le dernier degré de la consomption ; il ne tarde pas à être suivi des convulsions et de la mort : c'est une observation qui se présente fréquemment chez les individus qui périssent à la suite des excès de la masturbation.

Une diminution prompte et considérable de l'abdomen, sans cause manifeste, est le signe d'un affaissement subit des forces, et devient par cela même très-fâcheux.

On retrouve aussi quelquefois un état analogue dans les maladies aiguës : un spasme violent fixé sur la région abdominale semble avoir considérablement aminci les parois de cette cavité, qui sont seulement fortement retirées en arrière ; cet état précède ordinairement les violentes convulsions générales ou partielles ; on l'observe dans la colique néphrétique, dans laquelle l'ombilic, entre autres, est tellement retiré en arrière, qu'il semble collé contre la colonne vertébrale.

Il se manifeste quelquefois, sur la région abdominale, des douleurs indépendantes de toute inflammation ; ces douleurs sont vagues avec un sentiment de picotement passager ; elles parcourent tout le trajet du canal intestinal, et sont alors le signe de congestions vermineuses.

Mais ces douleurs sont d'un mauvais augure, lorsque, sans l'influence de cette cause, elles se manifestent dans des maladies aiguës, et qu'elles sont suivies d'assoupissement. Hippocrate nous en a transmis et le précepte et l'exemple : *Ex hypochondriorum doloribus febres malignæ ; quod si et sopor accesserit pessimum* (1). Dans les Epidémies, on voit que Phalarus, qui fut, dès les premiers jours de sa maladie, assoupi, ayant l'hypocondre droit élevé

____

(1) Hipp. Coac.

et douloureux, mourut le trente-unième jour de sa maladie. Silénus eut, le deuxième jour de sa maladie, une tension douloureuse aux deux hypocondres, s'étendant jusqu'à l'ombilic, avec des palpitations continuelles dans cette région ; les huitième et neuvième jours il fut pris d'assoupissement : il mourut le onzième.

La température de la région abdominale, appréciée par la sensation du tact, est encore une source de signes pronostics.

C'est un très-bon signe que ces parties offrent à la main qui les explore, une température douce avec une sorte de moiteur.

Une chaleur considérable avec sécheresse est le signe d'une irritation plus ou moins violente dans tout le système ; et si cette chaleur augmente et devient âcre et mordicante au tact, elle fournit la certitude de l'existence d'une violente inflammation ou d'une fièvre bilieuse grave.

Si ce genre de chaleur cesse tout-à-coup et sans cause manifeste, on peut prédire à coup sûr ou la formation d'un épanchement, ou la gangrène ; sur-tout si ce changement a lieu à la suite d'un accouchement laborieux, ou bien après la phlegmasie d'un des viscères de l'abdomen.

La froideur de la région abdominale est encore le signe de l'existence d'un spasme considérable général ou local ; il précède, dans les cas graves, les convulsions et la mort.

Les épanchémens de sérosité dans la cavité abdominale, qui constituent le plus ordinairement une maladie essentielle, sont aussi quelquefois symptomatiques ou critiques de certaines affections ; et, sous ce rapport, ils rentrent dans le domaine de la séméiotique.

A la suite des inflammations très-aiguës du bas-ventre ; après les fièvres lentes nerveuses, putrides et malignes, l'ouverture des cadavres m'a quelquefois laissé voir des épanchémens considérables de sérosité, et qui paraissaient avoir été la terminaison funeste de la maladie : l'épanchement n'avait pas été reconnu avant la mort.

En général, l'hydropisie ascite qui se déclare subitement pendant le cours d'une maladie aiguë, est d'un mauvais augure ; il est rare que cet épiphénomène diminue la fièvre ni les autres accidens. *Hydropes qui ex acutis morbis oriuntur omnes mali. Nam neque febre liberant ; vehementes dolores excitant et lethales sunt. Hipp. prœnot.*

J'ai vu, dans la troisième période des phthisies, et particulièrement des phthisies catarrhales, la région abdominale et les extrémités inférieures s'infiltrer ; cet accident, que j'ai eu occasion d'observer chez trois individus atteints de cette maladie, s'est toujours déclaré peu de jours avant la mort.

Mais, d'un autre côté, ces mêmes épanchemens servent de crise à certaines maladies, soit
que la crise se montre complète, soit qu'elle ait
lieu incomplètement. On en a des exemples dans
les fièvres intermittentes opiniâtres, et particulièrement dans les fièvres quartes, dans les diarrhées chroniques, dans la petite vérole, dans les
fièvres scarlatines, etc.

Quelques auteurs, Hippocrate, Waldschmid
et Baglivi, entre autres, ont admis l'existence
d'un épanchement de sérosité dans l'interstice
des muscles abdominaux. Je conçois bien la possibilité de cet épanchement ; mais ni ma pratique, ni mes lectures ne m'ont mis dans le cas
de connaître aucun fait positif et détaillé de cette
lésion. Si elle existe, elle doit donner lieu à une
tuméfaction particulière du bas-ventre dont
il ne m'est pas donné d'assigner les signes pronostics heureux ou malheureux.

Dans les maladies aiguës, ainsi que dans les
chroniques, il n'est pas rare, en explorant l'abdomen, de sentir sur un ou même plusieurs
points des pulsations régulières et comme des
espèces de palpitations, sans qu'ensuite, après la
mort, on trouve nul indice d'anévrisme dans
aucun des gros vaisseaux de la cavité abdominale.

Hippocrate avait connu l'existence de ce
signe ; mais il en avait peut-être déduit un pro-

nostic trop généralement fâcheux : *Si pulsus in hypochondriis insit, perturbationem significat aut delirium. Prognost.* Dans les Coaques, il répète la même sentence ; mais il ajoute : *Si oculi crebriùs moveantur ;* et en effet les pulsations qui se manifestent sur divers endroits de la région abdominale, n'annoncent le délire qu'autant qu'elles se réunissent à d'autres symptômes qui fassent craindre cet accident. Ainsi le deuxième malade du premier livre des Epidémies, Silénus, que nous avons déjà cité, est mort le onzième jour de sa maladie, après plusieurs accès de délire, et ayant eu continuellement, depuis le commencement jusqu'à la fin de sa maladie, des palpitations aux hypocondres ; mais sa maladie était une fièvre putride maligne (adynamico-ataxique) ; et le grand nombre des signes du délire dans ces affections s'était manifesté à diverses reprises : *Pulsatio in præcordiis cum signis ariditatis in linguâ, vel aliis partibus, delirium significat* (1).

Les pulsations de la région abdominale, durant le cours des maladies aiguës, annoncent dans quelques circonstances, suivant Baglivi, une grande inflammation : *Pulsus hypochondriorum sunt signum magnæ inflammationis in acutis* (2).

____

(1) Baglivi, Prax. med., lib. 1, p. 63.

(2) *Ibidem.*

Gorter ajoute que, dans ces cas, on voit presque toujours survenir le hoquet et le délire : *Hepatis lienis et stomachi inflammatione, atque sanguinis transitu per hæc viscera impedito, in præcordiis pulsationes sentiuntur, cum dolore, tensione et anxietate, indicant singultum, delirium, præprimis si adsit lingua arida* (1).

Hippocrate avait observé que les pulsations de la région abdominale étaient le signe d'une hémorragie prochaine : *Ventris quoque palpitationes cum hypochondrii tensione sublongâ et tumente, sanguinis indicant eruptionem. Prognost. lib.* 3. Jusque-là je n'avais pu trouver la liaison de ce pronostic avec aucune observation connue ; mais depuis quelque temps j'ai eu sous les yeux un cas particulier d'hématémèse, dont les vomissemens étaient toujours précédés par l'augmentation de ces palpitations, devenues d'ailleurs habituelles chez la malade.

C'est un mauvais signe que l'abdomen devienne froid, et qu'il se recouvre de taches livides ou noirâtres, sur-tout dans les fièvres puerpérales et dans les phlegmasies abdominales ; on doit craindre la gangrène des intestins et une mort très-prochaine.

Au contraire, dans les inflammations des vis-

---

(3) Gorter, Medic. compend., tit. XX, § II.

cères abdominaux en général, dans les affections spasmodiques, et même dans les phlegmasies du foie, c'est un très-bon signe qu'il se forme sur les tégumens du bas-ventre diverses éruptions, des érysipèles, un œdème même; presque toujours la maladie principale en est considérablement diminuée.

J'ai vu à la suite de deux fièvres catarrhales malignes, et à la suite d'une affection assez grave de tout le système des membranes muqueuses, une éruption singulière recouvrir tout l'abdomen; déjà dans ces divers cas la maladie avait commencé à se juger par d'abondantes sueurs : ces sueurs furent remplacées par de petites vésicules de la grosseur d'une tête d'épingle, très-serrées et très-nombreuses, très-claires et remplies d'une sérosité limpide; en passant légèrement le doigt dessus, elles s'ouvraient par-tout où le doigt avait touché, et l'on voyait ruisseler la sérosité qui en était sortie. Bientôt cette éruption, formée d'abord sur la région abdominale, s'étendit sur tout le corps, en commençant par la poitrine, et gagnant ensuite le dos et les extrémités supérieures et inférieures. Ces éruptions ont toujours été suivies de la guérison des malades.

Je ne peux sans doute pas me dispenser de parler ici de la pression abdominale; moyen que l'on a imaginé de nos jours à l'instar de la percussion de la poitrine, pour étendre et perfectionner le diagnostic et le pronostic des maladies de la cavité thorachique et des organes de la respiration : c'est à Bichat que l'on doit la première idée de ce moyen d'investigation, et c'est au docteur Roux que nous devons des applications ultérieures, et la propagation de ce même moyen (1).

La pression abdominale a pour objet de refouler vers la poitrine le diaphragme et les intestins, de diminuer par-là l'étendue de la cavité pulmonaire, et de produire, par la distension mécanique des parois abdominales, une gêne d'autant plus grande dans la respiration, que déjà cette gêne résulte plus ou moins fortement soit des épanchemens séreux ou sanguinolens, soit de l'adhérence, soit des inflammations du poumon, de la plèvre, du péricarde, etc. Ce refoulement a aussi pour objet de signaler l'existence des épanchemens sanguins survenus à la suite des plaies pénétrantes de la poitrine, etc. Mais lorsque, à l'essai répété de la pression abdominale, on joint des méditations approfondies sur ses résultats, on ne tarde pas à voir que ce moyen est à-peu-près illusoire ; d'abord parce

---

(1) Œuv. chir. de Desault, par Xav. Bichat ; nouvelle édition, par Phil. Jos. Roux, augmentée de plusieurs Mémoires, etc. Paris, 1803, p. 340 et suiv.

que la plupart des effets qui en résultent sont produits également chez des individus qui n'ont aucune lésion de la poitrine, par la seule sensibilité augmentée de la région abdominale : ensuite parce qu'on n'a à calculer ces mêmes résultats dans les cas les plus évidens, que sur des degrés divers, sur des modifications d'altérations ; attendu que, dans tous les cas, la pression abdominale produit à elle seule la gêne de la respiration, l'essoufflement, etc. : enfin, parce qu'ainsi que je l'ai dit ailleurs, lorsque la pression abdominale pourrait servir au diagnostic des diverses lésions de la poitrine, ces maladies ne sont que trop évidentes pour le médecin alors déjà suffisamment instruit par tous les symptômes réunis et des dangers de la maladie et des difficultés sans nombre qui lui restent à surmonter pour obtenir la guérison.

SIGNES TIRÉS DE CHACUNE DES PARTIES DE LA RÉGION ABDOMINALE EN PARTICULIER.

Après avoir rapporté avec assez de détails l'ensemble des signes que l'expérience de plusieurs siècles nous a appris à déduire dans les maladies de la considération de la région abdominale en général, voyons quels sont les signes que peuvent nous donner des recherches analogues faites sur chacune des parties de cette région.

26

L'anatomie va nous fournir un ordre, une division extrêmement favorables à ce genre de recherches. Elle nous apprend en effet que l'abdomen se divise d'abord en deux régions, une antérieure et une postérieure; que la région antérieure se divise elle-même en trois autres, une supérieure, que l'on nomme région épigastrique, une moyenne, appelée région ombilicale, et une inférieure, connue sous le nom de région hypogastrique.

Chacune de ces trois régions se subdivise ensuite en trois autres: ainsi la région épigastrique, qui commence immédiatement au-dessous de l'appendice xiphoïde, en s'étendant jusqu'à quelques travers de doigts au-dessus de l'ombilic, au niveau d'une ligne qu'on tirerait depuis l'extrémité des dernières fausses côtes, d'un côté, jusqu'à celles du côté opposé, prend dans la partie moyenne de cette région, le nom d'épigastre, ou de région épigastrique, proprement dite, et dans les parties latérales les noms d'hypocondres droit et gauche.

La région ombilicale s'étend depuis la partie inférieure de la région épigastrique jusqu'à la hauteur d'une ligne qu'on tirerait de l'une à l'autre crête des os des îles. La portion moyenne de cette région est la région ombilicale, et les portions latérales sont l'une et l'autre région iliaque ou les flancs.

La région hypogastrique comprend le reste de la partie antérieure du bas-ventre. La partie moyenne de cette région est connue sous le nom de pubis, et les parties latérales s'appellent les aînes.

La région postérieure se divise aussi en deux, une supérieure et l'autre inférieure.

La supérieure, connue sous le nom de région lombaire, se subdivise également en trois : l'épine du dos forme la portion moyenne, et les lombes constituent les portions latérales.

L'inférieure enfin comprend les fesses dans ses parties latérales, et le sacrum et le coccyx dans sa partie moyenne.

Parcourons successivement et par ordre ces différentes régions, et indiquons l'ensemble des signes pronostics que chacune d'elles offre à l'observation.

SIGNES TIRÉS DE LA RÉGION ÉPIGASTRIQUE.

Je vais assigner les principaux signes que l'on peut tirer des divers états de la région épigastrique. Je donnerai d'abord ceux que fournit le centre épigastrique, l'épigastre proprement dit ; je passerai ensuite à ceux qui appartiennent également à l'un et à l'autre hypocondres ; enfin je spécifierai les signes de l'hypocondre droit et ceux de l'hypocondre gauche, etc.

L'épigastre est de toutes les parties de la région abdominale celle qui fournit les signes les plus féconds et les plus importans : c'est aussi la partie qui renferme l'organe le plus essentiellement lié à l'intégrité des fonctions de la vie organique.

Un sentiment de pesanteur et d'embarras avec douleur légère augmentée par le tact au creux de l'estomac, indique l'existence de l'embarras gastrique. Sarcone a presque constamment observé ce signe dans la fièvre qu'il a décrite avec tant de soin; il faut ajouter que ce même symptôme indique une tendance aux vomissemens, et que par conséquent il commande l'emploi des émétiques, si d'ailleurs rien ne peut en contre-indiquer l'usage. Cette douleur s'exaspère par la pression tout comme la douleur qui dépend de l'inflammation, quoi qu'en ait dit Leroy, et d'après lui, M. Landré Beauvais (1).

Chez les enfans, un sentiment d'érosion avec ardeur au scrobicule du cœur indique la présence des vers; cela s'observe aussi quelquefois chez les adultes, dans les maladies desquels la présence et l'évacuation des vers fournissent matière à des pronostics que je ne négligerai pas de faire connaître ailleurs, quoique le plus grand nombre des séméiologistes aient tenu peu de

---

(1) Landré Beauvais, Traité des signes des Maladies, p. 5o5.

compte de ces signes, ou même qu'ils les aient entièrement passés sous silence.

Ce même sentiment d'ardeur au creux de l'estomac, joint à une sorte de pesanteur ressentie intérieurement et à un goût de soufre dans la bouche, précède constamment les vomissemens de sang chez les malades attaqués d'hématémèse ; aussi, tant que ces symptômes existent, on doit craindre les retours du vomissement de sang.

Cette douleur chez les hypocondriaques, quand elle est à la fois aiguë et durable, doit laisser craindre le vomissement de sang, lors même que cet accident ne se serait pas encore manifesté ; et plus sûrement encore le retour de l'hématémèse, si cet accident a déjà eu lieu.

Une douleur fixe à l'épigastre, soit dans la région correspondante au cardia, soit dans celle du pylore, fait soupçonner la formation d'un squirrhe ou d'une obstruction dans ces parties ; sur-tout si cette douleur, chronique en quelque sorte, se perpétue à la suite d'une douleur aiguë déterminée par le chagrin, par un coup, par une chute ou par toute autre cause connue.

Il suffit d'une indigestion pour rendre la région épigastrique douloureusement sensible au tact. Cela peut arriver même pendant le cours d'une maladie aiguë ; on distingue aisément ce genre de douleur aux symptômes suivans : il s'y joint toujours des pesanteurs d'estomac, des rapports acides ou nidoreux, une abondante excrétion de salive, une céphalalgie symptomatique, des nausées, etc.

La sensation d'une douleur qui, partant du creux de l'estomac, s'élève comme une boule et monte au gosier, où elle produit comme une sorte d'étouffement, est chez les hypocondriaques et les hystériques le signe de l'invasion d'un accès. Cette même sensation se manifeste comme symptôme d'un grand nombre d'accidens nerveux.

Une douleur plus ou moins vive au creux de l'estomac est dans les maladies aiguës un mauvais signe, sur-tout si elle s'accompagne d'un sentiment d'ardeur et comme d'érosion, de céphalalgie, etc.; or c'est là ce que les pathologistes appellent cardialgie, symptôme toujours funeste quand il vient se joindre à une maladie aiguë : ce qui peut arriver de plus heureux, c'est qu'elle soit le prélude d'une inflammation de l'estomac : *In febribus circà ventriculum œstus vehemens et oris ventriculi morsus malo est* (1). J'ai donné des conseils à un épileptique, dont tous les accès étaient précédés de violentes cardialgies.

Les hommes de cabinet, les gens de lettres et même les artisans qui mènent une vie très-sédentaire, et dont les travaux ordinaires retiennent le

____

(1) Hipp. Aphor. 65, s. 4.

corps plus ou moins courbé en avant, tous ces individus sont habituellement sujets à des douleurs dans l'épigastre, douleurs qui sont plus sensibles au tact, et qui augmentent par le travail de la digestion. Ces douleurs s'exaspèrent aussi assez ordinairement pendant les maladies de ces individus, et elles sont d'un pronostic bien différent de ces mêmes douleurs développées accidentellement durant la maladie.

La faim et la soif déterminent sur la région de l'estomac, une sensation particulière de faiblesse, de tiraillement et d'ardeur, dont les heureux effets sont de nous avertir du besoin de boire et de manger : il est remarquable que c'est presque toujours par des sensations analogues que la nature nous avertit de nos besoins physiques (1).

---

(1) Ah ! dans tous vos états, en tout temps, en tout lieu,
Mortels, à vos plaisirs reconnaissez un Dieu.
Que dis-je ? A vos plaisirs ! C'est à la douleur même
Que je connais de Dieu la sagesse suprême ;
Ce sentiment si prompt dans nos cœurs répandu,
Parmi tous nos dangers sentinelle assidu,
D'une voix salutaire incessamment nous crie :
Ménagez, défendez, conservez votre vie.

VOLTAIRE.

Platon dit à-peu-près dans le même sens, que le principe universel du plaisir consiste dans ce qui est analogue au maintien de la constitution, et que le principe universel de la douleur consiste dans ce qui lui est contraire.

Ces mêmes besoins déréglés introduisent dans l'estomac des sensations analogues, mais plus fortes et plus ardentes, et que les pathologistes ont désignées par les mots *Soda, Pyrosis, Pica, Malacia*, etc. L'hystéricie, l'hypocondrie, la conception et la grossesse sont accompagnées fréquemment de ces symptômes, sans qu'ils ajoutent rien au pronostic attaché à ces différens états.

Dans les inflammations du péritoine, des intestins, du foie, de la matrice, de l'estomac lui-même, dans les inflammations latentes invétérées, et les ulcérations du pylore, les malades ont presque constamment une douleur particulière au creux de l'estomac. Cette douleur plus ou moins aiguë et plus ou moins vive que l'impression du tact augmente singulièrement, et qui se trouve presque toujours suivie d'éructations, du vomissement d'une quantité d'humeur aqueuse communément insipide, mais aussi quelquefois âcre, est par son intensité, par sa fréquence et par sa durée, l'un des types du danger attaché à la maladie principale.

Cette même douleur, lorsqu'elle existe avec des symptômes ictériques fréquens, est le signe de l'existence de calculs, soit dans le foie, soit dans la vésicule du fiel.

Dans les maladies éruptives, l'éruption est souvent précédée d'anxiétés, de douleurs au creux de l'estomac ; cela est spécialement vrai de la petite vérole dont l'invasion se fait rarement sans ce symptôme ; je l'ai observé aussi plusieurs fois chez des individus de dix à quinze ans, du cinquième au septième jour de la vaccination.

La douleur ardente de l'estomac chez les goutteux n'est jamais à négliger, il faut se hâter de déplacer l'irritation arthritique qui la constitue.

La frayeur, le chagrin donnent lieu à des douleurs de cette nature : il faut en dire autant de quelques agens mécaniques, tels que la compression des corps à baleine, la dépression accidentelle, ou par vice de conformation, etc. du cartilage xiphoïde.

Il n'est pas très-rare, dans les affections hystériques et hypocondriaques un peu fortes, de voir la région épigastrique éprouver une dépression plus ou moins forte par un spasme analogue fixé sur l'estomac.

Lorsque ces douleurs du centre épigastrique existent avec tension et gonflement, c'est un bon signe que l'éructation ; elle diminue ou même fait cesser entièrement les douleurs.

Les douleurs de l'épigastre déterminées par une inflammation, un squirrhe au pylore, au cardia, ou sur un autre point des tuniques de l'estomac, sont les plus graves et les plus intenses : si ces douleurs accompagnées depuis long-temps de météorisme, de coliques, cessent tout-à coup, la mort suit de très-près. On peut assurer que la gangrène s'est emparée des parties, ou qu'il s'est fait une de ces ruptures de l'estomac dont quelques auteurs ont rapporté des exemples (1). Dans ce cas-là, les malades meurent au milieu d'une syncope.

Il ne faut pas oublier que certaines maladies organiques de la poitrine sont suivies de douleur au centre épigastrique. Avenbrugger a donné ce symptôme comme l'un des caractères des hydropisies de poitrine ; je l'ai observé aussi plusieurs fois, et cela autant dans les hydrothorax simples que dans ceux qui existent avec lésion organique du cœur. Je ne doute point que cette douleur que j'ai observée constamment dans les hydrothorax ne soit sympathique de la distension des parties, aussi bien que de la lésion vitale qui en est la cause déterminante.

C'est précisément dans le centre épigastrique que viennent se faire sentir les pulsations produites par les dilatations anévrismales du tronc céliaque ; il faut remarquer que ces pulsations qui durent ordinairement long-temps, parce que les grandes dilatations de ces artères se forment lentement, sont toujours d'un mauvais

______

(1) Voyez, entre autres, M. Bruguières, Journ. de Dessault, t. 1, p. 116. M. Al. Gerard, Dissert. inaug. des perforat. de l'estomac. Paris, 1803.

augure, et qu'à la longue la mort en est toujours le résultat.

La tension de l'épigastre, accompagnée de signes critiques, fait présager une crise favorable par le vomissement ou par les selles.

SIGNES TIRÉS DE LA RÉGION OMBILICALE.

Dans le cours des maladies aiguës, et sans qu'il y ait pour cela aucune marche déterminée, il se manifeste vers la région ombilicale une tumeur large, rénitente et solide. Ces sortes de tumeurs que l'on découvre ordinairement au moment où l'on y pense le moins, lorsqu'on palpe l'abdomen avec attention, ne présentent aucun danger, à moins qu'elles ne tiennent à des circonstances étrangères; elles se dissipent le plus souvent par des éructations ou par d'abondantes déjections.

Dans les violentes douleurs de colique, il se forme souvent, vers la région ombilicale, une tumeur plus ou moins étendue, douloureuse, et dont la sensibilité augmente par le tact. On peut presque toujours calculer les dangers de la maladie sur l'intensité de la douleur, et sur la durée de cette tuméfaction. On en voit un exemple dans l'*ileus*, ou passion iliaque; l'ombilic se forme lui-même en une tumeur dure et extrêmement douloureuse : dans les douleurs très-intenses de l'iléus, cette tumeur semble se coller contre la colonne épinière.

Souvent aux approches des déjections alvines critiques, et même quelquefois au moment de l'action des purgatifs administrés, il se manifeste un gonflement, une distension molle, flatueuse, sans douleur, vers la région ombilicale ; à cette tuméfaction se joignent aussi, dans le principe, des borborygmes, des vents, du ténesme. Il faut bien distinguer cet état d'un autre analogue qui appartient aux coliques et à la tympanite ; mais dans ces deux derniers cas la tuméfaction de l'ombilic est rénitente, et ne se trouve point accompagnée de l'ensemble des symptômes qui caractérisent les prochaines évacuations alvines critiques ou autres.

La tuméfaction extraordinaire de la région ombilicale dans l'ascite est quelquefois suivie d'une rupture avec écoulement abondant de la sérosité, ce qui termine heureusement la maladie.

Dans l'examen et l'appréciation des tumeurs de la région ombilicale, on doit avoir sans cesse présentes à l'esprit les notions relatives à la hernie ombilicale et aux accidens dépendans de l'écartement de la ligne blanche, pour éviter de commettre dans le pronostic des erreurs plus ou moins graves.

Faisons aussi remarquer en passant, avec Richter, qu'il y a une hernie ombilicale congé-

niale avec laquelle les enfans viennent au monde,
et qui est très-différente des hernies ombilicales
ordinaires. Cette hernie est la suite d'un vice de
conformation, qui consiste ordinairement dans
le manque des tégumens et des muscles du bas-
ventre dans une étendue plus ou moins considérable de la région de l'ombilic. Les parois de la
tumeur herniaire ne sont communément formées que par une membrane mince. Les viscères, dans ce cas, ne sortent jamais par l'ouverture
de l'ombilic ou par une fente de la ligne blanche;
mais ils sont toujours placés dans un grand sac
qui a une base large, et du milieu duquel sort
souvent le cordon ombilical. Le foie est presque
toujours placé dans cette hernie, si volumineuse
qu'elle contient une grande partie des viscères du
bas-ventre : les enfans meurent peu après la naissance. On conservera cependant quelque espoir
de guérison si la hernie se montre moins volumineuse ; mais, dans ce dernier cas, la hernie
peut être méconnue, et cette inadvertance aurait
les suites les plus funestes. « On voit assez souvent, dit Sabatier, Médecine opératoire, des enfans venir au monde avec une exomphale ; rien
ne mérite une attention plus sérieuse, parce que
es intestins déplacés, tombant le long du cordon
ombilical sans en augmenter beaucoup l'épaisseur, pourraient être compris dans la ligature
que l'on fait à ce cordon. Cet accident est arrivé

plusieurs fois à ma connaissance, et toujours les enfans en sont morts. »

Enfin on rencontre quelquefois, sur la région ombilicale, des tumeurs graisseuses, qu'avec de l'attention on distingue aisément de toutes les autres, et que l'on pourrait cependant confondre, après un léger examen, avec les hernies ombilicales, mais sur-tout avec les tumeurs accidentelles dans les maladies aiguës dont j'ai déjà parlé, et dont la distinction est d'une haute importance.

L'amaigrissement de toutes les parties du bas-ventre, et spécialement de l'ombilic, est sans doute d'un mauvais augure; tous les praticiens ont eu occasion de remarquer le degré d'affaissement que ces parties éprouvent à la fin des consomptions, à la suite des grandes évacuations et pendant les fièvres de mauvais caractère. Ce n'est guère que sous ce point de vue qu'il convient d'envisager cette sentence du père de la medecine : *Quovis in morbo partes quæ sunt ad umbilicum et imum ventrem crassitudinem habere præstat : valdè autem tenues esse et tabefactas pravum : ad inferiores verò purgationes hoc etiam parùm tutum* (1).

On a vu des ouvertures fistuleuses se former dans la région ombilicale par suite d'abcès au

____

(1) Aphor. 35, s. 2.

foie ou au mésentère : j'en ai un exemple dans ma pratique ; le malade a guéri.

Un sentiment douloureux de picotement et d'anxiété, vers la région ombilicale, est souvent le signe de la présence des vers dans les intestins ; il s'y joint le plus souvent alors le prurit des narines, la dilatation des pupilles, la langue vergetée ou parsemée de petits points rouges sur un fond d'un blanc grisâtre, etc. ; et ces nouveaux symptômes ajoutent singulièrement à la validité du signe qui nous occupe.

Il arrive quelquefois que le nombril, chez les nouveau-nés faibles, rachitiques ou scorbutiques, ne se cicatrise point ; qu'il devient le siége d'une inflammation soit aiguë, soit chronique, ou même qu'il est atteint de quelque ulcération. Les enfans succombent ordinairement aux hémorragies qui sont la suite de cet accident : il serait facile d'en citer plusieurs exemples. Hippocrate avait déjà remarqué que les enfans nouveau-nés étaient sujets à des inflammations de l'ombilic : *Parvulis ac recens natis pueris..... umbilici inflammationes* (1).

L'un et l'autre côtés de la région iliaque, ou les flancs gauche et droit, sont le siége principal des douleurs intestinales et des coliques ; c'est là sur-tout que se font sentir les douleurs de *l'ileus*,

____

(1) Aphor. 24, s. 3.

maladie très-grave, et dont il ne faut point calculer les dangers seulement d'après l'opiniâtreté,
ni la fréquence des vomissemens de matières
fécales. J'ai vu deux malades succomber à cette
maladie bien caractérisée, sans avoir éprouvé ce
genre de vomissement.

On doit craindre le sphacèle et la mort dans
les cas d'*ileus*, lorsque les douleurs cessent subitement et sans cause manifeste, pendant que
d'ailleurs la prostration des forces, le délire, les
sueurs froides et fétides, les syncopes, le refroidissement des extrémités, la fétidité de l'haleine
et le hoquet continuent ou même vont en
augmentant.

Dans toutes les coliques, c'est une bonne
chose que les sueurs, par cela même qu'elles
supposent la destruction du spasme et de la concentration des forces : elles sont suivies de la
cessation des douleurs. Il faut en dire autant
des urines abondantes et sédimenteuses, quoiqu'elles soient moins favorables que les sueurs.

Les attaques de goutte débutent souvent par
des coliques légères, lesquelles cessent aussitôt
que l'accès de goutte est déclaré.

Le hoquet est un très-mauvais signe dans les
coliques ; aussi n'a-t-il lieu que dans celles qui
sont fortes.

Je connais deux faits de violentes coliques qui
ont été suivies de la perte de la mémoire, pendant

quelques jours seulement, après la cessation des douleurs (1).

Plus les douleurs de coliques sont fortes, et moins elles durent; mais quand elles sont portées à un certain degré d'intensité, il faut craindre de les voir se terminer par la mort.

Dans les coliques fortes, la raucité de la voix et l'aphonie sont le signe de convulsions prochaines, et les convulsions sont toujours, dans ce cas, d'un fâcheux pronostic. Il n'est pas rare de voir les coliques portées à ce haut degré, finir par de fortes douleurs et par la paralysie des extrémités.

SIGNES TIRÉS DE LA RÉGION HYPOGASTRIQUE ET INGUINALE.

Des douleurs vagues dans la région hypogastrique, jointes à des douleurs des lombes, aux lassitudes, aux pesanteurs et aux engourdissemens des extrémités, spécialement ressenties dans les genoux, avec peu ou point de fièvre, sont le signe de l'existence d'un embarras gastrique avec tendance aux évacuations alvines.

----

(1) Journal général de Médecine ; Observation sur un fait de colique spasmodique, remarquable par la perte de la mémoire qui en a été la suite; par F. J. Double, t. 39, p. 264.

Des douleurs avec tuméfaction et dureté dans
la région de la vessie, au-dessus du pubis, précèdent les divers dérangemens de l'excrétion des
urines. Ces douleurs se jugent fréquemment par
d'abondantes évacuations des voies urinaires. Il
faut cependant prendre garde que souvent la
pierre de la vessie, le catarrhe vésical et le commencement des lésions organiques de l'utérus
donnent lieu à de semblables douleurs et aux
accidens qui les accompagnent.

Dans les affections cancéreuses et dans les ulcères avancés de la matrice, dans les lésions analogues du rectum et de la vessie, il n'est pas rare
de voir aux aînes ou sur la région du pubis, et
quelquefois aussi sur les parties génitales externes, une éruption comme-dartreuse très-rebelle
et de mauvaise nature. Ce n'est que par ce résultat d'observations que je peux concevoir et
interpréter le passage suivant d'Hippocrate : *Pustulæ serpiginosæ suprà inguina , ad laterum
mollitudinem ac pubem oborientes, alvum malè
affectam significant. Coac. prænot.*

La douleur et la tuméfaction des aînes , qui
sont indépendantes et de la hernie et de toute
affection syphilitique, se présentent quelquefois
dans les maladies aiguës, tantôt comme symptomatiques , tantôt comme critiques ; le plus souvent elles sont le signe de la durée prolongée
de la maladie.

Chez les enfans, et quelquefois aussi chez les adultes, on trouve des tumeurs, des engorgemens chroniques des glandes inguinales ; il ne faut pas les confondre avec les tumeurs aiguës de ces parties dans les maladies graves.

Les bubons des aînes dans les maladies aiguës, dans les fièvres pestilentielles, indiquent la gravité de la maladie, lorsqu'ils se manifestent dès le principe et au milieu de l'accroissement des symptômes ; ils sont au contraire salutaires, ou même critiques, lorsqu'ils se manifestent aux époques critiques, et au milieu des symptômes qui caractérisent ces époques.

La terminaison de ces bubons par la suppuration est la plus heureuse ; mais il faut qu'elle ait lieu aux époques critiques pour être vraiment salutaire.

La rétrocession des bubons dans les fièvres pestilentielles et malignes, rétrocession qui a lieu ordinairement par suite de sueurs abondantes spontanées ou provoquées par l'art ; cette rétrocession, dis-je, est promptement suivie d'inquiétudes, d'anxiétés générales, d'un sentiment d'ardeur au creux de l'estomac, de nausées, de vomissemens, du hoquet et de la mort.

Les bubons les plus benins doivent causer quelques inquiétudes, s'ils se prolongent trop long-temps ; ils deviennent alors fistuleux, et l'on n'en obtient que difficilement la guérison.

Le développement de la puberté, les métas-
tases hémorrhoïdaires, les contusions donnent
lieu à des engorgemens des glandes inguinales,
qu'il ne faut point confondre avec les engorgemens dont j'ai déjà parlé.

Les hémorragies utérines et les violentes douleurs de colique, même sans être néphrétiques,
s'accompagnent quelquefois de douleurs aux
aines, sans que ce symptôme ajoute ni diminue
rien à la gravité de la maladie.

Dans les inflammations aiguës de la matrice,
les malades éprouvent un sentiment de tension
à la région hypogastrique, avec des douleurs
pungitives vers le centre; un sentiment de pesanteur se fait sentir sur le rectum ; l'utérus,
touché par le vagin, offre une chaleur brûlante. Ces symptômes cessent quand la métrite
passe à l'état chronique.

Le catarrhe vésical détermine à la région du
pubis et du périnée des douleurs plus ou moins
vives, quelquefois intolérables, et, par intervalles,
un sentiment de tension de toute la région hypogastrique, des urines fréquentes, tantôt limpides, et tantôt grasses, excrétées en petite quantité, et avec plus ou moins de difficulté, quelquefois même avec une ischurie complète. Durant la violence de ces deux maladies, on peut
presque toujours reconnaître une tumeur dans
la région du pubis.

Il n'est pas rare de rencontrer dans la région hypogastrique des tumeurs très-volumineuses produites par l'engorgement squirrheux ou par un épanchement séreux dans les ovaires. Ces tumeurs durent très-long-temps et ont ordinairement peu d'inconvéniens lorsqu'on ne les tourmente pas par des moyens violens, à moins qu'elles ne prennent un développement considérable, et tel qu'il puisse gêner les fonctions des autres viscères de la capacité abdominale.

Pendant les maladies aiguës dans lesquelles le malade perd connaissance, il faut examiner chaque jour avec soin la région hypogastrique ; quelquefois, quoique le cours des urines ne soit pas entièrement interrompu, celles-ci ne sortent plus que par regorgement ; c'est ce qu'on reconnaît à une tumeur ovale qui occupe le pubis et se porte vers l'ombilic. Ce symptôme aggrave les maladies aiguës, détermine le météorisme, ou suppose une inflammation du bas-ventre et plusieurs autres accidens. Il doit être combattu par les boissons diurétiques, et même par le cathétérisme, si la tumeur devient considérable. Cette tumeur, formée par les urines, est un signe de la faiblesse et même de la paralysie de la vessie ; on ne l'observe guère que dans les fièvres adynamiques et ataxiques les plus dangereuses. Lorsqu'après les chûtes sur la colonne vertébrale, les urines ne sortent plus

que par regorgement, et que les membres inférieurs restent paralysés, on peut annoncer une
terminaison fâcheuse (1).

SIGNES DÉDUITS DES HYPOCONDRES.

Une connaissance approfondie de l'ensemble
des signes que le médecin peut déduire de l'examen des hypocondres, donne ce premier résultat
qui va servir de division naturelle aux détails que
j'ai à présenter sur l'état de ces mêmes hypocondres; savoir, qu'on peut les considérer comme
présentant une triple source de signes : ces sources
sont, 1° les signes déduits de l'un et de l'autre
hypocondres ; 2° les signes déduits de l'hypocondre droit; 3° les signes déduits de l'hypocondre gauche.

En général, c'est un très-bon signe que,
dans les maladies soit aiguës, soit chroniques,
les hypocondres s'éloignent peu de l'état naturel, c'est-à-dire qu'ils ne soient pas tendus,
qu'ils restent sans douleur, sans tuméfaction et
sans dureté, et cela autant du côté droit que du
côté gauche : *Hypocondria optima sunt si dolore
vacant, si mollia et æqualia, dextrâ ac sinistrâ
parte* (2).

---

(1) Landré Beauvais., l. c., p. 515.
(2) Hipp. Coac. Prænot., § 279, 280.

Cependant la tension, l'inégalité, la rénitence et la tuméfaction qui se manifestent dans
les maladies sur les hypocondres, ne sont pas toujours d'un pronostic fâcheux. Souvent ces divers
états des hypocondres précèdent et annoncent
divers mouvemens critiques, par les selles par
exemple, et notamment par les hémorragies nasales; mais alors les hypocondres sont tuméfiés
sans douleur, ils cèdent facilement à la pression
la plus légère, pression qui n'est nullement
gênante pour le malade; de plus, ces accidens, la
tuméfaction, la tension, l'inégalité, etc., se manifestent alors aux époques critiques de la maladie, au milieu des symptômes qui caractérisent la crise, et on les voit en outre coïncider
avec la céphalalgie susorbitaire, la rougeur de la
face, les obscurcissemens de la vue, le pouls fort
et comme intermittent pour l'hémorragie nasale;
avec la pesanteur des lombes, l'engourdissement des extrémités, les borborygmes, la couleur jaune des ailes du nez et de la conjonctive, etc., pour les évacuations alvines.

Ce même état des hypocondres, lorsqu'il est
accompagné des signes qui doivent laisser craindre une crise imparfaite, et de quelques signes
qui caractérisent la direction vicieuse des mouvemens vers la tête, tels que la céphalalgie frontale, un assoupissement suivi d'anxiété, de la
dureté ou de l'embarras de l'ouïe, présage d'une

manière assez certaine le développement d'abcès plus ou moins considérables aux parotides : *Præcordiorum distensio cum sopore anxioso, ac capitis dolore, abscessus circà aurem attollit* (1).

L'inflammation du foie, de la vésicule du fiel, de l'estomac, du colon et de la rate, donnent lieu à la tuméfaction, à la tension, et à la douleur des hypocondres ; mais il ne faut pas perdre de vue que ces divers états des hypocondres peuvent également dépendre de l'inflmmation du diaphragme : *Septi transversi inflammatione, hypochondrium per continuitatem sursùm trahi contendique absque tumore,* dit Hippocrate en rapportant l'observation de Silénus, premier malade du premier livre des Épidémies.

Dans les inflammations du diaphragme, les hypocondres sont en quelque sorte remontés vers le haut ; c'est là ce qu'Hippocrate appelait *hypochondria sublimia ;* mais Hippocrate a peut-être donné trop d'extension à cet état des hypocondres, je ne l'ai observé d'une manière bien manifeste que dans le cas cité d'inflammation au diaphragme.

On pourrait encore rapporter aux hypocondres remontés vers le haut l'espèce de tuméfaction qu'on observe sur ces parties dans les hydrothorax complets ; mais ce gonflement n'est que le résultat

____

(1) Hipp. in Prorrhet., § 169.

de la pression exercée contre le diaphragme par la sérosité contenue dans la poitrine : cet état des hypocondres qui disparaît lorsque le malade prend une position horizontale, est d'ailleurs suffisamment interprété, quant à sa valeur séméiologique, par l'ensemble des signes généraux de l'hydropisie de poitrine.

Il n'est pas rare de voir, dans les pleurésies, l'un ou l'autre hypocondre tendu, ou même douloureux. Cet état des hypocondres n'est que sympathique de l'inflammation de la plèvre et des poumons ; il n'a d'autre valeur que pour indiquer l'intensité de la phlegmasie, et principalement pour désigner sa communication ou plutôt sa contiguïté avec le diaphragme, et quelquefois aussi avec l'un des lobes du foie.

Chez les hypocondriaques, lorsque la maladie est portée à un certain degré, il n'est pas rare de voir l'un ou l'autre hypocondre, ou même les deux à-la-fois, devenir le siége constant des principales douleurs. Si, dans ce cas, les douleurs se fixent spécialement sur l'hypocondre droit, on peut s'attendre à des coliques fréquentes et à des céphalalgies souvent répétées ; on a aussi à craindre les obstructions et autres lésions organiques du foie. Si, au contraire, les douleurs se portent particulièrement sur l'hypocondre gauche, cette région durcit considérablement, devient enflée, et on voit la peau du malade, celle de la face sur-tout, prendre une forte teinte livide ou noirâtre. Dans l'un et l'autre cas, on ne saurait trop se hâter de faire cesser ces accidens, attendu que, de toutes les causes qui concourent au développement des lésions organiques, la plus puissante et la plus constante est sans doute l'habitude d'une irritation nerveuse, de la douleur, sur telle ou telle partie. La fièvre, si elle se déclare spontanément, ou si l'art parvient à la faire naître, détruit le plus souvent ces douleurs et leurs suites fâcheuses; mais il faut qu'elle ait lieu avec une intensité proportionnée aux forces du malade et à la gravité de la maladie; il faut aussi qu'elle se manifeste avant qu'il ne se soit formé aucune inflammation aiguë ou chronique de l'organe affecté.

Le développement extraordinaire, le gonflement du poumon, symptôme qu'on observe quelquefois dans les phthisies soit commençantes, soit avancées, donne souvent lieu au gonflement, à la rénitence de l'un ou de l'autre hypocondre, quelquefois des deux simultanément. Cette circonstance, dont on ne peut juger sainement qu'après avoir plusieurs fois étudié cet état des hypocondres par voie de comparaison et dans les phthisiques et chez les individus attaqués de maladie du foie, a fréquemment induit en erreur les praticiens les plus recommandables ; Baillou, Bonnet, Morgagni, Senac, Lieutaud, Portal,

Bordeu en rapportent des exemples. J'ai toujours vu cet état des hypocondres disparaître dans
la phthisie, lorsque la maladie arrive à un certain degré, par le dégorgement du poumon ; il y
a cependant des observations qui attestent que
cet état des hypocondres peut durer jusqu'à la
mort (1).

Dans les cas de tension, de boursoufflement des
hypocondres, la diarrhée, aussi bien que la constipation sont de mauvais augure : *Præcordia
sublata, subsistente alvo, malum denunciant,
præcipuè verò in his qui ex longo intervallo
contabescunt et quibus alvi diffluunt* (2). Le
danger n'est pourtant pas le même pour les
deux cas ; ainsi la diarrhée n'a qu'un danger bien
moindre lorsque cet état des hypocondres se manifeste dans une maladie aiguë, que lorsqu'elle
a lieu dans une maladie chronique, qui dure déjà
depuis long-temps : ces signes indiquent alors le
dernier état de la consomption.

Dans les maladies soit aiguës, soit chroniques,
quand il existe un gonflement douloureux, une
tension incommode des hypocondres, le premier
mouvement du praticien le porte à conseiller des
saignées locales, des applications, des fomentations émollientes et anodines sur ces parties. Ces

____

(1) Portal, Phthis. pulmonaire.
(2). Hipp. in Coac. Prænot., p. 548, n° 252-3.

moyens peuvent, dans quelques cas, calmer la douleur en diminuant la tension ; mais il ne faut considérer ces applications que comme faisant partie de la médecine du symptôme, et prendre d'ailleurs pour indication principale les méthodes thérapeutiques appropriées à la cause principale de ces accidens, à la maladie primitive qui leur a donné naissance.

En général, la douleur, la tuméfaction et les divers accidens qui se manifestent aux hypocondres, sont d'un bien plus fâcheux pronostic lorsque ces accidens ont lieu sur l'hypocondre droit, que lorsqu'ils se déclarent sur l'hypocondre gauche : la raison en est facile à saisir. *Præcordia verò tumida, dura ac dolentia, si in universum sic affecta sunt, maximum quidem malum portendunt ; si verò alterá parte duntaxat, ex sinistrá minùs periculum impendet* (1). Cette sentence se trouve répétée dans le livre des pronostics.

Celse a dit ensuite dans le même sens, que la douleur et la tuméfaction des hypocondres étaient d'une conséquence bien moindre lorsqu'elles attaquaient l'hypocondre gauche, que lorsqu'elles se manifestaient sur l'hypocondre droit (2).

____

(1) Hipp. Coac. Prænot., § VI, p. 452.
(2) Celsi, de Med., lib. 4, cap. 8.

On a aussi bien plus souvent occasion d'observer ces lésions, ces dérangemens sur l'hypocondre droit que sur l'hypocondre gauche.

Il faut remarquer que souvent la tension, la
douleur de l'un des hypocondres est sympathique
de la lésion de l'autre hypocondre. Ainsi, par
exemple, l'inflammation de la rate qui détermine
nécessairement la tension, la dureté et la douleur
de l'hypocondre gauche, est souvent accompagnée
des mêmes accidens à l'hypocondre droit sans
aucune lésion autre que l'affection sympathique;
je l'ai observé plusieurs fois : mais la lésion sympathique de l'hypocondre droit est rare, tandis
que le plus souvent quand l'hypocondre droit
est affecté idiopathiquement, le gauche reste rarement dans l'état naturel.

SIGNES DÉDUITS DE L'HYPOCONDRE DROIT.

Les tumeurs rénitentes, douloureuses principalement au tact, placées sur un des points de
l'hypocondre droit, sont le signe d'une inflammation au foie. Souvent ces tumeurs se terminent
par un abcès dans ce viscère; cela a particulièrement lieu, lorsque la douleur venant à cesser il
ne s'annonce pas d'autres symptômes fâcheux,
et que néanmoins le malade ressent toujours une
sorte de pesanteur dans la même place; ce qui
peut arriver de plus heureux, c'est que l'abcès

vienne se manifester sur les tégumens avec les caractères qui lui sont propres.

Une douleur aiguë, fixée sur la région du foie, accompagnée de douleur au creux de l'estomac, de selles liquides et comme purulentes, de frissons, d'assoupissemens, de consomption, de sueurs abondantes et fréquentes, de ténesme, est un signe fâcheux; elle est le caractère de la phthisie hépatique, et doit laisser craindre une mort prochaine.

Dans les maladies chroniques, mais sur-tout à la suite des fièvres intermittentes, la tuméfaction, la dureté et la douleur obtuse de l'hypocondre droit sont l'indice d'une obstruction quelconque du foie ; on distingue sûrement cet état du foie par un sentiment de pesanteur, par des dérangemens progressifs et lents des fonctions digestives, et sur-tout par une teinte livide particulière de la face.

Les obstructions, les squirrhosités et les inflammations latentes du foie, sont plus fréquentes qu'on ne le pense généralement; et il est probable qu'on guérirait un bien plus grand nombre de maladies chroniques, si on faisait plus d'attention à l'état de ce viscère, presque toujours plus ou moins intéressé dans les maladies de langueur, soit sympathiquement, soit essentiellement.

Dans les lésions organiques du foie, les urines

diminuent de quantité, et elles sont fréquemment blanchâtres.

Les lésions organiques du foie se terminent ou par la consomption, ou par l'hydropisie : la terminaison par la consomption est plus fréquente chez les tempéramens secs, irritables ; au contraire, la terminaison par l'hydropisie est plus commune chez les individus d'un tempérament lymphatique, et dont la fibre est lâche. Cette dernière terminaison est toujours annoncée par l'œdématie des extrémités.

Les sueurs, la diarrhée, le flux hépatique, les urines, mais sur-tout les hémorragies, sont les moyens de crise les plus salutaires dans les inflammations du foie.

C'est d'un très-mauvais augure, dans une maladie aiguë, que le hoquet se joigne à la tuméfaction douloureuse de l'hypocondre droit.

L'inflammation est plus dangereuse, si elle a son siége dans la partie concave du foie que dans sa partie convexe, et la raison en est facile à sentir. Dans le premier cas, il se manifeste comme des douleurs pleurétiques ; dans l'autre, les douleurs répondent à l'estomac.

Dans ces inflammations, les selles liquides et crues, qui ne diminuent pas la douleur, sont d'un très-mauvais augure.

Lorsque l'inflammation a son siége dans la partie convexe, on sent une tumeur circonscrite

dans le côté droit ; le tact et la pression augmentent la douleur ; le malade se couche difficilement sur ce côté ; la respiration est pénible ,
courte et fréquente , elle est suivie de toux.
Mais quand l'inflammation occupe la partie
concave de ce viscère , la tumeur se dérobe au
toucher , le malade se couche difficilement sur
le côté gauche, l'estomac est plus intéressé , tandis que la respiration se fait plus librement ; le
malade se plaint de soif, de nausées ; il a fréquemment le hoquet.

C'est un bon signe dans les inflammations du
foie, que l'œdème, les éruptions érysipélateuses
ou autres, les tumeurs et les ulcérations qui se
manifestent sur l'hypocondre gauche. Presque
toujours ces mouvemens, provoqués par la nature , servent de crise à la maladie principale.

Les inflammations du foie et l'état des hypocondres propre à ce genre de lésion se terminent aussi très-souvent par des ulcères aux
jambes.

Dans les douleurs chroniques avec tumeur
indolente de l'hypocondre droit, la fièvre est
très-salutaire.

Dans les douleurs avec tuméfaction et dureté
de l'hypocondre droit, on peut prédire sûrement
la mort, s'il se déclare des selles sanguinolentes
ou des vomissemens de sang noir ; du reste la
maladie est toujours longue.

On peut assurer que le foie se sphacèle, si le malade a un grand dégoût pour les alimens, surtout pour les alimens gras, s'il vomit fréquemment, s'il s'affaiblit beaucoup, s'il a de l'altération, la fièvre, le hoquet et des palpitations dans la région précordiale.

Si l'ascite survient aux abcès du foie, que l'abdomen se météorise, qu'il se déclare une diarrhée colliquative, l'ictère, des syncopes fréquentes, l'intermittence du pouls, la mort est assurée et prochaine.

Les abcès au foie suivent fréquemment les lésions violentes de la tête; on doit craindre cet accident, lorsque la fièvre se déclare trois ou quatre jours après la lésion de la tête.

Les abcès du foie sont toujours graves; on est fondé à en craindre l'existence lorsqu'ils ne sont pas manifestes, si les malades se plaignent de douleurs insupportables aux jambes et aux cuisses, et que ces douleurs résistent à tous les moyens connus.

La consomption hépatique ne marche pas aussi rapidement que la consomption pulmonaire.

Si les abcès du foie se font une issue au-dehors, et qu'il en sorte un pus blanc, consistant et de bonne qualité, on peut conserver quelque espoir de guérison. On doit au contraire craindre une mort prochaine, si l'abcès fournit un pus liquide, sanguinolent et de mauvais aspect.

Le sphacèle qui a son siége à la partie convexe du foie marche plus lentement que lorsqu'il attaque toute autre partie de ce viscère.

C'est toujours d'un très-mauvais augure que les ulcérations du foie qui ne se cicatrisent point en peu de temps.

L'ictère chronique suppose toujours une lésion quelconque du foie, et, dans certains cas , l'état squirrheux de ce viscère. Ce squirrhe peut être la suite d'une fièvre ardente , d'une dyssenterie supprimée, des fièvres intermittentes, ou d'une hépatite méconnues ou mal traitées.

Les calculs de la vésicule du fiel, qui existent quelquefois sans douleurs , donnent lieu souvent à la tuméfaction et à la sensibilité augmentée de l'hypocondre droit ; il n'est pas rare de voir les douleurs qui en sont le produit, se manifester périodiquement.

Dans les maladies aiguës, les battemens de l'hypocondre droit avec diminution de chaleur, douleur au creux de l'estomac, etc., sont le signe de l'inflammation du foie tendant à la suppuration. Dans cet état , la douleur de l'estomac est sympathique de la lésion du foie, ou elle est l'effet de la lésion du foie lui-même, dont un des lobes, le gauche, embrasse en quelque sorte et recouvre la partie supérieure de l'estomac.

SIGNES QUE FOURNIT L'HYPOCONDRE GAUCHE.

Ce sont le plus souvent des tumeurs indolentes qui acquièrent lentement un volume assez considérable, que l'on remarque sur l'hypocondre droit, parce que la rate, l'un des principaux viscères situés dans cette partie, est bien plus sujette aux inflammations chroniques qu'aux inflammations aiguës.

Les inflammations chroniques de la rate se terminent presque toujours par le squirrhe. Hippocrate avait noté la fréquence de ces obstructions ; il les attribuait à l'usage des eaux stagnantes. Il n'est pas rare de voir ces obstructions dégénérer en hydropisies ; et toujours ces hydropisies ont une issue funeste à raison de l'impossibilité, ou du moins de la grande difficulté que l'on éprouve à combattre la lésion organique qui donne naissance à l'hydropisie.

Il se forme quelquefois chez les hypocondriaques, et même chez les femmes hystériques, de semblables tumeurs à la rate ; mais ces tumeurs sont alors plus volumineuses ; elles occupent toute la substance de ce viscère, qui acquiert un plus ou moins grand développement, et elles coexistent presque toujours avec des hémorragies nasales, ou des flux sanguinolens par l'anus.

Les mêmes choses ont lieu comme épigénomènes, chez les adultes atteints de scorbut ou de scrophules, sur-tout lorsque l'un ou l'autre de ces vices est très-invétéré. Il faut remarquer que l'existence de ce signe rend cet état de maladie aussi grave qu'il puisse l'être : rarement on en guérit.

L'inflammation de la rate se termine presque toujours par le squirrhe. On trouve cependant, dans les Annales de la science, quelques cas semblables dans lesquels la maladie a été jugée par des hémorrhoïdes, par des urines abondantes, noirâtres, et par des douleurs et des tumeurs aux articulations.

En général, les lésions de la rate sont moins graves que celles du foie ; mais elles sont plus longues et plus opiniâtres. Il est des individus qui conservent toute leur vie des obstructions à la rate.

Il n'est pas rare de voir les douleurs, la tuméfaction, la rénitence de l'hypocondre gauche augmenter et diminuer à diverses époques. Ces symptômes tiennent alors à un état nerveux qui se forme et disparaît successivement, par l'effet de causes souvent appréciables.

La tuméfaction, la dureté, la rénitence de l'hypocondre gauche, circonstances qui supposent une lésion quelconque de la rate, se trouvent souvent accompagnées d'ulcérations aux jambes, et ces ulcérations ne guérissent qu'avec la cessation de la lésion de la rate. *At lienis ubi affectus est, intumescit, simulque cum eo pars sinistra quæ et dura est prementi renittitur ; venterque intentus est ; aliquis etiam cruribus tumor est. Ulcera, aut omninò non sanescunt, aut certè cicatricem vix recipiunt* (1).

La tuméfaction avec engorgement de l'hypocondre gauche se présente fréquemment chez les scorbutiques : tout le monde a dû l'observer ; et, ce qu'on a dû observer aussi, c'est que ces épigénomènes sont le signe de l'état très-avancé de la maladie, et qu'ils indiquent de grands dangers.

On trouve, dans la seconde Centurie des Consultations de Fred. Hoffmann, tom. IV, p. 155, art. 1, un fait de tumeur abcédée dans l'épaisseur des muscles de l'hypocondre gauche. La maladie avait été méconnue ; Hoffmann en découvrit la nature, et en détermina la guérison.

SIGNES FOURNIS PAR LES ORGANES DE LA GÉNÉRATION.

A la suite des maladies catarrhales, après des accès de goutte, etc., les parties génitales deviennent le siége d'engorgemens, d'indurations légères, d'écoulemens plus ou moins longs, et même d'ulcères, soit symptomatiques, soit

---

(1) Celse, *de Medic.*, lib. 4, cap. 9.

critiques, et qu'il faut bien se garder de traiter
comme vénériens. Tous les jours on est témoin,
dans la pratique, de semblables méprises.

Les parties génitales, le périnée, le scrotum
et les testicules chez les hommes, le périnée et
les grandes lèvres chez les femmes, sont fréquemment le siége d'abcès critiques à la suite
des maladies aiguës. Ces abcès sont en général
d'autant plus favorables que les principaux
symptômes de la maladie avaient plus spécialement attaqué les parties supérieures, la tête et
la poitrine, par exemple.

On observe quelquefois comme critiques les
infiltrations partielles des organes de la génération chez les deux sexes ; mais ces sortes d'infiltrations sont le plus souvent symptomatiques
des diverses hydropisies. L'infiltration du scrotum et des parties génitales est un des symptômes de l'hydropisie de poitrine, essentielle ou
primitive sur-tout, portée à un certain degré.
Dans cette espèce d'hydropisie, le scrotum est
ordinairement infiltré avant les extrémités, ce
qui tient sans doute aux communications sympathiques qui existent entre les organes de la
respiration et les parties de la génération.

L'engorgement des testicules, leur tuméfaction font quelquefois cesser une toux plus ou
moins forte, plus ou moins opiniâtre, et cela
toujours en raison de la sympathie qui lie étroi-

tement les poumons et les parties génitales. C'est par la même raison que le développement de la puberté, tant chez les femmes que chez les hommes, sert souvent de crise à des dispositions plus ou moins fortes à la phthisie pulmonaire. On trouve, dans le premier livre des Epidémies d'Hippocrate, l'indication de cet important résultat de l'observation clinique : *Multos eorum quos tussis fatigabat alterius aut utriusque testiculi inflammationem incurrisse.*

Hippocrate est allé plus loin dans cette observation. Il avance que la toux fait cesser l'engorgement des testicules de la même manière que l'engorgement des testicules dissipe la toux ; mais la première partie de cette proposition n'est pas à beaucoup près aussi certaine que l'autre. Il est vrai qu'on la trouve dans le second livre des Epidémies dont l'authenticité n'est pas constatée : *Neque solùm tusses diuturnæ quoniam ubi testis intumuit cessant , et testis tumor à tussi cessat et allevatur; quæ res commonefacit nos communionis pectorum, mammarum, genituræ, vocis* (1).

Je placerai ici les belles observations du docteur Bourges qui a recueilli trois faits de fièvres catarrhales heureusement et complètement jugées par la tuméfaction des testicules et par l'en-

---

(1) Hipp. lib. 2, Epidem., n° 43, p. 687.

nt et l'inflammation du scrotum , ac-
ui ont eux-mêmes facilement cédé à
des moyens appropriés (1). *Qui ab*
le venit, a dit Hippocrate dans le même
ex febribus modicis ante judicationem
nister intumuit (2).

vralgie ilio-scrotale , que le professeur
r a observée deux fois, cause une dou-
-vive qui s'étend de la crête de l'ilium
rses ramifications du nerf, et est accom-
du resserrement du scrotum et de la
n du testicule (3).

traction des deux testicules ou même
1 , et la rétraction de la verge sont des
aractéristiques de la lésion des reins ;
posent de violentes inflammations et
nes considérables, fixés sur ces viscères.
ı un exemple dans la colique néphré-
lculeuse , rhumatismale, inflammatoire
euse ; mais sur-tout dans la calculeuse :
t pudenda revulsa dolores fortes sig-

servations sur une affection des testicules ,
fièvres catarrhales , par le docteur Bourges,
le la grande armée, etc. Journal général de
, t. 31 , p. 54.
op. lib. II, Epidemior., s. 2 , n° 18, p. 691.
iéiotique, ou Traité des Signes des maladies,
ındré Beauvais, p. 518.

nificant et periculum lethale (1). *Si
tentum in morbis acutis retrahantur p
arguit* (2). *Extensio testiculorum et
acutis œgritudinibus , aut exitus ani
est* (3).

Cependant cet état de rétraction des
et de la verge se lie quelquefois à l'a
de mouvemens critiques et salutaires
maladies aiguës , et notamment aux c
doivent avoir lieu par les urines. J'ai
sieurs fois ce signe coïncidant avec l'
de ceux qui annoncent une crise :
lorsque la nature préparait, par une a
traordinaire des fonctions sécrétoires
une diurèse abondante et critique : *Et
tensus judicatorium signum est. H
victu in acutis.*

La rétraction des testicules peut
des douleurs violentes que causent cer
sons. Hippocrate en avait déjà fait la r
*Sunt autem his (qui à veratro vomi
et pectus dolorosi et in rigoribus exi
testes intumescunt* (4). J'ai fait la

______

(1) Hipp. in Prænot., p. 454, n° 20, §
Coac. Prænot., p. 571, n° 352, § III.

(2) Rhazis al Mansor, l. X , cap. XXI

(3) Alsaharav., tr. 6, cap. 18.

(4) Hipp. Coac. Prænot., § IV, n° 32,

servation sur un individu qui avait pris en un jour, et sans aucune progression, trente grains d'opium. La rétraction des testicules avait lieu au milieu des convulsions atroces auxquelles le malade succomba en peu d'heures.

La disparition subite et spontanée de l'hydrocèle peut donner lieu à l'hydrothorax. *Meara, observ. med.*

Le prurit habituel des parties génitales laisse craindre l'existence des calculs, soit dans les reins, soit dans la vessie (1). Ce prurit est cependant quelquefois, comme la rétraction des testicules et de la verge, un signe de crise prochaine par les urines, et un symptôme d'un grand nombre de maladies cutanées, sur-tout de la gale, de la lèpre et de l'éléphantiasis.

La rigidité de la verge, ou le priapisme, est en général, dans les maladies aiguës, le signe de spasmes violens et du délire. Si cet accident dure trop long-temps, il faut craindre l'inflammation du membre viril et sa mortification.

Le priapisme est assez fréquent chez les goutteux et les hémorrhoïdaires, mais il n'est pas de longue durée ; il s'accompagne même, dans ce cas, de racornissement de la verge et de grandes douleurs, qui cèdent d'ailleurs aisément aux moyens indiqués.

Cette même espèce de priapisme a également

____

(1) Galeni Opera, lib. 1, de loc. affect.

lieu chez les hypocondriaques, chez les épileptiques, chez les hydrophobes, chez les maniaques, sans rien ajouter à la gravité de ces maladies, à moins que cet accident ne soit de trop
longue durée. Il faut en dire autant des érections
fréquentes et plus ou moins prolongées, qui ont
lieu dans les blennorrhagies, les catarrhes de la
vessie, etc.

Le priapisme est dans quelques circonstances
l'effet d'un excès de continence ; et même dans
ce cas, heureux en apparence, il peut être suivi,
quand il se trouve porté à un certain degré, de
manie furieuse, d'apoplexie, ou de paralysie. Ces
accidens dont on retrouve des exemples nombreux dans les Annales de la science sont rares
de nos jours.

Le priapisme précède de très-près les convulsions, le délire et la mort dans les consomptions
qui viennent à la suite de l'onanisme ; de pareils exemples ne sont que trop fréquens.

L'érection de la verge, accompagnée de l'appétit vénérien et de la sensation agréable attachée
à cet état naturel ou normal, est un très-bon
signe dans les convalescences ; il annonce l'entier rétablissement des forces.

Souvent la conception termine heureusement
la maladie utérine.

Des douleurs violentes qui s'étendent chez les
femmes depuis la région du pubis jusqu'aux

aînes et aux cuisses, doivent faire craindre l'existence de l'inflammation de la matrice, du squirrhe
ou du cancer de cet organe.

SIGNES TIRÉS DE LA RÉGION LOMBAIRE.

J'ai déjà eu l'occasion de faire remarquer plusieurs fois que les différentes parties du corps
humain présentent un plus grand nombre de
signes, et des signes d'une plus haute importance, suivant que ces mêmes parties, ou les
organes qui leur correspondent, jouissent d'une
vitalité plus fortement prononcée. En conséquence de ce principe, indiqué par les faits eux-
mêmes, il semblerait, d'après un premier aperçu,
que la région postérieure de l'abdomen, et spécialement la région lombaire, ne pût devenir
dans son examen, aux yeux du séméïologiste ,
que d'un médiocre intérêt ; mais cette opinion le
cède bientôt à une toute différente, lorsqu'on
réfléchit à la grande quantité de nerfs qui se dis-
tribuent à ces parties ; lorsqu'on se rappelle l'importance des viscères avec lesquels ces parties
sont en communication (les reins, la vessie, le
rectum, la matrice, l'ensemble des organes de la
génération, etc.) ; et enfin quand on pense à
l'influence que doit exercer sur l'économie la
moëlle épinière, que l'on ne considère pas assez
en médecine clinique comme faisant partie du

cerveau, de la même manière qu'en physiologie
on ne l'a pas assez envisagée comme le deuxième
centre nerveux de la vie en général. Hippocrate,
ou plutôt l'auteur du livre *de articulis*, rangé à
tort sans doute parmi les divers traités du vieillard de Cos, s'exprime ainsi en parlant de la
colonne épinière : *Oportet autem primùm spinæ
naturam qualis est cognoscere, ad multos enim
morbos eâ opus fuerit* (1). Le professeur J. P.
Frank a prononcé dans l'université de Pavie un
discours ayant pour titre *de vertebralis columnæ
in morbis dignitate ;* et, sans avoir épuisé la
matière, il a cependant prouvé de quelle importance est pour l'étude des maladies la considération de cette partie du corps humain : *Hæc ete-
nim*, a dit Frank en parlant de la moëlle épinière, *cerebri bipartiens hominem portio, non
nisi unicam encephalo gloriam quod sensibus
stomachoque præsit, mentisque palatium cons-*

---

(1) Quoi qu'en aient dit Erotian, Galien, Mercurialis, et même Haller, je ne pense point que le traité
de articulis appartienne à Hippocrate. J'y trouve des
détails d'anatomie et de chirurgie qui sont bien pos-
térieurs au père de la médecine ; on y lit des contra-
dictions bien évidentes avec certains passages notables
du livre *de aëre, aquis et locis*, qui est bien réellement
d'Hippocrate ; enfin on y remarque des détails de médecine clinique, indignes du vieillard de Cos et de ses
œuvres légitimes.

*tituat, invidet : cœtera vix non solà regit ; im-
perii animalis centrum inhabitat et in singulas
provincias, pulposo sceptro regina domina-
tur* (1). Les développemens que je vais donner
à mon article de la séméiotique des lombes,
confirmeront ces grandes vérités ; et l'on sera
surpris sans doute de l'abondance des matériaux
que cet article aura fournis, d'autant qu'ils ont
échappé jusqu'à présent à la sagacité de tous les
séméiologistes, qui ont à peine abordé ce point
important du traité des signes et de leur valeur
dans les maladies.

La fixation des douleurs, soit arthritiques,
soit rhumatismales, sur l'épine du dos ; une extension violente de la colonne vertébrale dans la
région lombaire, par un effort prompt et subit ;
les coups et les chûtes sur ces parties ; les excès
dans les plaisirs vénériens ; les grands exercices
du corps ; la grossesse avancée ; l'accouchement ;
l'avortement ; la blennorrhagie ; la leucorrhée, etc.,
donnent lieu aux accidens connus sous le nom
de *lumbago* ; et ce *lumbago* est bien différent,
autant par les causes qui le déterminent que par
les résultats séméiotiques qu'il présente, du
lumbago qui a lieu accidentellement dans diverses maladies aiguës, et dont je vais m'occuper.
Remarquons, par rapport aux *lumbago* rhuma-

----

(2) Delectus Opusculor., t. 1, p. 1 et seq.

tismal et goutteux, que souvent ces *lumbago* se joignent à la sciatique ; que les douleurs qui en sont la suite se propagent le long de la cuisse, de la jambe et jusqu'aux orteils, et qu'elles sont accompagnées quelquefois de la paralysie du rectum et de la vessie.

Il est encore une espèce de douleur des lombes qu'il faut signaler ici. Son principal caractère est de n'occuper qu'un point dans la région lombaire, d'être mobile parfois, et sur-tout de céder à une éruption plus ou moins abondante de vents, soit par le haut, soit par le bas. Ces éruptions de ventosités se trouvent heureusement provoquées par des frictions sèches, pratiquées avec des flanelles chaudes sur toute l'étendue du dos.

Un sentiment d'ardeur et de chaleur poignante qui se propage le long de l'épine du dos, indépendamment des causes que je viens d'indiquer, est un des signes précurseurs des hémorragies par les parties inférieures, c'est-à-dire des menstrues, des pertes utérines, des hémorrhoïdes, ou des flux sanguinolens par l'anus : *Æstûs ardorisque circà spinam sensatio hæmorragias significat* (1). Ces mêmes hémorragies, quand elles sont abondantes, font cesser les douleurs des lombes.

____

(1) Hipp. in Coac.

Une douleur fixe, pongitive et lancinante, avec tuméfaction sur un point déterminé de la région spinale, laisse craindre le développement de la maladie connue sous le nom de mal vertébral de Pott. Ces craintes sont bien plus fondées, si à ces accidens se joignent la pesanteur, l'engourdissement ou la paralysie des extrémités inférieures, la courbure de l'épine du dos de dedans en dehors, le dérangement des selles et des urines, etc.

La gibbosité de la colonne épinière est toujours d'un mauvais présage dans les maladies aiguës, sous ce rapport qu'elle suppose une mauvaise constitution; du reste, les effets de la gibbosité varient suivant le lieu que la gibbosité occupe : *Quibus suprà septum transversum gibbositas est, his et costæ in amplitudinem augeri non solent, sed in anteriorem partem et pectus acutum fit, sed non latum, ipsique et difficulter spirant et stridulam faucium asperitatem habent....... Quibus verò infrà septum transversum gibbositas est, horum quibusdam morbi renum ac vesicæ accedunt. Sed et abscessus ad suppurationem et circà laterum mollitudines et inguina diuturni ac ægrè curabiles, et neutri horum gibbositates solvunt. Coxæ verò his magis excarnes fiunt quàm quibus supernè gibbositas contingit. Universa tamen spina his longior est quàm supernè gibbis, pubes verò et barba tardior ac imperfectior, sed et infœcundiores his sunt quàm supernè gibbosi. Hipp., lib. de articulis.*

Les commotions de la colonne épinière présentent des dangers analogues aux commotions du cerveau. Frank (l. c.) en a recueilli trois exemples. Dessault, dans le troisième volume de son Journal de Chirurgie, en a rapporté un fait dans lequel on a employé l'émétique avec succès. Enfin on en trouve plusieurs observations par M. Aurraix, chirurgien, gagnant maîtrise à l'Hôtel-Dieu de Rouen, dans le trente-septième volume de l'ancien Journal de Médecine. De violentes douleurs dans la région lombaire, la paralysie des extrémités inférieures, la suppression ou l'incontinence des urines, les selles involontaires, etc., sont le résultat de cet accident, dont Hippocrate (*loc. cit.*) avait déjà parlé en ces termes : *Multò plures et cruribus et manibus impotentes fiunt et corpore torpescunt et urinœ his supprimuntur quibus gibbositas quidem neque extrà neque intrò extiterit, verum in rectitudinem spinœ vehementer concussi fuerint.*

Les tumeurs de la colonne vertébrale, appelées *spina ventosa, spina bifida,* sont toujours funestes; il est bien rare que la mort n'en soit pas une suite plus ou moins prochaine. Il est vrai qu'on a vu, dans quelques circonstances, le *spina bifida* servir de crise à l'apoplexie séreuse, et sur-tout à l'hydrocéphale ; mais la maladie consécutive n'est guère moins dangereuse que celle à laquelle elle sert de solution, et le malade ne gagne presque rien à ce genre de mutations.

En général, les maladies qui attaquent la moëlle épinière sont toutes graves, autant par elles-mêmes que par les accidens qui en résultent. Dans le nombre de ces accidens, la paralysie des extrémités inférieures est un des plus communs. Les observations qui constatent la vérité de ce fait remontent à Hippocrate. On trouve cependant, dans le Journal de Chirurgie de Dessault, un fait bien curieux de moëlle épinière entièrement rompue par un coup d'arme à feu, sans que la paralysie des extrémités inférieures ait eu lieu, et sans que le malade ait cessé d'uriner naturellement pendant le court espace de temps qu'il a survécu à sa blessure (1). On lit une observation analogue dans le *Selecta medica francofurtiana*, t. 1, p. 4. Dans ce dernier cas, le malade est mort treize heures après l'accident, qui a été la suite d'une rixe violente. L'observation ne présente guère que les résultats de l'autopsie cadavérique.

Toutefois après avoir fait connaître cette anomalie, consignons le résultat des observations

____

(1) Dessault, Journal de Chirurgie, t. 4, p. 137.

d'Hippocrate, confirmées par la pratique des siècles qui l'ont suivi : *Medulla verò spinæ si ægrotarit, sive ex lapsu, sive ex aliquá causá, sive suá sponte, homo et cruribus impotens fit, ut neque si tangatur, percipiat, et ventre ac vesicá ut circà prima tempora neque stercus neque urinam egerit, nisi coactè. Quum autem vetustior factus fuerit morbus stercus et urina, ægro inscio, prodit ; moritur autem posteà non multo interposito tempore* (1).

La moëlle épinière ou les membranes qui l'enveloppent sont susceptibles d'une inflammation analogue à celle qui a lieu dans la frénésie. Frank, dans son traité *de curandis hominum morbis*, *l.* 2, *p.* 48, a fait mention de ce genre de lésion, aussi bien que Haefner dans sa dissertation inaugurale *ex professo* sur cette matière, Marbourg, 1779. Et de la même manière que, dans quelques circonstances, l'hydrocéphale interne est la terminaison de l'inflammation du cerveau ou des méninges, de même l'hydrorachis est une des terminaisons de l'inflammation de la moëlle épinière et de ses enveloppes.

La moëlle épinière est aussi, comme le cerveau, le siége d'épanchemens séreux, purulens et sanguinolens ; et ces épanchemens dans la

____

(2) Hipp. lib. prædict.

moëlle épinière produisent, sur les viscères de
l'abdomen et sur les extrémités inférieures, des
accidens analogues à ceux que ces mêmes épanchemens dans le cerveau produisent sur les facultés intellectuelles, sur la respiration, etc.
Les épanchemens séreux et purulens sont bien
plus fréquens que les épanchemens sanguins;
ces épanchemens dans la moëlle épinière ont
quelquefois leur siége primitif dans le cerveau,
de la même manière que les épanchemens du
cerveau ont assez souvent leur origine primitive dans la moëlle de l'épine; enfin, ils se
bornent aussi, dans quelques circonstances, au
seul prolongement rachidien. Ces accidens s'annoncent par une douleur profonde et aiguë dans
l'épine du dos, avec un sentiment de pesanteur
et d'engourdissement dans la colonne épinière et
les extrémités inférieures. Cette douleur est
bientôt suivie de l'impotence, de la paralysie des
extrémités, de l'excrétion involontaire des selles
et des urines, et même de la mort. Je rangerais
volontiers, parmi les faits d'épanchemens sanguins essentiels de la moëlle épinière, un fait
publié par Boerhaave dans ses *Prælectiones in
institut. med., vol.* 3, *p.* 395; un autre recueilli
par Duvernoy et rapporté par Duhamel dans
l'Histoire de l'Académie royale des sciences,
année 1688; un troisième enfin communiqué
par M. Gaultier Claubry à la Société de Méde-

cine, et inséré dans son Journal général, t. 32, p. 129. On peut consulter encore sur ce sujet Morgagni, *de sed. et caus. morbor., epist.* 3.

Les fièvres intermittentes et rémittentes débutent le plus souvent, dans leurs accès, par un frisson qui règne le long de la colonne épinière ; cela est plus constant encore chez les femmes que chez les hommes ; et plus ce frisson est intense et durable, plus l'accès sera violent et prolongé.

Un sentiment d'ardeur et de chaleur le long de l'épine du dos, lorsque d'ailleurs il y a de la chaleur à la peau, que le pouls est plein et fort, présage une hémorragie quelconque.

La difficulté, ou même l'impossibilité de se courber à cause de la roideur et de violentes douleurs de l'épine du dos, ne tient pas toujours à une affection catarrhale, rhumatismale, arthritique, etc. ; presque toujours, lorsque ces accidens se répètent fréquemment sur le même individu, on est en droit de soupçonner l'existence de calculs dans les reins, ou une inflammation de ces organes : *Difficilis inflexio spinæ et ad lumbos dolores sunt lapidis indicia* (1).

Le mal vertébral de Pott sert de crise à la phthisie pulmonaire commençante : j'en ai vu un exemple. Frank, l. c., p. 28, en a aussi cité une

____

(1) *Ballonii Opera*, t. 2, p. 455.

observation ; mais cette mutation de maladie n'en est pas moins funeste ; c'est sur-tout là que les sétons et le moxa sur la colonne doivent trouver leur place.

Ce que nous venons de dire du mal vertébral est également vrai des ulcérations des lombes dans quelques circonstances ; mais ici la crise ou la terminaison est presque toujours salutaire.

Les douleurs des lombes, dans le commencement des maladies aiguës, doivent toujours imprimer des craintes quand elles ont lieu sans cause connue : *Quibus lumborum dolor est, hi malè habent ;* et plus bas : *Lumborum dolor sine causâ manifestâ sæpè impetens, maligni morbi signum est. In Coac.* La femme de Philinus de Thase ressentit plusieurs fois des douleurs aux lombes dans le commencement de sa maladie, et elle mourut le vingtième jour. Cependant ces douleurs des lombes peuvent ne présager que des hémorragies, soit critiques, soit symptomatiques : *Dolores in lumbis sanguinis eruptiones inducunt. In Coac.* Méton, septième malade du troisième livre des Epidémies, après avoir eu, dans le commencement de sa maladie, des pesanteurs et des douleurs des lombes, eut plusieurs hémorragies nasales qui lui servirent de crise, quoique la marche de la nature eût été contrariée par une grande quantité d'eau que le malade but le deuxième jour de sa maladie.

Les douleurs des lombes, accompagnées de borborygmes ou même de coliques, annoncent aussi, dans les maladies, des déjections alvines critiques ou symptomatiques, suivant l'état de la maladie. Je me suis souvent heureusement servi de cette indication pour l'administration des évacuans. Méton, dont nous avons déjà parlé, après avoir eu des douleurs des lombes le premier jour de sa maladie, eut, à plusieurs reprises, des déjections alvines. Il en est de même d'une femme enceinte de cinq mois, dont a parlé Hippocrate, onzième malade, livre 3 des Epidémies. Le père de la médecine nous a aussi donné ce genre de douleurs des lombes comme une des indications des purgatifs, et l'expérience en a toujours démontré la justesse : *Si fiat tamen et genuum gravitas et lumborum dolor, seorsùm medicamento purgante opus habere significat. Aphor.* 20, *s.* 4.

Un sentiment douloureux de pesanteur dans la région des lombes suit ou même précède les météorismes considérables, ceux sur-tout que l'on rencontre dans les fièvres de mauvais caractère. J'en ai plusieurs fois fait la remarque, et j'en trouve l'observation consignée dans l'histoire de la maladie de Naples par Sarcone, § 71.

La douleur des lombes, suivie de stupeur dans les hanches, laquelle se propage aux extrémités inférieures, et même de la rétraction des testicules, est un des signes du calcul dans les reins, de l'inflammation de ces organes ou de leur irritation violente, quelle qu'en soit la cause, et de leur suppuration.

Les douleurs des lombes sont un des signes caractéristiques de la suppression des urines, quelle que soit la nature de la cause qui l'a provoquée.

La tension, la douleur et la pesanteur des lombes annoncent l'éruption prochaine des menstrues; mais dans l'évaluation de ce signe et d'un grand nombre d'autres, il faut avoir égard aux habitudes des individus; car aux approches des règles, certaines femmes éprouvent des douleurs aux lombes, d'autres ont des céphalalgies, quelques-unes des coliques; il en est qui se plaignent de douleurs à l'utérus, etc.

Ces mêmes symptômes, c'est-à-dire la tension, la douleur et la pesanteur des lombes, observés chez les hémorrhoïdaires, sont le signe de la tuméfaction, et même de l'écoulement prochain des hémorrhoïdes; mais, dans ce cas, la cardialgie se joint le plus souvent aux douleurs des lombes : *Lumbis dolentibus, cardialgiæ accedentes sanguinis per hœmorrhoïdas erupturi signa sunt; arbitror autem et hos prægressæ hœmorrhoïdum eruptionis signum esse. Hipp. in prorrhet.*

La tension, la douleur et la pesanteur des

lombes présagent, dans quelques circonstances, des pertes utérines, sur-tout quand elles ont eu lieu déjà, et des dyssenteries, soit critiques, soit symptomatiques, principalement lorsque ces évacuations font partie des maladies régnantes.

Lorsque la tension et les douleurs des lombes, dans les maladies aiguës, se dissipent sans raison légitime, on doit craindre la suppuration des reins, ou bien le délire et la mort, sur-tout si les douleurs se portent vers le diaphragme. Hippocrate nous en a laissé le précepte et l'exemple : *Dolores cum febre contingentes circà lumbos et infernas partes, si septum transversum attigerint, infernas partes relinquentes, perniciosi valdè sunt. Proindè aliis quoque signis animum advertere oportet, nam si quod etiam ex aliis signis malum apparuerit desperatus est homo. Prœnot.* L'histoire de la maladie de la femme de Droméade est une preuve du danger de cette espèce de métastase (1).

Quand la douleur des lombes reflue à la tête, et qu'elle détermine un engourdissement paralytique des extrémités supérieures, le tintement d'oreilles, etc., c'est d'un mauvais augure ; il en résulte toujours le délire, des convulsions et même la mort, à moins que vers la fin de la maladie il ne survienne une évacuation critique

––––––––––––––––––––––––––––

(1) Hipp. lib. 1, Epidem., s. 3, ægr. 11.

plus ou moins abondante : *Quæ ex lumbis ad collum et caput transeunt, et levis siderationis modo resolvunt, convulsoria sunt mentem moventia. Attendendum autem est num talia solvuntur convulsione. Coac. et prædict.* La femme qui demeurait sur le rivage en est un exemple; elle eut d'abord une douleur aux lombes; le troisième jour la tête fut prise; elle perdit presque aussitôt la parole; la main droite fut perclue; elle délira complètement: mais il lui survint des déjections alvines fréquentes et des sueurs abondantes, qui jugèrent heureusement cette maladie (1).

Des douleurs accidentelles, plus ou moins fortes, dans les reins, annoncent que la maladie sera grave. Silénus se plaignit d'abord de douleurs aux reins, il eut une maladie très-grave, et mourut le onzième jour (2).

L'inflammation des reins est presque toujours accompagnée de la suppression des urines : ce symptôme est d'autant plus fréquent dans cette maladie, qu'il est rare qu'un rein seul soit malade; presque toujours ces lésions se communiquent de l'un à l'autre : *Rene uno affecto et alter si facillimè patitur funestum.*

Il faut bien distinguer dans les douleurs des

---

(1) Hipp. lib. 1, Epidem., sect. 3, ægr. 13.

(2) Hipp. lib. 1, s. 3, ægr. 2.

reins celles qui dépendent d'un état spasmodique,
de celles qui proviennent d'un état inflammatoire ; celles qui sont déterminées par une affection soit arthritique, soit rhumatismale, de
celles qui sont l'effet d'un calcul : cette distinction
mérite d'autant plus d'attention, qu'un spasme
considérable, qu'une inflammation un peu forte
et qu'une affection arthritique ou rhumatismale
un peu prononcée donnent lieu au sédiment
sablonneux des urines ; la constitution connue
du sujet est dans ce cas le meilleur guide. Une
fièvre néphrétique de courte durée, d'un jour
par exemple, annonce plutôt l'état spasmodique
des reins qu'une affection inflammatoire : *Bre-
vior, diaria febris nephritica spasmum renum,
potiùs, non æquè inflammationem significat.*
Hoffmann.

Dans l'inflammation des reins, quelquefois les
urines se suppriment tout-à-coup, d'autres fois
elles diminuent par degrés; et ce n'est que vers
le troisième ou quatrième jour que la suppression est totale. Dans ces circonstances, les urines
sont d'abord aqueuses et limpides, elles deviennent ensuite rouges; les malades ont de fréquentes envies d'uriner, ils éprouvent une chaleur brûlante, une douleur aiguë et pulsative
dans la région des reins, douleur qui, quoique
continue, est plus vive le soir que le matin, plus
forte dans l'inspiration que dans l'expiration,

qui augmente lorsque les malades toussent, qu'ils font des efforts pour uriner, qu'ils vont à la selle, qu'ils se couchent sur le côté opposé au siége du mal : *Renibus inflammatis facilior est decubitus in latus infirmum, supinis quam pronis ægris.* Klein. Mais cette douleur ne s'accroît point comme dans le *lumbago* par la pression des lombes, ni par la flexion du tronc. Enfin on ne pourra plus douter du siége de l'inflammation dans les reins, si la douleur se propage le long des uretères jusqu'à la vessie, la verge et le gland ou même les testicules dont elle provoque la rétraction ; si elle s'accompagne de stupeur à l'aîne et à la partie antérieure des cuisses.

Le pouls dur, fréquent et élevé, la fièvre intense, le ventre douloureux sur-tout à la pression, le caractère aigu des douleurs d'ailleurs profondes, le hoquet, les nausées, les vomissemens, l'odeur urineuse de la transpiration et de la sueur, indiquent que l'inflammation est violente.

On peut espérer que l'inflammation des reins se terminera par la résolution, si aux caractères généraux de cette terminaison se joignent la diminution graduelle des accidens ; la douleur et la chaleur moindre des reins ; le pouls souple, moins fréquent et plus régulier ; la cessation de la suppression des urines, lesquelles, au lieu d'être aqueuses ou rouges, deviennent abondantes, blanchâtres, troubles, et forment un dépôt plus ou moins considérable au fond du vase dans lequel on les reçoit.

On doit craindre la suppuration ou la formation d'abcès dans les reins, lorsque la chaleur diminue et que la douleur cesse tout-à-coup, mais au milieu de frissons répétés, et avec un sentiment de pesanteur, d'engourdissement et de battement dans la partie ; quand la fièvre a lieu avec des redoublemens le soir ; si le malade éprouve une sorte d'amélioration ; lorsque les urines passent et laissent déposer un sédiment purulent ; quand l'engourdissement et la stupeur de l'aîne et de la partie antérieure des cuisses augmentent ou se changent en une douleur pongitive, etc.

La rupture et l'épanchement de ces abcès dans les bassinets des reins ou dans leurs conduits doivent être considérés comme un événement heureux au milieu du danger extrême où se trouve le malade, et alors la matière purulente se mêle aux urines dont le cours se trouve rétabli.

Mais le dépôt qui se forme dans les reins, ayant plus ou moins d'étendue, produit aussi des ravages plus ou moins considérables. Quelquefois il attaque toute la substance de l'organe, et le détruit en entier, d'autres fois il n'en occupe qu'une partie ; dans l'un et l'autre cas le pus peut avoir différentes issues : il se fait jour par les conduits des urines, et s'échappe avec elles ; ou bien il perce l'intestin colon, et s'évacue par les selles ; s'étendant dans les lombes, il forme une tumeur au dehors, ou bien il se répand dans le tissu cellulaire environnant; enfin il se dissipe par délitescence.

Lorsque l'inflammation des reins se termine par gangrène, la mort en est toujours la suite ; le malade se croit mieux, les douleurs vives qu'il éprouvait cessent tout-à-coup et sans cause manifeste ; mais la suppression d'urine continue, ou les urines coulent involontairement en petite quantité, et elles sont de nature ichoreuse; il se manifeste des sueurs froides et urineuses, des vomissemens bilieux, du délire, le refroidissement des extrémités, la prostration des forces ; le pouls est petit et contracté, le teint livide et plombé ; enfin on observe tous les signes avant-coureurs d'une mort prochaine.

Les ulcérations, et en général toutes les lésions des reins sont d'un mauvais augure chez les vieillards, attendu que les malades atteints de lésions des reins et de la vessie guérissent difficilement à cet âge : *Renum affectiones suprà quinquaginta annos non curantur.* Hipp.

La chûte du rectum, dans le cours des maladies aiguës et au milieu d'autres symptômes graves, est le signe d'un affaiblissement extrême et d'une fin prochaine, l'abattement des forces étant porté jusque sur les viscères des plus importantes fonctions de la vie organique.

On peut en dire autant du relâchement absolu du sphincter de l'anus : *Si morbi vi facultas animalis ita prosternatur ut non solùm aliæ partes sed et ani sphincter resolvatur, ut eâ de causâ is pareat et claudi non possit, instantis jam mortis signum est* (1). Il faut cependant remarquer que même dans le cours des maladies aiguës le rectum et l'anus peuvent être frappés de paralysie accidentelle, indépendamment de celle qui suit si souvent les apoplexies fortes.

Il ne faut pas trop se presser de guérir les fistules à l'anus ; très-souvent elles servent de crise à une maladie grave, aux affections des poumons sur-tout, lesquelles ne manquent jamais de reparaître dès que la suppuration fistuleuse a été tarie.

Les squirrhosités du rectum, maladie aussi désagréable que grave, sont fréquemment la suite d'hémorrhoïdes considérables. Manget et Valsalva en citent plusieurs exemples.

La présence des ascarides dans le rectum donne lieu à un prurit continuel de l'anus, et

____

(1) Sennerti Opera, Instit. med., lib. III, pars 3, cap. V, p. 495.

souvent à une éruption comme dartreuse sur ces parties : les accidens cèdent alors à des doses de muriate de mercure doux prises intérieurement, et à des frictions locales avec une pommade dans laquelle on a fait entrer ce même muriate.

Il ne faudrait pas confondre ce prurit avec celui que détermine la présence des calculs dans la vessie, lequel est accompagné d'un sentiment particulier de pesanteur sur le fondement et sur le périnée ; il ne faudrait pas le confondre non plus avec le prurit qui suit la formation des ulcères à la matrice. Il y a, il est vrai, dans cette circonstance un sentiment de pesanteur au fondement et au périnée analogue aux cas précédens; mais il y a aussi une sorte d'érosion, de douleur lancinante et bientôt un écoulement qui ne sauraient laisser le diagnostic en suspens.

SIGNES TIRÉS DES MEMBRES SUPÉRIEURS ET INFÉRIEURS.

Les extrémités supérieures et inférieures sont les premières parties sur lesquelles la vitalité s'affaiblit ou s'éteint dans les maladies aiguës; et sous ce rapport la considération des membres devient d'une haute importance. C'est aussi à l'aide des signes pris des extrémités que l'on peut juger de la concentration des forces ou de leur expansion vicieuse.

Toute altération, tout dérangement dans la température habituelle, dans la couleur ordinaire, dans la composition naturelle du tissu ou dans la régularité des mouvemens des membres supérieurs, est d'un mauvais augure, à moins cependant que ces altérations, ces dérangemens, coïncidant avec d'autres signes critiques, ne soient le résultat du travail salutaire de la nature pour juger la maladie.

Le refroidissement des extrémités qui survient pendant le cours d'une maladie aiguë est un signe fâcheux : *In acutis morbis extremorum refrigeratio malum* (1). Mais c'est un signe mortel s'il existe en même temps une grande chaleur interne avec soif intense : *In febribus non intermittentibus si partes externæ sint frigidæ, internæ verò urantur et siticulosæ sint, lethale est* (2).

Dans les coliques violentes le refroidissement des extrémités est très-mauvais : *Ex vehementi partium quæ ad ventrem attinent dolore, extremorum refrigeratio malum* (3). La femme qui

---

(1) Hipp. Aphor. s. 7, n° 1. V. aussi Celsi, de med. lib. 2, cap. 4, p. 51. — Prosper Martian, l. c., de affectibus, vers. 104, p. 205.

(2) Hipp. Aphor. 48, s. 4. Coacæ Prænot., sect. 1, n° 165, p. 530. — Celsi, de med., lib. II, cap. 6, p. 55.

(3) Hipp. Aphor. 26, s. 7.

demeurait chez Tisamène avait des tranchées
continuelles dans le ventre, les extrémités de-
vinrent froides, la maladie se termina par la
mort (1). J'ai cependant vu plusieurs malades
guéris après avoir eu les extrémités long-temps
froides à la suite de violentes coliques.

Les inflammations très-graves des viscères abdominaux sont presque toujours suivies du refroidissement des extrémités : il est rare que
les malades qui sont frappés à ce point en ré-
chappent, sur-tout si la lividité se met de la
partie.

Le refroidissement des extrémités, sans qu'on
puisse les réchauffer par aucun moyen, précède
presque toujours de très-près la mort. Il suffit
d'avoir été témoin une fois de cette fatale terminaison des maladies pour être convaincu de la
vérité de cette proposition dont on retrouve
partout des exemples.

Ce refroidissement dans les maladies aiguës
se joint assez ordinairement à la lividité, et ce
signe ne fait qu'ajouter à la gravité du pronostic.
Silénus eut les extrémités froides et livides sans
qu'on pût jamais les réchauffer, le sixième, le
septième, et puis le onzième jour de sa maladie;
il mourut le douzième (2).

_____

(1) Hipp. Epid. lib. III, s. II, ægr. IX.

(2) Hipp. Epid. lib. I, s. 3, ægr. 2.

Le refroidissement et la couleur livide plombée des mains et des pieds que présente la dernière période des maladies aiguës et spécialement des fièvres malignes et des phlegmasies des viscères d'une des trois cavités, s'observent également dans quelques cas de maladie chronique, dans l'hydrothorax par exemple, dans les diverses espèces d'hydropisies, et sur-tout dans les maladies organiques du cœur et des gros vaisseaux. Ce signe est toujours mortel ; il l'est seulement plus promptement durant le cours des maladies aiguës.

La couleur livide et le refroidissement des extrémités peuvent être l'effet d'un froid violent ou même la suite du frisson fébrile ; alors cet accident se dissipe avec la cause qui le détermine, et il n'a en soi rien de fâcheux.

L'augmentation de température et la rougeur des extrémités supérieures précèdent quelquefois les apoplexies fortes. J'en ai vu plusieurs exemples.

Cet état des extrémités est aussi un des avant-coureurs des grandes éruptions ou des phlegmasies critiques qui se développent sur ces parties.

Les lassitudes spontanées des extrémités sont un des prodromes des maladies en général : *Lassitudines spontaneæ morbos denuntiant* (1).

______

(1) Hipp. Aphor. 5, s. 2.

Les douleurs, les lassitudes des extrémités avec tension fatigante au gras des jambes et aux doigts des pieds sont un des signes de l'invasion des maladies fébriles contagieuses en général, et plus particulièrement du typhus.

Ces mêmes lassitudes douloureuses des membres qui surviennent pendant le cours des maladies aiguës peuvent être le signe d'un abcès critique aux extrémités : *Quibus per febres lassitudinis sensus inest iis articulos potissimumque circà axillas abscessus oriuntur* (1).

Assez souvent les lassitudes des extrémités sont un des signes avant-coureurs des mouvemens critiques de la nature en général ; elles coexistent alors avec d'autres signes favorables, et surtout elles se manifestent aux époques critiques. J'en ai noté plusieurs exemples. Hippocrate a dit à-peu-près dans ce sens : *Qui comate pressi et lassitudine fracti obsurduerunt, erumpente alvo, rubra dejiciunt circà crisim, id juvat* (2).

Au contraire, ces mêmes lassitudes sont d'un fâcheux pronostic lorsqu'elles se trouvent jointes à d'autres symptômes de mauvaise nature, et qu'elles se déclarent à des époques non critiques : *Lassati, caligantes, vigilantes, soporosi, exudantes, recalescentes malè habent. Lassati*

---

(1) Hipp. Aphor. 31, s. 4.
(2) Hipp. Coac. Prænot.

cum horrore si exudarunt, judicatorio modo recalefacti in morbo acuto malè habent, tum alias, tum circà hæc, sanguis de naribus stillarit...... lassati singultientes, stupore detenti mali (1).

Des lassitudes accompagnées d'un affaiblissement considérable des muscles, appartiennent aux affections scorbutiques graves.

Des douleurs ostéocopes aiguës sont un mauvais signe dans les maladies aiguës; elles indiquent l'existence ou la formation prochaine de la malignité; mais elles caractérisent aussi les maladies vénériennes invétérées ou constitutionnelles.

Les maladies rhumatismales et arthritiques déterminent fréquemment des douleurs graves des extrémités, et contre lesquelles on voit trop souvent échouer tous les secours de l'art.

L'engourdissement, l'état paralytique des extrémités qui se présentent dans les maladies aiguës aux époques critiques et au milieu de plusieurs signes favorables, indiquent une crise prochaine. Dans le cas contraire, cet accident est l'indice d'une prostration considérable des forces. Il ne faut pas oublier que l'apoplexie, les douleurs néphrétiques, la colique des peintres, le mal vertébral donnent aussi quelquefois naissance à

---

(1) Hipp. Coac. Prænot., p. 525, s. 1.

cet état des extrémités supérieures ou inférieures, et qu'alors la maladie est toujours très-grave.

La sécheresse et la chaleur de l'intérieur des mains augmentant après le repas sont un signe de consomption toujours très-grave, et le présage d'une mort certaine chez les individus atteints d'inflammation ou de suppuration de quelque viscère du poumon ou du foie par exemple. Pezold a observé ce signe chez sa femme qui succomba peu de jours après à une inflammation de la matrice (1).

La couleur livide des doigts est un signe de mort dans les maladies aiguës : *Si digiti lividi fiant, mors expectanda est* (2).

Les maladies aiguës se jugent souvent par des abcès, des dépôts critiques aux extrémités supérieures ou inférieures. M. Dumas a observé que chez les artisans ces dépôts affectent toujours les extrémités qui se trouvent le plus exercées : ainsi ce sont les bras chez les boulangers, les pieds ou les jambes chez les tisserands, etc. (3).

M. Portal, dans un Mémoire lu à l'académie

----

(1) Pezold, l. c., § 61, p. 69.

(2) Hipp. Prænot., p. 454, § VIII, n° 15. V. aussi Celsi, de med., lib. II, cap. 6, p. 55.

(3) M. Dumas, Recteur de l'Univ. de Montpellier, dans ses savantes leçons sur les maladies aiguës et chroniques.

des Sciences, en 1790, observe que les affections du poumon se jugent très-souvent par des dépôts à l'aisselle ou aux extrémités supérieures. Il remarque que ces parties gardent entre elles la plus étroite sympathie, laquelle est entretenue par la grande quantité de tissu cellulaire qui sort de la poitrine pour accompagner les vaisseaux axillaires.

L'enflure œdémateuse des jambes qui se dissipe le soir et qui reparaît le matin, est tantôt favorable, tantôt funeste, suivant l'ensemble des signes qui s'y joignent.

L'œdème des extrémités est très-fréquent à la suite des obstructions des viscères, de toutes les lésions organiques de longue durée, et même après toutes les maladies chroniques; le pronostic suit alors le danger de la maladie primitive.

On observe souvent chez les phthisiques un engorgement des poignets; la maladie a fait alors de grands progrès; l'œdème des extrémités supérieures et inférieures ne tarde pas à être suivi chez eux de la mort.

C'est un très-bon signe que les extrémités œdématiées conservent leur température naturelle indépendamment de toute chaleur étrangère.

L'œdème des membres supérieurs ou inférieurs qui est accompagné d'anhélation ou même de palpitation, dénote un obstacle quelconque au libre cours du sang, et spécialement une lésion organique du cœur ou des gros vaisseaux : lorsque cette enflure a lieu, on peut assurer que la maladie est très-avancée.

Le gonflement œdémateux des extrémités est une crise salutaire des fièvres intermittentes, surtout s'il existe sans aucune douleur du foie, ni de tout autre viscère de la cavité abdominale : dans le cas contraire on doit craindre les obstructions.

L'enflure des extrémités d'un seul côté, qui survient aux individus atteints d'hydrothorax, prouve que c'est de ce côté que s'est fait l'épanchement de la cavité pulmonaire.

Dans les hydropisies, en général, l'enflure des extrémités, quoique symptomatique, considérée sous le rapport de son volume et de son étendue, donne la mesure des progrès de la maladie et des dangers qui l'accompagnent.

On observe souvent sur les scorbutiques (1) des tumeurs dures et extrêmement douloureuses dans plusieurs endroits des jambes. D'autres fois certaines parties de la jambe durcissent seule-

______

(1) Landré Beauvais, l. c., p. 525. V. aussi Lind, Traité du Scorbut. — Rouppe, de Morbis navigantium, passim. — Milman, Recherches sur le Scorbut, p. 58 et suiv. — Boerhaave, Comment. de Van-Swieten, aphor. 1151 et suiv., etc.

ment et changent de couleur sans aucune enflure. Lorsque la maladie a atteint sa dernière période, le tissu des muscles des jambes devient mollasse, facile à déchirer en filamens, ou même il se réduit par une sorte de décomposition en un liquide séreux mêlé de sang.

— Les personnes qui ont été affectées d'un scorbut violent sont pour l'ordinaire sujettes pendant leur vie à des douleurs et à des tensions des articulations. Souvent elles conservent des contractures, des roideurs et l'immobilité des membres, avec une pesanteur fatigante : *Crurum tumor accedens recedensque horum præ gravitate immobilitas* (1).

Dans la catalepsie les extrémités sont roides et dépourvues de tout mouvement, sans qu'il s'y mêle d'autre danger que celui qui est inhérent à la maladie. Cette roideur cataleptique des extrémités est un très-mauvais signe quand elle se manifeste durant le cours des fièvres nerveuses malignes.

Quoi qu'en aient dit quelques auteurs de séméiotique et de médecine légale, la roideur absolue des membres n'est pas un signe certain ni suffisant de la mort, puisque cette roideur a lieu dans les affections cataleptiques, et que d'un

---

(1) Milman, Recherches sur le scorbut et les fièvres putrides, traduit par Vigaroux; p. 64, note.

autre côté on a vu des cadavres conserver toute la souplesse naturelle des extrémités : *Et verò ut in theatrum cadaver est perlatum, illud mirum fuit, quòd flexilitatem tantam membrorum articuli servabant, ut nihil in vivente desiderari ulteriùs potuisset ; magno utique indicio laxitatis solidorum quam dissolventi principio imbutus sanguis induxerat* (1).

Les tremblemens des membres, les mouvemens irréguliers des extrémités qui repoussent sans cesse les couvertures, lors même que le malade a froid, qui éloignent les objets qu'on lui présente, et qu'il a même demandés, sont presque toujours un signe de délire ou de mort prochaine. Il faut en dire autant de la carpologie et du crocidisme, dont j'aurai à développer les signes divers, en traitant des aberrations de l'irritabilité, dans le second volume de ma séméiologie.

SIGNES FOURNIS PAR LES ONGLES.

Les extrémités des doigts de l'homme, soit aux pieds, soit aux mains, sont armées à leur partie supérieure, c'est-à-dire, du côté de l'extension ou de la face dorsale, de lames dures, élastiques, transparentes, lisses, de la nature des cornes de plusieurs animaux, et qu'on nomme les ongles.

---

(1) Cotunni, de sedibus variolarum.

Ces parties formées, très-probablement comme l'épiderme, par l'épaississement du mucus animal, ne jouissent qu'à de très-légers degrés de la vitalité ; elles n'ont qu'une vie en quelque sorte végétative, et leur nutrition se fait plus par juxtaposition que par intus-susception. Galien avait connu cette vérité : *Augentur* (dit-il en parlant des ongles dans son livre *De usu partium*), *non ut aliæ partes in longum, latum ac profundum, sed pilorum modo in longum solum, subnascentibus semper aliis unguibus novis et antiquos propellentibus*. Les ongles ne manifestent aucune trace de sensibilité ; ils n'ont point de circulation, et par conséquent point de chaleur animale propre. Les douleurs que l'on ressent quelquefois aux ongles, soit par leur arrachement, soit par leurs maladies, ne sont pas produites par l'ongle lui-même, mais par le tissu muqueux subjacent.

Les ongles arrachés, ou détruits par une cause quelconque, se régénèrent aussi facilement et par les mêmes moyens que l'épiderme. Je ne sais pas jusqu'à quel point il convient d'ajouter foi à l'assertion de Tulpius, qui prétend avoir vu plusieurs fois les ongles se reproduire à l'extrémité de la deuxième ou troisième phalange, la première ayant été excisée : *Ungues in digitorum apicibus semel deperditos, iterum renasci novum non est ; sed rarò id conspi-*

citur fieri in secundo aut tertio articulo , prio-
ribus amputatis : in quibus tamen non semel
eosdem vidimus non secùs progerminare de-
bitamque acquirere formam ac si in digitorum
consisterent apicibus ; deponente nunquam
sollicitudinem suam officiosâ naturâ (1).

Traçons d'abord ici les caractères des ongles
pris dans leur état naturel, afin d'en apprécier
ensuite plus rigoureusement les différentes aberrations.

Les ongles doivent être médiocrement con-
vexes, arrondis par leurs deux extrémités, et
oblongs si l'on s'en rapporte du moins aux proportions que nous ont transmises les anciens
ainsi que les modernes dans leurs plus belles
statues. A ce sujet, Winkelmann remarque,
avec juste raison, que les anciens statuaires
tenaient les ongles des mains moins longs que
ne le font les modernes : il assure aussi que, chez
les premiers, les ongles des pieds sont plus ap-
platis; ce qui est conforme à la véritable nature.
En général les ongles, comme toutes les autres
parties des mains et des pieds, sont plus petits
chez la femme que chez l'homme.

La couleur naturelle des ongles, dans l'état
de la santé la plus brillante, est d'un rouge

---

(1) Nicolaï Tulpii Observ. med. Amstelodami, Elzevir, 1652, lib. IV, obs. LV.

clair, couleur de chair animée : aussi est-ce de cette couleur que les Persans se les font teindre chaque jour. Il est vrai que les peuples sauvages, qui ont la même habitude, les teignent de diverses couleurs. Il faut cependant excepter pour la couleur rouge cette partie de la racine des ongles, connue sous le nom de lunule, laquelle est toujours blanchâtre, sans doute à raison de son voisinage de l'insertion de l'ongle dans le derme. La couleur des ongles des orteils est moins vive, moins animée, et cela tient très-probablement au mode de chaussure que nous avons adopté.

Il ne faut pas croire que ce soit là la couleur naturelle ou plutôt la couleur essentielle à la propre substance de l'ongle, laquelle est toujours d'un blanc légèrement transparent. Cette couleur est produite par la couleur des papilles situées sous l'ongle, dont le peu d'épaisseur, la transparence laissent apercevoir cette même couleur qui varie beaucoup dans les divers états de l'économie animale, c'est-à-dire, par rapport à la température, aux maladies, aux affections, etc.

Les ongles sont minces, lisses à leur surface externe et comme enduits d'un vernis qui les rend très-brillans dans l'état de la santé la plus parfaite. Cette espèce de vernis est analogue à celui qui enduit l'épiderme et les cheveux chez l'homme, et qui enduit les écailles, les poils et les plumes chez les animaux : aussi ces parties, de même que les ongles, ne se laissent - elles point pénétrer par l'eau.

On est dans l'usage de couper l'extrémité des ongles des doigts et des orteils à mesure qu'ils croissent ; et, dans cette opération, il y a deux inconvéniens à éviter : le premier est de les couper trop près et d'intéresser par-là le corps réticulaire ou les papilles nerveuses situées sous l'ongle : le second est de laisser trop croître l'extrémité libre de l'ongle, laquelle, en se recourbant, pénètre dans les chairs et donne lieu à des accidens souvent assez graves ; ceci arrive sur-tout aux ongles des orteils, sans doute à cause de la compression qu'exerce la chaussure. J'ai cependant connu des individus qui ne coupaient jamais les ongles des orteils ; le bord libre de ces ongles, une fois accru de quelques lignes, se détache de lui-même d'une manière très-régulière conformément à la configuration de l'ongle ; et, comme à la suite d'une sorte de nécrose ou de gangrène sèche, la partie morte se sépare, se séquestre spontanément.

Il n'est personne qui n'ait senti plus ou moins vivement les inconvéniens qu'il y a à couper les ongles trop près de leur adhérence au derme ; il en résulte des douleurs qui durent souvent plusieurs jours. Si l'on attaque plus fortement avec l'instrument tranchant le derme et les pa-

pilles nerveuses, il s'ensuit une inflammation
qui se propage à tout le bras ou dans toute la
jambe, et qui donne lieu à des abcès consécutifs. On en voit un exemple, bien digne d'être
rapporté, dans la Bibliothèque chirurgicale de
Richter, tom. III; il a été communiqué par
Schneider. L'individu, qui est le sujet de cette
observation, s'étant mal-adroitement coupé les
ongles beaucoup trop près de leur adhérence
au doigt, éprouva une très-forte inflammation
au bras avec divers abcès et des ulcères.

M. Schneider ayant été consulté quelques
jours après, trouva au doigt du milieu une tumeur de la grosseur d'une fève remplie d'une
liqueur ichoreuse jaunâtre; le bras et la main
offraient plusieurs protubérances, d'un rouge
foncé, non douloureuses au tact. En ouvrant la
tumeur, M. Schneider trouva la peau qui était
au-dessous d'une couleur noirâtre : il ordonna
aussitôt une fomentation composée de vinaigre
et de quinquina ; il prescrivit à l'intérieur le sel
de glauber, les tamarins et la crême de tartre.

A l'aide de ces moyens, le malade fut guéri
d'une constipation opiniâtre dont il avait souffert pendant plusieurs jours. Le lendemain, il
s'était formé sur toutes les tumeurs de l'extrémité malade une petite vessie remplie d'une liqueur jaunâtre, au-dessous de laquelle on distin-
guait une peau noirâtre. La vessie sur le doigt du

milieu, que M. Schneider avait ouverte à la première visite, donnait alors une humeur ichoreuse
noire; le doigt était d'un bleu foncé : l'usage
interne du quinquina fut jugé nécessaire.

Quelques jours après, l'état du malade se
trouva sensiblement amélioré; les portions de la
chair gangrenées commençaient à se séparer;
l'humeur ichoreuse, qui sortait des vessies, ne se
changea en pus louable qu'après la guérison de
toutes les tumeurs. Un peu plus tard, M. Schneider
aperçut à la racine de l'ongle du doigt du milieu
un petit dépôt purulent, après l'ouverture duquel
le pus étant évacué, la violente douleur que le
malade avait sentie dès le commencement dans
cet endroit fut calmée subitement; depuis ce
temps tous les symptômes fâcheux se dissipèrent.

Après la guérison de tous les ulcères, il resta
encore sur le condyle interne de l'humérus une
tumeur dure, qui grossissait et diminuait alternativement. Cette tumeur était rouge, peu douloureuse, mais dure et fortement attachée aux
apophyses tendineuses; elle ne disparut qu'après
l'usage extérieur du savon de Venise et de l'emplâtre de *galbanum* safrané.

D'un autre côté, je connais un fait dans lequel la rescision des ongles, trop près de leur
adhérence aux doigts, et les accidens qui en
sont la suite, ont eu des effets très-avantageux.
Ce cas est rapporté par Houlier: c'est une hydro-

pisie guérie par hasard à l'aide de ce moyen ;
j'en fais mention seulement à raison de sa sin-
gularité ; car je ne pense pas qu'on puisse en
tirer aucune induction profitable à l'art : *Cui-
dam ad vivum resectis unguibus pedum ,
exercitio et frictionibus paulatìm humor illùc
deflexit ; convaluit* (1). Cet accident a produit
ici le même effet qui suit quelquefois les mou-
chetures pratiquées aux extrémités inférieures.

Les accidens dépendans de la courbure et de
la rentrée des ongles dans les chairs, sont infiniment communs. Ils arrivent le plus souvent parce qu'on a négligé de couper les ongles,
quelquefois aussi après les avoir mal coupés, ou
après les avoir coupés trop avant ; il se produit
alors sur les côtés de l'ongle, des ulcères et des
fongosités, indépendamment de l'inflammation
et de la douleur. Il n'est point de praticien qui
n'ait rencontré des exemples de ce genre : j'en
ai vu entre autres deux très-graves, et, dans tous
les deux, je me suis bien trouvé de la méthode
curative conseillée par Dessault.

L'indication, comme l'a dit ce célèbre praticien, consiste, dans ces cas, à tenir constamment
écartée des chairs la portion d'ongle qui les a
pénétrées ; elle consiste aussi à exercer sur les
excroissances fongueuses, qui arrivent presque

---

(1) Hollerii Opera, de morb. inter. , lib. 1, p. 279.

toujours, une compression habituelle, dont l'effet est de les détruire insensiblement ; elle consiste enfin à remédier à l'inflammation locale et aux douleurs qui sont le résultat de la maladie et du traitement.

L'introduction d'une lame mince de fer-blanc battu, entre les chairs tuméfiées et le bord de l'ongle qui les avait pénétrées, d'après la méthode de Dessault, remplit à la fois les deux premières indications ; il suffit même, lorsque les accidens sont moins graves, de l'introduction d'une tente ou d'un bourrelet de charpie. Si l'ongle, par son épaisseur, s'opposait à l'introduction de la plaque, on pourrait, en le raclant, diminuer ce genre d'obstacle. Quant à la troisième indication, on y satisfait par les fomentations, les bains et les cataplasmes émolliens et anodins.

C'est sur-tout dans les accidens qui se rapportent à la libre distribution des mouvemens et des forces du centre à la circonférence, et à l'égalité de la répartition des molécules nutritives, que les altérations des ongles fournissent au séméiologiste quelques signes importans.

Ces altérations existent, 1º dans la configuration des ongles ; 2º dans leur couleur ; 3º dans leur propre substance qui devient plus épaisse, inégale, etc.

1º Les ongles deviennent fortement arqués dans le troisième degré de la phthisie, sur-tout lorsque cette maladie a suivi lentement ses diverses périodes, ainsi que cela arrive le plus souvent : *Purulenti qui ex pleuritide aut perip-neumoniâ hujus modi sunt, febres habent interdiù leves, de nocte fortiores, ac nihil expuunt commemorabile, sudant circà collum et jugulum, cavantur oculi, malæ rubent, manuum verò extimi calent digiti, et exasperantur,* ungues adunci fiunt, *pedes refrigerantur et tument, pustulæ toto erumpunt corpore, cibos jubent facescere ;* atque hæc suppurati signa sunt inveterati (1).

Dans les premiers degrés de la phthisie, les ongles diminuent de consistance et deviennent pâles, ce qui annonce déjà le commencement du défaut de nutrition. Bientôt les mouvemens se dirigent plus fortement vers le centre, dans cette maladie; la répartition des molécules nutritives se fait encore plus mal; et l'amaigrissement devient extrême. C'est alors que les ongles, comme les chairs, acquièrent une aridité qui les dessèche et les contracte : *Omnis extenuatio,* dit Hippocrate dans ses Epidémies, *primum laxat carnes, tum deindè intendit.* Duret a dit dans le même sens : *Ut enim laxitas cum pallore inchoatam denuntiat extenuationem, sic tensio absolutam.*

____

(1) Hipp. Coac. Prænot.

Dans cet état et par la même raison, si on laisse croître les ongles, on voit qu'à peine ils ont dépassé le bord des doigts, qu'ils deviennent crochus comme des griffes ou des serres ; Duret en avait fait la remarque : *Phthisici*, dit-il en commentant ce passage d'Hippocrate, *unguibus sunt more cujusdam serræ uncinati.*

Quelques auteurs rapportent des faits de prolongement excessif des ongles, à la suite de la résection imprudemment pratiquée des cheveux pliqués ; mais on a fait jusqu'à présent tant de rapports extraordinaires sur cette maladie, que je n'ose point ajouter foi à cette assertion, que des auteurs, d'ailleurs bien dignes de foi, ont rapportée dans leurs ouvrages, d'après des autorités plus ou moins imposantes.

Du reste, on trouve dans les auteurs, et notamment dans la Physiologie de Haller, dans celle de Linden, dans les Transactions philosophiques, n° 297, des exemples d'ongles ayant depuis deux jusqu'à quatre pouces et demi.

Il arrive souvent qu'à la suite de contusions fortes au doigt ou de tout autre accident, les ongles tombent et se renouvellent pendant que les effets de la blessure se font encore sentir ; presque toujours alors l'ongle prend une mauvaise configuration, il est plus épais et plus dur qu'à l'ordinaire, il est aussi plus arqué et ressemble assez à un bec de perroquet.

Enfin, il est quelques exemples d'une sorte de monstruosité des ongles ; on trouve dans l'Histoire de l'Académie des Sciences, pour l'année 1719, une observation d'ongles dégénérés en de véritables cornes formées en lames.

2° L'altération des ongles relativement à leur couleur, a lieu ou sur la totalité, ou sur une partie seulement de l'ongle. Quand elle occupe la totalité de l'ongle, cette altération consiste principalement dans la lividité, laquelle est aussi le signe de la concentration, soit momentanée, soit durable, des mouvemens ou des forces vers le centre. C'est ainsi, par exemple, que, dès l'imminence ou aux approches de la période du froid fébrile des accès de fièvre intermittente, les ongles deviennent d'abord pâles et puis violets, ou même livides et noirâtres. Le développement de la période de chaleur dissipe cet état des ongles; ainsi l'apparition de la pâleur et de la lividité des ongles est le signe de l'invasion de la période de froid fébrile.

Il faut remarquer ici, que l'impression du froid, soit de l'eau, soit de l'air, etc., produit sur les ongles les mêmes effets, et par la même raison : dans ce cas-là, il suffit de se chauffer pour remédier à ces légers accidens, auxquels certains individus sont bien plus sujets que d'autres.

Une contusion, une pression, une piqûre quoique légère, ou bien l'introduction d'un corps étranger quelque petit qu'il soit, suffisent pour produire la lividité ou même la couleur noire des ongles.

Certains auteurs assurent qu'avant l'éruption du *trichoma* ou de la plique, les ongles deviennent très-noirs, s'abcèdent ou même tombent : n'ayant jamais eu occasion de vérifier ce signe, je n'en saurais apprécier la valeur.

La couleur livide des ongles, lorsqu'elle se joint d'ailleurs à tous les symptômes de la consomption, est un signe de mort prochaine : *Inter empyricos, quibus concussis humeris multus fit strepitus, parciùs illi pus habent quam quibus exiguus, modo spirent faciliùs et meliùs sint colorati. At quibus ne minimus quidem infertur, sed fortis dyspnœa,* LIVIDIQUE UNGUES, *pleni sunt illi pure ac desperati* (1).

La pâleur, la lividité ou même la couleur noire des ongles existent fréquemment avec les caractères de la face hippocratique, et tous les autres indices d'une destruction prochaine ; alors cet état des ongles est un signe mortel : *Quod si, præter corporis artuumque omnium gravita-*

____

(1) Hipp. Coac. Prænot.

*tem, ungues livent ac digiti, mors in propin-
quo est* (1).

Je ferai remarquer ici que ce signe seul, et
sans le concours de ceux que je viens d'indiquer,
n'aurait pas la même valeur : indépendamment
des diverses circonstances déjà notées, et qui sont
susceptibles de produire la lividité et la couleur
noire des ongles, il y a les sphacèles, les gan-
grènes sèches des phalanges et sur-tout de la
dernière, qui peuvent donner lieu à cette altération des ongles, laquelle alors n'annonce que
la mort partielle du doigt ou d'une de ses parties.

La couleur des ongles est encore susceptible
d'altération dans un ou plusieurs points de ces
parties ; c'est-là ce qui constitue les taches des
ongles. Ces taches sont le plus ordinairement
ou blanches ou violettes : les blanches petites
sont d'un signe de peu de valeur ; elles sont
probablement l'effet de la mortification d'une
carie sèche du tissu subjacent. Lorsque ces taches
plus grandes sont moins blanches et sur-tout
d'un blanc grisâtre, elles indiquent l'existence
d'une pustule sous l'ongle ; il faut, dans ces cas-
là, favoriser, autant qu'il est possible, la sortie
du pus. Enfin, les taches violettes n'annoncent
pas autre chose que l'existence de légères échy-

---

(2) *Ibid.*

moses, qui se dissipent spontanément à la longue, et par l'effet de l'absorption.

3° Les diverses altérations des ongles, considérées dans leur propre substance, consistent dans
les fentes ou crevasses des ongles ; et ces fentes
sont ou sanguinolentes ou sèches. Les premières
n'ont lieu qu'à la suite de coupures ou de blessures : les autres, au contraire, sont spontanées ;
elles arrivent par l'effet de l'action violente du
froid, ou bien elles sont l'indice de l'existence
d'un vice vénérien, ou enfin elles constituent
un des signes qui caractérisent la lèpre.

Elles consistent aussi dans une sorte d'érosion, d'affection ulcéreuse et comme de teigne
d'un ou de plusieurs ongles. Cette affection des
ongles est sèche ou humide, avec ou sans matière ;
dans l'un et l'autre cas, elle est un signe de
l'existence de maladies invétérées, telles que les
dartres, les scrophules, la syphilis, la plique,
l'éléphantiasis ou la lèpre.

D'après le rapport de quelques auteurs, l'é-
paisseur et la consistance des ongles sont considérablement augmentées dans l'éléphantiasis.

Il est au contraire des circonstances dans lesquelles les ongles se ramollissent et s'amincissent
beaucoup. Nieman a guéri par les martiaux un
ramollissement considérable des ongles chez une
fille chlorotique (1).

____

(1) Nieman, Dissertatio de fœdâ unguium mollitie

Enfin les ongles se détachent en entier des doigts ; cette séparation, cette chûte d'un ou de plusieurs ongles, qui est presque toujours le résultat de contusions, de pressions considérables des doigts, a lieu également à la suite d'abcès, de dépôts psoriques, scrophuleux, ou autres, venus aux doigts et dans le voisinage des ongles ; elle a lieu aussi par l'effet du séjour prolongé des doigts dans l'eau chaude. Mais lorsque ces accidens arrivent indépendamment de toutes ces circonstances ou d'autres analogues, on est autorisé alors à soupçonner l'existence d'un virus quelconque, de la plique, de la lèpre, de l'éléphantiasis, etc.

Tel est l'ensemble de la doctrine séméiotique des ongles : ces parties, comme la figure, comme les urines, comme les pieds, comme les mains, etc., sont devenues le domaine du charlatanisme, qui a voulu, dans leur examen approfondi, trouver les indices du caractère, des mœurs et des facultés intellectuelles des individus. Les ongles ont été un des champs les plus fertiles de l'onirocritie judiciaire, et plus particulièrement de la chiromancie. La couleur des ongles, les taches qu'elles présentent, la direction de leurs sillons, leur épaisseur et leur

---

puellæ chloroticæ martialium usu feliciter curatâ. Magdeburg , 1774.

consistance, tout a été mis à contribution, et a donné lieu à des conjectures plus ou moins ridicules. Ces *piperies*, comme le disait Montaigne, présentées sous des dehors scientifiques, dans un langage qui paraît être celui de la vérité, avec la livrée de la philosophie, avaient acquis un certain crédit dans le temps ; on peut s'en convaincre en lisant une dissertation assez curieuse, ayant pour titre : *De naturali ex unguium inspectione præsagio commentaria ab Hyppolito Scaffilione medicinæ doct. ex Camilli Baldi Bonon. philosophi sermonibus collecta. Bononiæ,* 1629.

L'auteur, tout en combattant les prétentions ridicules des chiromanciens, conseille toutefois aux physiognomonistes l'étude et la considération des ongles, comme une des parties du corps humain, qui ont une dépendance ou qui supposent une liaison étroite avec les facultés ou les fonctions ; citons quelques exemples de l'application de ce précepte :

La dureté des ongles est ou accidentelle ou naturelle. Lorsqu'elle est naturelle, elle ne peut être que la suite de la dureté du tissu cellulaire et cutané, et par suite du système osseux. Ces parties, à leur tour, par leur dureté, indiquent la surabondance de la partie fibreuse du sang; ce qui ne se rencontre que chez les individus

robustes propres aux travaux corporels, beaucoup plus qu'à ceux de l'esprit.

Il faut ajouter que, comme la dureté des
ongles peut être accidentelle et dépendre de diverses maladies, de la profession des individus, etc., la dureté de ces parties n'a pas toujours
la même signification.

La grandeur, l'étendue des ongles, suppose
la grosseur des doigts, des tendons et des os,
l'épaississement du sang, l'épaississement de la
substance du cerveau et l'épaississement des
esprits animaux ; aussi les individus ainsi organisés sont peu aptes aux sciences. Mais par une
raison opposée, on doit attendre le contraire des
individus qui ont les ongles petits. Chez eux les
chairs sont molles, le cerveau est peu consistant
et leur mémoire se montre plus facile à apprendre qu'à retenir ; la douceur et la sensibilité sont
aussi le partage de ces individus : *Vix cum par-
vitate unguium reperitur durities.*

On trouve des conséquences analogues tirées
de la blancheur des ongles, laquelle entraîne tous
les caractères, soit physiques, soit moraux de la
prédominance de la lymphe ou des tempéramens
pituiteux ; de la rougeur des ongles qui suppose
toutes les qualités des tempéramens sanguins ; de
la couleur livide et noire de ces parties, qui appartient aux tempéramens mélancoliques, etc.

L'auteur, pour éviter les reproches de matérialisme qu'on pourrait lui faire, a le soin d'avertir expressément que ces caractères divers des ongles n'entraînent que des dispositions aux qualités qu'il indique, et non une nécessité absolue, une propension, un penchant irrésistible, attendu que l'éducation, les lois et les mœurs peuvent corriger, redresser toutes ces dispositions : *Hæc signa naturalia excipiens physicus, dispositionem et habitudines ac propensiones, tum animi, tum corporis, indagatur et certis indiciis quod res ità esse possit, affirmat; nihil tamen necessarium ponens, utpotè qui scit hominem liberum habere arbitrium et inclinationes naturales superare posse. Nemo enim est qui non mitescere possit dummodo culturæ patientem accommodet aurem* (1).

Mais en voilà assez sans doute sur ce sujet, que l'on ne lira probablement pas sans quelque fruit, par le rapprochement qu'on pourra en faire avec un système analogue qui, de nos jours, avait d'abord fait quelque sensation.

SIGNES DÉDUITS DES CHEVEUX.

Les cheveux, comme tous les autres systèmes de l'organisation animale, appartiennent à l'économie et influent sur elle sous le double rap-

____

(1) Dissert. cit., p. 5.

port, 1º de leur formation et de leur développement ; 2º de leur mouvement habituel de composition et de décomposition.

Par l'effet de la civilisation, l'usage de la section des cheveux perpétue chez l'homme le premier travail, celui de l'accroissement, qui devrait finir à une certaine époque, et qui se continue au contraire toute la vie. Or il est impossible que cette interversion de fonctions n'ait pas sur la santé une influence que l'observation n'a pas encore rigoureusement déterminée. On sait seulement que la section des cheveux, à la fin des maladies aiguës et pendant le travail de la crise ou de la convalescence, apporte des troubles plus ou moins considérables dans ces divers actes, et cause quelquefois la mort ; ce dernier accident a particulièrement lieu lorsque la section des cheveux se fait, la tête étant couverte de phlictaines, d'ulcérations et de poux (1). On sait, d'un autre côté, que la coupe des cheveux a été, dans quelques circonstances, un moyen de guérison contre la migraine, contre la manie, etc. (2). La coupe des cheveux, après

---

(1) Observations sur le danger de couper les cheveux dans quelques cas de maladies aiguës, par M. Lanoix ; Mémoires de la Soc. méd. d'Emulation, t. 1, p. 1.

(2) Observations et Réflexions sur la coupe des che—

les maladies aiguës, a donné lieu à une alopécie complète (1).

Il n'est pas inutile de faire remarquer ici que la couleur des cheveux est un trait fort important dans la distinction des tempéramens. Les cheveux noirs se lient naturellement aux idées de force et d'énergie et à la prédominance du système sanguin. Au contraire, les cheveux blonds coexistent presque toujours avec les diverses modifications de la prédominance du système lymphatique. Ces considérations s'appliquent naturellement aux diverses espèces d'animaux : un cheval noir est généralement plus vigoureux qu'un cheval alezan; et peut-être est-ce dans des idées semblables qu'il faut aller chercher la cause et l'origine de l'opinion des anciens, qui conseillaient de préférence le lait d'une vache ou d'une ânesse noires, etc.

Les cheveux fins, suivant Aristote, annoncent une ame craintive et des mœurs douces : les cheveux durs et forts sont au contraire l'indice de la force et du courage.

L'attitude, la position, l'arrangement des cheveux indiquent aussi avec assez de certitude les diverses passions de l'ame. Le front découvert est

veux, par M. Moreau de la Sarthe; Mémoires de la Soc. méd. d'Emulation, t. 2, p. 198 et suiv.

(1) Reichsauzieger, 1801, p. 546.

un des caractères de la majesté de la face. Les cheveux épars et abandonnés à tous leurs mouvemens appartiennent aux degrés divers de l'égarement. La tristesse et la désolation sont représentées par des cheveux pendans. La frayeur, mêlée d'un sentiment d'horreur, est bien représentée par les cheveux hérissés, dressés sur la tête, comme on le dit, etc.

Les phénomènes les plus remarquables des cheveux dans les maladies se rapportent à leur chûte, à leurs changemens de couleur, à leur accroissement excessif et à leur feutrage.

La chûte des cheveux est presque toujours liée à un affaiblissement plus ou moins considérable de la constitution, quelle qu'en soit d'ailleurs la cause ; cela s'observe également dans les animaux, car la mue est toujours jointe à un état morbifique qu'on ne saurait contester. Dans l'espèce humaine, la chûte des cheveux n'a guère lieu avant l'époque de la puberté; et elle est très-rare chez les individus qui ne se sont que peu ou point livrés aux plaisirs vénériens.

On trouve cependant, en parcourant les collections d'observations, des faits de dépilation congéniale ou de naissance. Schenck en rapporte deux exemples (1); Fernel en a également recueilli un (2).

____

(1) Schenkii Observ. med. rarior., lib. 1.
(2) Fernelii Ambiani Opera, consil. 2, p. 665.

La chûte des cheveux chez les phthisiques est le présage d'une mort certaine : *Phthisici, quibus ad ignem sputum olet graviter ac tum capilli fluunt è capite, moriuntur* (1).

La dépilation est ordinairement un des premiers effets de l'œdématie.

La chûte des cheveux est très-fréquente à la suite des maladies aiguës graves, particulièrement de celles dans lesquelles il y a eu des céphalalgies fortes. Lorsque cet accident a lieu dans la convalescence au milieu de signes d'ailleurs favorables, c'est d'un très-bon augure.

Il existe quelques faits assez curieux de dépilation : je rapporterai les deux suivans.

M. Hérault, avocat à Blaye, essuya, il y a cinq ans, une maladie dangereuse dont il se rétablit très-bien ; mais il ne lui resta ni cheveux, ni sourcils, ni cils, ni poils sur aucune partie du corps. Bientôt après il éprouva une seconde maladie très-grave, et dans sa convalescence, par un phénomène bien extraordinaire, on vit reparaître les cheveux, ainsi que la barbe, les cils et les sourcils (2).

M. Lamouroux, notaire à la Plume, éprouva, sans maladie et sans cause connue, une dépila-

---

(1) Hipp. Coac. Prænot.

(2) Mémoires de la Société royale de Médec., part. histor., année 1776, p. 288.

tion générale dans l'espace d'un an ; les parties génitales seules ne furent pas entièrement dénuées de poils. Peu de temps après, il lui poussa quelques poils blancs au menton ; ils tombèrent également : et au bout de trois ans environ, les cheveux de la tête, les poils de la barbe, des cils, des sourcils repoussèrent plus épais et même un peu plus noirs qu'ils n'étaient auparavant (1).

La chûte des cheveux, l'alopécie, est un des effets, un des résultats de la teigne et de la maladie syphilitique très-invétérée, et parvenue à ses derniers degrés.

Il n'est pas rare de voir les cheveux blanchir à la suite d'une fièvre putride ou maligne grave, après des couches dont les suites ont été longues et dangereuses : mais la couleur blanche des cheveux est encore plus souvent l'effet de la vieillesse, ou le produit de violens chagrins. Du reste, nous ignorons entièrement les changemens qui s'opèrent dans le système pileux lorsque les cheveux blanchissent, aussi bien que les divers signes qui peuvent être liés à cet accident. Il doit nous suffire, quant à présent, de noter les diverses circonstances dans lesquelles cet événement a lieu.

Le feutrage des cheveux arrive à la suite des maladies de long cours, pendant lesquelles on a

____

(1) Journal de Médecine, mars 1788, t. 74, p. 488.

été plus ou moins long-temps sans se peigner. Il dépend de l'organisation même du cheveu, lequel, d'après les belles observations de M. de la Place, se compose d'une sorte d'imbrication ou d'écailles superposées les unes aux autres, et qui, en se mêlant, en s'engageant les unes sous les autres, forment cet état des cheveux, et plus généralement des poils, connu sous le nom de feutre.

Le feutrage des cheveux est plus fréquent, et plus fort, dans les maladies aiguës durant le cours desquelles il s'est manifesté des symptômes nerveux très-graves; il est rare qu'il n'ait pas lieu dans les fièvres malignes, dans les lentes nerveuses, dans les typhus, etc.

Le feutrage des cheveux est le caractère tranchant de la plique; maladie sur laquelle nous sommes loin d'avoir des connaissances positives.

TABLE

DES ARTICLES

CONTENUS DANS CE VOLUME.

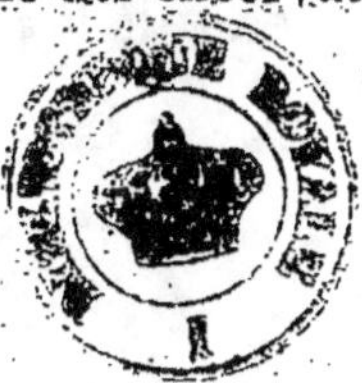

SÉMÉIOLOGIE GÉNÉRALE.

FIN DE LA TABLE.

ERRATA.

PAGE 39, ligne dernière, l'issue ; *lisez* la marche.

P. 49, ligne dernière, J. F. Double ; *lisez* F. J. Double.

P. 78, ligne 3, ces faits ; *lisez* les faits.

P. 91, ligne 21, auxquelles ; *lisez* auxquels.

P. 108, ligne avant-dernière, de l'art ; *lisez* de tact.

P. 118, ligne 19, décéler ; *lisez* déceler.

P. 208, ligne 5, *invenit ;* lisez *nocuit.*

P. 369, ligne 9, bruit ; *lisez* résultat.

P. 417, ligne 14, de la région ; *lisez* des régions.

P. 441, ligne 7, *deflexit ;* lisez *defluxit.*